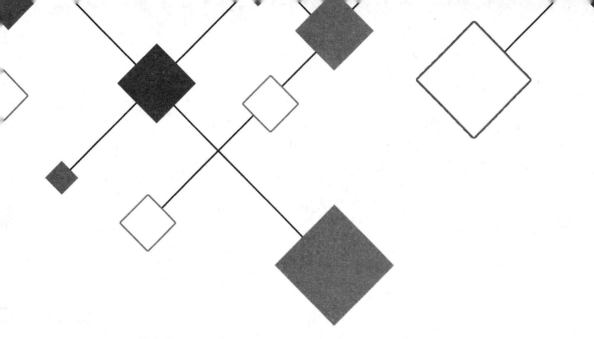

实用临床检验与规范

曾昭霞 ◎著

U0304575

黑龙江科学技术出版社

图书在版编目(CIP)数据

实用临床检验与规范 / 曾昭霞著. -- 哈尔滨：黑龙江科学技术出版社，2022.3（2023.1重印）
ISBN 978-7-5719-1275-8

Ⅰ.①实… Ⅱ.①曾… Ⅲ.①临床医学–医学检验 Ⅳ.①R446.1

中国版本图书馆CIP数据核字(2022)第021275号

实用临床检验与规范
SHIYONG LINCHUANG JIANYAN YU GUIFAN

作　　者	曾昭霞	
责任编辑	陈元长	
封面设计	刘彦杰	
出　　版	黑龙江科学技术出版社	
地　　址	哈尔滨市南岗区公安街70-2号　邮编：150001	
电　　话	（0451）53642106　传真：（0451）53642143	
网　　址	www.lkcbs.cn www.lkpub.cn	
发　　行	全国新华书店	
印　　刷	三河市元兴印务有限公司	
开　　本	787mm×1092mm　1/16	
印　　张	13.75	
字　　数	324千字	
版　　次	2022年3月第1版	
印　　次	2023年1月第2次印刷	
书　　号	ISBN 978-7-5719-1275-8	

定　　价　　50.00元

【版权所有，请勿翻印、转载】

前　言

　　检验医学新技术、新理论、新方法层出不穷，其检验质量和水平不断提高，使临床医师越来越多地依靠检验信息综合分析判断病情。疾病的诊断离不开临床检验，然而临床医师有时对检验项目的理解略显不足，制约了对检验项目的合理选择，也影响了对疾病的诊断和治疗，为此编者特编写了本书，希望能对各位同人有所帮助。

　　全书首先简要讲述了检验学基础总论，其次分别介绍了临床血液检验、临床体液检验、临床化学检验、临床免疫学检验、临床微生物学检验、临床基因诊断技术等临床常用检验及其临床应用。本书既具有可读性、实用性，又具有专业性、可靠性。书中基础检验知识与临床检验应用相结合，方便广大读者查阅和参考。适合实习医师、检验科人员及临床医师参考阅读。

　　由于编者的学术水平和经验有限，书中难免存在错漏之处，衷心希望广大同人不吝赐教，使本书更趋完善。

编　者

2022 年 1 月 16 日

目　　录

第一章　检验学基础总论

第一节　常规标本采集

一、尿液

(1)应留取新鲜尿液,以清晨第 1 次尿为宜,因该尿较浓缩,条件恒定,便于对比。急诊患者可随时留取。

(2)使用一次性小便杯并贴上检验编号。

(3)尿标本应避免经血、白带、精液、粪便等混入。此外,还应注意避免烟灰、糖纸等异物的混入。

(4)标本留取后,应及时送检,以免细菌繁殖、细胞溶解等(一般夏季 1 h 内、冬季 2 h 内完成检验)。

(5)尿胆原等化学物质可因光分解或因氧化而减弱。

(6)不能及时送检时,应适当防腐,常用甲醛 5 mL/L 尿(用于管型和细胞防腐),甲苯 5 mL/L 尿(用于尿糖、尿蛋白等防腐),或保存于 4 ℃冰箱内,6 h 内检查完毕。

二、粪便

(1)留取标本的容器可用不吸水(涂蜡)的纸盒,或一次性塑料容器,要求清洁干燥。

(2)标本要求新鲜且不可混入尿液。送检标本量通常为指头大小(约 5 g)。

(3)标本应选择脓血黏液等病理成分,并应在 1 h 内完成检验,否则可因 pH 值及消化酶等的影响,而使粪便中的细胞成分破坏分解。

(4)做隐血试验时应嘱患者在收集标本前 3 d 禁食肉类、铁剂及大量绿色蔬菜。

(5)检查蛲虫应于清晨排便前用棉拭子由肛门四周拭取,立即送检。

三、痰液

(1)一般检验收集新鲜痰,患者起床后刷牙、漱口(用 3%过氧化氢溶液及清水漱口 3 次),用力咳出气管深部真正的呼吸道分泌物(勿混入唾液及鼻咽分泌物),盛于洁净容器内。

(2)幼儿痰液收集困难时,可用消毒拭子刺激喉部引起咳嗽反射,用棉拭子采取标本。

四、血液

(1)早晨抽取空腹静脉血标本,适宜做血糖、血脂、肝功能等检验。

(2)血液激素测定标本,可不空腹,但必须在每天上午 8:00~9:00 时采取。

(3)反映急性心肌梗死的酶类谷草转氨酶(glutamic-oxaloaetic transaminase, GOT)、肌酸激酶(creatine kinase, CK)的峰值通常在梗死后 16~24 h;乳酸脱氢酶(lactate dehydrogenase, LDH)活性需 30~60 h 方达到高峰并维持 3~6 d。请掌握采血时间。

（4）急性胰腺炎病人在发病后 2～12 h 血清淀粉酶开始上升，12～72 h 到高峰，4 d 左右恢复正常。

（5）采取血清钾测定标本，勿用碘酒消毒皮肤，仅用酒精消毒皮肤，然后采血，因碘酒内碘化钾含量较高，对血清钾结果干扰显著。

（6）盛血用试管或瓶均应干燥洁净，若需要抗凝血，则应将血液注入有抗凝剂的试管或瓶内，并立即轻轻旋转摇匀，防止凝固。

（7）输液同侧不宜采血样检验，是否选择另一侧要看具体项目及输液成分，如静脉滴注葡萄糖时验血糖要在输液完毕 2 h 后取血，检验电解质时不宜在输液同侧采样等。

（8）采血后应将针头取下，再沿管壁将血液徐徐注入试管内。

（9）采集血液标本时应防止溶血。

五、体液及排泄物

（一）脑脊液

（1）标本送检必须及时，收到标本后应立即检验，久置可致细胞破坏，影响细胞计数及分类检查，并导致葡萄糖分解，使含量降低，病原菌破坏或溶解。

（2）细胞计数管应避免标本凝固，遇高蛋白标本时，可用乙二胺四乙酸（ethylene diamine tetraacetic acid，EDTA）钠盐抗凝。

（二）浆膜腔积液

（1）为防止细胞变性出现凝块或细菌破坏溶解，穿刺取得的标本送检及检查必须及时。

（2）为防止凝固，最好加入 100 g/L EDTA 钠盐抗凝，每 0.1 mL 可抗凝 6 mL 浆膜腔积液，及时完成细胞涂片检查。

（三）精液

（1）用清洁干燥小瓶收集精液，不宜采用避孕套内的精液。

（2）收集精液前避免性生活 3～7 d，收集精液标本后应在 1 h 内检验，冬季应注意保温。

（3）出现一次异常结果，应隔一周后复查，反复查 2～3 次方能得出比较正确的结果。

（四）前列腺液

临床医生做前列腺按摩术后，采集标本于清洁玻片上，立即送检。

（五）阴道分泌物

临床医生用棉拭子采取子宫颈后穹隆分泌物，可直接涂片，也可置于生理盐水试管内送检，然后涂片镜检。

第二节　细菌培养标本采集

一、一般原则

（1）所用器具须进行严格的灭菌处理。

（2）采集足量标本以确保够用。

（3）尽可能在病人服药前或手术切口局部用药前采集。

（4）在采集标本过程中要严格遵守无菌操作原则,采集的部位要准确。

二、标本采集

（一）静脉血

（1）静脉穿刺前要充分消毒皮肤,避免皮肤被细菌污染。

（2）取静脉血 5 mL,以无菌操作法立即注入专用血培养瓶（含 50 mL 培养液）内,轻轻摇匀送微生物室。

（二）尿液

1.中段尿

先用 1 g/L 新洁尔灭彻底清洗外阴,用无菌试管收集中间一段尿液 1～2 mL。

2.膀胱导尿

膀胱导尿用于昏迷及自然排尿困难者,但导尿易引起逆行细菌感染。

3.耻骨弓上膀胱穿刺导尿

耻骨弓上膀胱穿刺导尿偶用于婴幼儿。

（三）粪便

（1）粪培养的容器须清洁,量可为胡桃大小（取有黏液或脓液部分）。

（2）疑似霍乱患者的粪便应取液样部分,并立即送检以便及时接种,不能延误。

（四）痰液

痰培养之前,临床医生指导病人配合,清晨时间取痰最好,咳痰前先漱口,以减少口腔唾液的污染。

（五）脑脊液、胸腹水及脓液

应以无菌操作法采取标本,盛于无菌瓶中,送检量不少于 1 mL。在伤口处取标本时尽量避免皮肤表面细菌的污染,并在脓腔的基底部取样,用无菌注射器抽取或用消毒棉签取样后,立即置于无菌试管内送检。

第三节　特殊项目标本采集

一、血气分析

（一）动脉血取血法

（1）用 2 mL 或 5 mL 消毒注射器,以无菌操作法抽取肝素（1 mL＝1 000 U,用生理盐水配制）0.5 mL,然后将肝素来回抽动,使针管全部湿润,将多余肝素全部排出。

（2）皮肤消毒后,穿刺股动脉、肱动脉或桡动脉,取 2 mL 动脉血,不能有气泡。抽出后用小橡皮封针头,隔绝空气。将注射器放在手中,双手来回搓动,立即送检。

（3）填写申请单时要求写出诊断结果、抽血时的体温和血红蛋白量,以及是否用氧及其流量,以便分析。

（4）如不能及时送检,应放在冰水中保存（勿用冰块,以免细胞破坏而溶血）,但放置时间最长不超过 2 h。

（二）毛细血管血采取法

（1）采血部位常为耳垂或手指,婴儿取足跟或大趾为采血部位,局部先用热毛巾敷或轻轻按摩,使毛细血管血充分动脉化。

（2）在毛细管一端装上塑料帽(红色)。将小铁针插入毛细管并让它滑到有塑料帽的一端。

（3）将采血部位消毒,然后穿刺皮肤以血液自然流出为宜,把毛细管插入血滴中部采血以防空气进入毛细管。

（4）套紧毛细管塑料帽,然后在毛细管的另一端套上塑料帽。

（5）用磁铁在毛细管外来回移动,使毛细管内铁针来回 20 次,达到血液与肝素混合的目的。

（6）如不能及时送检,标本可水平位贮放在冰水中(不能超过 2 h)。

二、血液黏度检测

（1）由于生理活动昼夜节律和饮食对血细胞比容、血浆蛋白成分、血浆黏度和血液黏度都有影响,应当注意采取血标本的时间和其与饮食的关系。一般前一天晚上素食,检测当天空腹,8：00 时采血。

（2）采取时于肘前静脉抽血,压脉带压迫的时间应尽可能缩短,针头插入后,应在压脉带松开5 s后开始采血,抽血时用力不宜过猛。

（3）抗凝剂以肝素(10～20 U/mL 血)或 EDTA·2Na(1.5 g/L 血)为宜,为防止对血液的稀释作用,应采用固体抗凝剂。

三、骨髓穿刺及涂片要求

（1）穿刺部位首选髂后上棘,次选髂前上棘、胸骨。

（2）采取骨髓液时,应严格遵守无菌技术,抽取动作要缓慢,吸取骨髓量勿超过 0.3 mL,以免混入稀释,使所吸标本不能代表骨髓。

（3）玻片要求清洁,涂片薄而均匀,应涂片 10 张左右,并同时制备两张外周血涂片作为对照。

（4）如需同时做细菌培养和病理检查,应先吸取少量骨髓液做涂片,再吸取所需骨髓液和骨髓组织。

第四节　标本采集的质量保证

一、饮食因素对检验结果的影响

大多数生化检查均要求空腹采血、禁食12 h,或者晚餐后次日早上采血。因为饮食可使血液某些化学成分改变,影响测定结果。例如,高脂肪饮食后三酰甘油测定可高达空腹时的10 倍;高糖饮食后血糖可迅速升高,3 h 后才恢复正常。但是过度空腹,以致饥饿,血液或器官中的某些成分分解、释放,也可导致某些检验结果异常。如血糖、转铁蛋白(transferrin, Tf)、C_3 等可因空腹时间过长而降低,三酰甘油、游离脂肪酸反而升高。而血总蛋白、肝功能白球比例、胆固醇等在空腹前后测定无改变。因此，应注意区分，选择送检。

某些特定食物可影响某些检验项目的测定结果。例如，咖啡、茶、巧克力、香蕉等食物可影响茶酚胺的测定；高蛋白饮食，尤其是进食动物肝脏、肾及贝类等富含嘌呤的食物可使血尿酸测定结果升高；进食动物血食物可使隐血试验假阳性；饮酒可使乳酸、尿酸盐等升高，长期饮酒还可使高密度脂蛋白、胆固醇等升高。上述种种情况说明，为保证检验质量的可靠性，病人在做检验前，对食物也要有一定的控制。

二、药物因素对检验结果的影响

很多药物对检验有干扰作用，据报道有 15 000 多种。药物在体内主要是改变某些物质在体内的代谢作用和干扰测定过程中的化学反应，使结果升高或降低。例如，服用阿司匹林可以增加葡萄糖的吸收、释放类固醇并抑制三羧酸循环，使血糖升高；而输液补钾时，氯化物可将糖由细胞外带到细胞内，造成血清糖测定结果降低。所以临床医生应充分了解各种药物对有关检验项目测定结果的影响，患者需要为了某个项目的测定而停服某一药物。

三、运动因素对检验结果的影响

运动也能影响很多检验项目的测定结果。例如，运动后血糖、乳酸、丙氨酸等可升高；与肌肉有关的血清酶，如 CK、LDH、谷丙转氨酶（glutamic-pyruvic transaminase，GPT）、GOT 在运动后测定均有不同程度的升高。有人做过实验，其中最明显的是 CK 和 GPT，而且恢复较慢，停止运动 1 h 后测定，其结果可升高 50%。

四、采集标本时体位对检验结果的影响

由于人体体位姿势影响血液循环，某些生理现象可发生变化。如血浆与组织液因体位不同会导致平衡改变，血液与组织液中的某些成分也随着发生变化，某些测定结果发生改变；又如卧位改为站位时测定总蛋白、白蛋白、胆固醇、血清铁、GPT、碱性磷酸酶（alkaline phosphatase，ALP）等有 5%～15% 的不同程度改变。有的检验项目采血部位不同，其检验结果也有较大的差别，如白细胞计数取微量血，有人做过试验，耳垂采血较手指采血高 30%。因此，建议建立各检验项目的参考值，采集血标本应规范一种姿势。

五、止血带加压对检验结果的影响

止血带压迫使局部血管扩张、淤血，激活血液中的某些物质，会引起某些检验项目测定结果升高或降低。例如，凝血酶原时间测定，由于血管受压迫，局部血液回流受阻，造成局部缺氧，甚至毛细血管损伤，凝血起动因子激活后，凝血过程形成，即消耗一些凝血因子，使测定结果偏低；在测定其他一些化学成分时，由于血管被压迫处的组织液从扩张血管处漏出而影响被测定成分的含量，且影响的程度随止血带压迫的时间增加而上升。所以抽血时应尽量缩短止血带压迫时间，最好不用止血带。

六、标本采集的时间对检验结果的影响

机体血液的某些成分在一天内可发生周期性的变化，且有的变化较大，如白细胞计数上下午之间可有成倍变化，一般上午低下午高。其他化学成分，如胆红素、血清铁上午较其他时间高，血清钙中午低，生长激素夜里高、白天低。在一般情况下，为减少因采血时间不同引起的测定误差，要求每次检测最好在一天的同一时间进行。

七、抗凝剂对检验结果的影响

根据检验项目的要求不同,检验的标本有需要抗凝和不需要抗凝2种。需要抗凝的预先加入抗凝剂。常用的抗凝剂有枸橼酸钠、草酸盐、EDTA、肝素等。而抗凝剂的使用也要根据检验的项目进行选择,否则会影响测定结果。如含有钾、钠的抗凝剂(草酸钾、草酸盐、枸橼酸钾、枸橼酸钠等)不能用于测定血钾或血钠的抗凝,因为草酸盐、氟化钠等抗凝剂具有激活酶的活性或有抑制酶的活性的作用;又如草酸盐有抑制淀粉酶、乳酸脱氢酶、酸性磷酸酶的作用,氟化钠有激活尿素酶和抑制乳酸脱氢酶的作用,故不宜用于酶活性的测定或用于某些项目酶法测定。

八、溶血标本对检验结果的影响

血液中的很多化学成分在细胞内和细胞外的含量是不同的,如红细胞内的钾含量是血清(浆)内的20倍,红细胞内的乳酸脱氢酶是血清内的200倍。标本溶血对检验的结果影响较大:细胞内含量高的物质进入血清后,造成测定结果偏高;细胞内含量低的物质进入血清后,血清被稀释,使测定结果偏低。

第五节　实验诊断的临床应用与评价

1.诊断灵敏度

诊断灵敏度指某检验项目对某种疾病具有鉴别、确认的能力,诊断灵敏度的数学式为所有患者中获得真阳性结果的百分数。

2.诊断特异性

诊断特异性指某检验项目确认无某种疾病的能力,数学式为所有非患者中获得真阴性结果的百分数。

3.诊断准确度

诊断准确度指某检验项目在实际应用中,所有检验结果中诊断准确结果的百分比。

4.允许误差

由于标本采集、运送、仪器、试剂、人员操作等多种因素,任何实验室都存在试验误差,任何一个标本测定结果都会有误差。但检验结果的误差必须在允许范围之内,并努力提高检验质量,将试验误差减少到最低。

(一)检验结果解释与临床表现结合

检验结果是静态的,只能反映受试者特定时间内的情况。而患者的机体是动态的,机体的反应性也因个体差异而不同,同一疾病的患者可能出现不尽相同的检验结果。因此,评价检验结果必须紧密结合临床表现,才能恰当地做出合理的结论。

(二)同一项目检验结果前后比较

为了满足诊断和观察疗效后的要求,要求项目进行动态观察,有些项目因受生理影响比较大,也需进行反复检查,如白细胞计数,清晨或安静时低,下午或活动后高。不同的采血时间和条件,检验结果数值可相差 1 倍。因此,只有在相同的采血条件下,前后结果才有可比性。

(三)不同医院检验结果的比较

为了明确诊断,有时需要多个医院检查同一种项目。由于各医院测定方法和测定仪器不同,检查结果可能会有差异。

(四)有争议检验结果的处理

由于试剂、仪器、技术操作及体内某些物质的干扰,检查结果不能排除假阴性和假阳性的可能。如抗磷脂抗体阳性患者可出现梅毒假阳性,类风湿因子阳性患者可出现乙肝 HBc-IgM 假阳性。同一份标本在不同的实验室或采用不同的试剂盒可能会得出不一致的结果。因此,结果有争议时,应进一步采用确诊试验或由权威实验室确认,并结合临床表现做出合理解释。

第六节　参考值范围与医学决定水平

(一)参考值范围

检验的最终目的是衡量受检标本的结果是否异常,因此,各种检验项目都应有判断标准,即参考值和参考范围(过去称为正常值)。参考值和参考范围均是采用统计学方法产生的。某项目各医疗单位采用的检验方法和仪器不同,其参考值也不尽相同,故各实验室应建立自己的参考值,供临床参考使用。

(二)医学决定水平

医学决定水平是不同于参考值的另一种限值,观察化验结果是否高于或低于这些限值,可在疾病诊断中起排除或确认的作用,或对某些疾病进行分级或分类,或对预后做出估计,以提示医师在临床上应采用何种处理方式或决定采取何种治疗措施等。例如,当血小板计数值低于参考值时,并非说明该患者确有出血问题或出血倾向;但当血小板低于医学决定水平的50×10^9/L 时,提示患者确有出血倾向,应予以治疗和重视。当血小板低于医学决定水平的最低界限值时(如 10×10^9/L),则必须立即采取止血措施或为患者输入血小板,以帮助患者增加循环血液中血小板的数量和增强止血能力。

第七节　危急值与报告制度

危急值是表示危及生命的试验结果。例如,当血清钙大于 1.75 mmol/L 时,出现全身性痉挛的可能性极高,而大于 3.5 mmol/L 时出现高血钙危象的可能性很大,过高和过低都具有一定的危险性。因此,这两个数值可以看作血钙的高、低危急界限值。临床实验室应根据所在医院就医患者的情况,建立适合本单位的危急值报告制度。

　　危急值出现后,检验者首先要确认检验过程是否正常。确认无异常环节后,核准者应即刻告知有关医师或护士,了解病情及标本采集情况,如与临床病情相符,结果可以发出。如果结果与临床病情不符或标本采集有问题,应重新采集标本复查。对于检验结果过低或过高的标本,即使过程全部正常,但与临床沟通得不到证实者,也建议临床再重新留取标本复检,并在《危急值结果登记记录》上详细记录,注明临床反馈信息。表 1-1 为临床常用危急值。

表 1-1　临床常用危急值

项目名称	危急值
白细胞计数(WBC)	$<2.5\times10^9/L,>30\times10^9/L$
血小板计数(Pt)	$<50\times10^9/L,>1\,000\times10^9/L$
血红蛋白(Hb)	<50 g/L,>200 g/L
血浆凝血酶原时间(PT)	>30 s
活化部分凝血活酶时间(APTT)	>70 s
血钾(K^+)	<2.8 mmol/L,>6.2 mmol/L
血钠(Na^+)	<120 mmol/L,>160 mmol/L
血氯(Cl^-)	<80 mmol/L,>115 mmol/L
血钙(Ca^{2+})	<1.75 mmol/L,>3.5 mmol/L
血糖(Glu)	<2.2 mmol/L,>22.2 mmol/L
总胆红素(TB)	新生儿>340 μmol/L
酸碱度(pH 值)	$<7.25,>7.55$
动脉二氧化碳分压($PaCO_2$)	<20 mmHg,>60 mmHg
动脉氧分压(PaO_2)	<40 mmHg
碳酸氢根(HCO_3^-)	<10 mmol/L,>40 mmol/L
动脉血氧饱和度(SaO_2)	$<0.75\%$

第二章　临床血液检验

第一节　血液一般检验

一、白细胞计数

【方法及参考区间】

血细胞分析仪法：

新生儿：$15 \times 10^9 \sim 20 \times 10^9/L$。

儿童：$5 \times 10^9 \sim 12 \times 10^9/L$。

成人：$3.5 \times 10^9 \sim 9.5 \times 10^9/L$。

【临床评价】

1.增加

(1)生理性：新生儿、妊娠、分娩、剧烈运动、体力劳动、情绪激动等。

(2)病理性：大部分化脓性细菌所引起的炎症、烧伤、手术后、心肌梗死、急性中毒、尿毒症、白血病、传染性单核细胞增多症及传染性淋巴细胞增多症。

2.减少

急性粒细胞缺乏症、再生障碍性贫血、伤寒、副伤寒、黑热病、疟疾、病毒感染、脾功能亢进、放疗、化疗及自身免疫性疾病等。

二、白细胞分类计数

【方法及参考区间】

显微镜分类法、血细胞分析仪法。

中性杆状核粒细胞：0.01～0.05。

中性分叶核粒细胞：0.50～0.70。

嗜酸性粒细胞：0.004～0.080。

嗜碱性粒细胞：0.00～0.01。

淋巴细胞：0.20～0.50。

单核细胞：0.03～0.10。

【临床评价】

1.增多

(1)中性粒细胞增多：急性化脓性感染、急性汞中毒、铅中毒、妊娠中毒症(重度)、尿毒症、酸中毒、急性大出血、手术后、急性心肌梗死、白血病及恶性肿瘤等。

(2)嗜酸性粒细胞增多：变态反应、肠寄生虫病(特别是急性血吸虫病及钩虫感染发作期)、某些皮肤病、某些血液病、某些传染病、某些恶性肿瘤、烧伤及手术后等。

(3)嗜碱性粒细胞增多：慢性粒细胞白血病、嗜碱性粒细胞白血病、某些金属中毒、脾切除、癌转移及霍奇金病等。

(4)淋巴细胞增多:新生儿、再生障碍性贫血、粒细胞缺乏症、风疹、流行性腮腺炎、传染性单核细胞增多症、百日咳、结核病、慢性淋巴细胞白血病及传染性肝炎等。

(5)单核细胞增多:新生儿、亚急性感染性心内膜炎、疟疾、黑热病、结核、单核细胞白血病、恶性淋巴瘤、伤寒及急性传染病恢复期。

2.减少

(1)中性粒细胞减少:伤寒、副伤寒、流感、疟疾、黑热病、再生障碍性贫血、慢性理化损伤、系统性红斑狼疮、脾功能亢进、极度严重感染及粒细胞缺乏等。

(2)嗜酸性粒细胞减少:伤寒、副伤寒、大手术后、烧伤、应用肾上腺皮质激素及促肾上腺皮质激素后等。

(3)嗜碱性粒细胞减少:速发型过敏性反应,如荨麻疹、过敏性休克及促肾上腺皮质激素反应等。

(4)淋巴细胞减少:传染病急性期、放射病、细胞免疫缺陷、应用肾上腺皮质激素及促肾上腺皮质激素后等。

三、异常白细胞形态检查

(一)中性粒细胞

1.核象变化

(1)核左移:杆状核细胞增多,甚至出现中幼粒、晚幼粒等,多见于急性化脓性感染、急性中毒等类白血病反应(以下简称"类白")或白血病等。

(2)核右移:不仅分叶核细胞增多,且分叶过多,常见于营养性巨幼细胞贫血和使用抗代谢药物后,在疾病进行期则预后不良。

2.毒性变化

(1)大小不均:中性粒细胞体积大小不一、悬殊。常见于病程较长的化脓性炎症。

(2)中毒颗粒:胞质中粗大而分布不均的黑色颗粒。常见于严重的化脓性感染及大面积烧伤等。

(3)空泡变性:胞质中出现一个或数个空泡。常见于严重感染,特别是败血症等。

(4)核变性:包括核固缩、核溶解、核破碎等。临床意义同空泡变性。

(二)淋巴细胞

1.非典型淋巴细胞

非典型淋巴细胞为一种形态变异的淋巴细胞,包括空泡型、不规则型和幼稚型。正常血片中偶见。非典型淋巴细胞增多主要见于传染性单核细胞增多症、流行性出血热早期、病毒性肝炎及风疹等。

2.具有卫星核的淋巴细胞

具有卫星核的淋巴细胞指在淋巴细胞的主核旁边另有一个游离的小核。此种细胞常见于接受较大剂量的电离辐射、抗癌药物治疗之后。

四、红细胞计数

【方法及参考区间】

血细胞分析仪法。

成年男性:$4.3 \times 10^{12} \sim 5.8 \times 10^{12}$/L。

成年女性:$3.8 \times 10^{12} \sim 5.1 \times 10^{12}$/L。

新生儿:$6.0 \times 10^{12} \sim 7.0 \times 10^{12}$/L。

【临床评价】

1.红细胞减少

(1)生理性减少:①妊娠中、后期为适应胎盘血循环的需要,孕妇的血容量,尤其是血浆容量明显增加而引起血液稀释。②6个月～2岁的婴儿由于生长发育迅速,血容量急剧增加,造血原料相对不足。③某些老年人造血功能明显减退。

(2)病理性减少:由造血原料不足、造血功能障碍或红细胞丢失、破坏过多等引起。

2.红细胞增多

(1)相对增多:因血浆中水分丢失,血液中有形成分相对增多,为一种暂时性假象,多见于脱水而致血液浓缩时。

(2)绝对增多:大多与乏氧有关。红细胞增多情况与乏氧程度成正比。①生理性增多:见于高原生活者、胎儿及新生儿。②病理性增多:见于严重的心肺疾患,如严重的肺气肿、肺源性心脏病、某些发绀型先天性心脏病。患真性红细胞增多症时,血容量持续性增加,红细胞为$7 \times 10^{12} \sim 10 \times 10^{12}$/L,血红蛋白为$170 \sim 250$ g/L。

3.其他

标本以静脉血为最好,必要时也可取指血或耳垂血。

五、血红蛋白检查

【方法及参考区间】

血细胞分析仪法。

成年男性:$130 \sim 175$ g/L。

成年女性:$110 \sim 150$ g/L。

新生儿:$170 \sim 200$ g/L。

【临床评价】

(1)临床意义同红细胞计数,但在各种贫血时,由于红细胞平均血红蛋白含量不同,红细胞和血红蛋白二者减少程度可不一致。

(2)临床上根据血红蛋白减少的程度将贫血分为四级。

轻度:小于参考区间低限,大于90 g/L。

中度:$90 \sim 60$ g/L。

重度:$60 \sim 30$ g/L。

极度:小于30 g/L。

六、血细胞比容检查

【方法及参考区间】

血细胞分析仪法。

男性:$0.40 \sim 0.50$。

女性:0.35～0.45。

【临床评价】

1.血细胞比容增加

(1)各种原因所致的血液浓缩,如剧烈呕吐、腹泻、脱水、大面积烧伤等。

(2)真性红细胞增多症。

(3)继发性红细胞增多症,如慢性心肺疾患。

2.血细胞比容减少见于各种贫血

由于贫血类型不同,红细胞计数与血细胞比容的降低不一定完全平行。

七、红细胞指数检查

【方法及参考区间】

血细胞分析仪法。

红细胞平均体积(mean corpuscular volume,MCV):82～100 fL。

红细胞平均血红蛋白量(mean corpuscular hemoglobin,MCH):27～34 pg。

红细胞平均血红蛋白浓度(mean corpuscular hemoglobin concentration,MCHC):316～354 g/L。

【临床评价】

1.红细胞平均体积

每个红细胞的平均体积,以飞升(fL)为单位。

2.红细胞平均血红蛋白量

每个红细胞中所含的血红蛋白平均量,以皮克(pg)为单位。

3.红细胞平均血红蛋白浓度

平均每升红细胞中所含血红蛋白浓度,以 g/L 为单位。

4.临床意义

贫血的形态学分类见表 2-1。

表 2-1　贫血的形态学分类鉴别表

贫血形态与分类	MCV/fL	MCH/pg	MCHC/(g/L)	病因
正红细胞性贫血	82～95	27～31	320～360	急性失血性贫血、急性溶血性贫血、再生障碍性贫血、白血病等
大细胞性贫血	>95	>31	320～360	缺乏维生素 B_{12}、叶酸,如营养性巨红细胞性贫血,妊娠期巨红细胞性贫血及恶性贫血
单纯小细胞性贫血	<82	<27	320～360	感染、中毒,如慢性炎症、尿毒症等
小细胞低色素性贫血	<82	<27	<320	慢性失血性贫血及缺铁性贫血

以上各值为红细胞平均值,贫血时红细胞形态可能发生改变,因此,必须结合血涂片观察细胞形态,进行贫血种类分析。

八、红细胞体积分布宽度检查

【方法及参考区间】

血细胞分析仪法。红细胞分布宽度变异系数（red cell volume distribution width-coeffcient of variation，RDW-CV）小于14.6％。

【临床评价】

（1）鉴别诊断：缺铁性贫血患者红细胞分布宽度（RDW）常明显升高，轻型珠蛋白生成障碍性贫血 RDW 基本正常。

（2）诊断早期缺铁性贫血：缺铁性贫血在临床及血象检查出现异常结果之前，就可有 RDW 的升高。

（3）用于贫血的形态学分类，见表2-2。

表 2-2 RDW 结合 MCV 在临床诊断中的应用

类型	MCV	RDW	病因
小细胞均一性贫血	低	正常	轻型珠蛋白生成障碍性贫血，慢性疾病
小细胞非均一性贫血	低	高	缺铁性贫血，β-珠蛋白生成障碍性贫血
正红细胞性贫血	正常	正常	慢性病所致的贫血
正红细胞非均一性贫血	正常	高	早期缺铁性贫血、Hb 病性贫血、骨髓纤维化、铁粒幼细胞性贫血等
大细胞均一性贫血	高	正常	再生障碍性贫血，白血病前期
大细胞非均一性贫血	高	高	维生素 B_{12} 缺乏，叶酸缺乏引起的巨红细胞性贫血，冷凝集综合征，白细胞明显增多的慢性淋巴性白血病

九、网织红细胞计数

【方法及参考区间】

煌焦油蓝法、亚甲蓝法、仪器法。

成年人：0.005～0.015。

新生儿：0.02～0.06。

网织红细胞绝对值：25×10^9～75×10^9/L。

【临床评价】

（1）增多：提示骨髓红细胞增生旺盛，见于各种增生性贫血。缺铁性贫血及巨幼红细胞性贫血时，网织红细胞常轻度增多。急性失血性贫血时，网织红细胞可明显增多。急性溶血性贫血时，网织红细胞增多最为明显。

（2）减少：提示骨髓造血功能下降，见于再生障碍性贫血、骨髓病性贫血、肾疾病等。

（3）目前许多医院采用仪器法计数网织红细胞，结果快速准确，还可以对网织红细胞成熟程度进行分类。

十、网织红细胞成熟指数

【方法及参考区间】

仪器法。8.08±1.95。

【临床评价】

网织红细胞成熟指数是指全部网织红细胞中高 RNA 含量细胞的相对比例,表示外周血中网织红细胞相对成熟度,主要用于骨髓移植、治疗贫血、放疗及化疗的早期观察。

十一、点彩红细胞计数

【方法及参考区间】

瑞氏或亚甲蓝染色法。不超过 0.03%。

【临床评价】

重金属中毒及硝基苯、苯胺等中毒时,点彩红细胞显著增加。溶血性贫血、恶性贫血、铁粒幼细胞贫血、白血病及恶性肿瘤时点彩红细胞百分数亦升高。

十二、红细胞形态检查

各种贫血时,随着贫血程度的加重,成熟红细胞常出现大小、形态、染色等形态学的改变,这些变化对于分析贫血原因有一定的参考价值。

(一)红细胞大小和血红蛋白含量异常

1.红细胞大小异常

正常红细胞:直径 6~9 μm。

小红细胞:直径小于 6 μm。

大红细胞:直径大于 10 μm。

巨红细胞:直径大于 15 μm。

超巨红细胞:直径大于 20 μm。

红细胞大小不等:红细胞之间直径相差悬殊(相差一倍以上)的情况,常见于各种增生性贫血及巨幼细胞贫血。

2.血红蛋白含量异常

(1)正常色素性:红细胞经瑞氏染色后呈淡琥珀色,中心 1/3 处着色较淡,为生理性中心淡染区。

(2)低色素性:红细胞内血红蛋白含量减少,生理性中心淡染区扩大,甚至成为环形红细胞。

(3)高色素性:红细胞内血红蛋白含量增多或正常,但由于细胞厚度加大,其生理性中心淡染区常消失。

(4)嗜多色性:尚未完全成熟的红细胞,由于胞质中残存核糖体和核糖核酸等嗜碱性物质,染色后红细胞全部或其中一部分呈灰蓝色。正常人血片中不见,常见于各种增生性贫血。

【临床评价】

贫血的形态学分类见表 2-3。

表 2-3　贫血的形态学分类表

贫血类型	常见疾病
正常细胞正常色素性	急性失血、再生障碍贫血、骨髓病性贫血等
小细胞低色素性	缺铁性贫血、珠蛋白生成障碍性贫血等

续表

贫血类型	常见疾病
大细胞正/高色素性	巨幼细胞贫血
单纯小细胞性	慢性病性贫血,如尿毒症、慢性炎症等

(二)红细胞形态异常

1.球形红细胞

红细胞直径缩小(常小于 6 μm),厚度增大,生理性中心淡染区消失,为一膨胀的球形,细胞中心区血红蛋白含量较正常红细胞多,常见于下列疾病。

(1)遗传性球形细胞增多症。

(2)自身免疫性溶血性贫血。

(3)异常血红蛋白病(HbS 及 HbC 病等)。

2.椭圆形红细胞

红细胞长径增大、横径缩小,呈椭圆形或长柱形。正常人血片中可见少数,常见于下列疾病。

(1)遗传性椭圆形红细胞增多症,一般要高于 25% 才有诊断价值。

(2)大细胞性贫血,可达 25%。

(3)其他各类贫血都有不同程度的增多。

3.口形红细胞

红细胞周围深染,中心淡染区呈一狭长裂隙,宛如微张的鱼口。正常直径小于 4%。增大见于以下几种情况。

(1)口形细胞增多症。

(2)弥散性血管内凝血。

(3)乙醇中毒。

4.靶形红细胞

红细胞中间及边缘处有血红蛋白着色,两者之间为一乏色素苍白区,形同射击的靶心,主要见于以下几种情况。

(1)珠蛋白合成障碍性贫血。

(2)严重缺铁性贫血。

(3)某些血红蛋白病(如 HbC、HbE、HbD、HbS 等)。

(4)肝病、脾切除后及阻塞性黄疸等。

5.镰形红细胞

红细胞形如镰刀、柳叶等,多见于遗传性镰形红细胞增多症。

6.棘形红细胞

红细胞呈带刺状,可见于以下几种情况。

(1)棘细胞增多症(遗传性血浆 β-脂蛋白缺乏症),可为 70%～80%。

(2)严重肝病或制片不当。

7.皱缩红细胞

红细胞表面有圆形棘刺样突起,可见于以下几种情况。

(1)急性铅中毒、尿毒症等患者的血涂片。

(2)干燥太慢的血涂片。

8.红细胞形态不整

成熟红细胞形态发生各种明显变异,如三角形、泪滴形、新月形、梨形、棍棒形、帽盔形等。畸形红细胞增多见于较严重的巨幼细胞贫血及弥散性血管内凝血(disseminated intravascular coagulation,DIC)等。

9.红细胞缗钱状形成

在并不厚的血涂片上,成熟红细胞之间平行叠连呈串状排列,主要见于以下几种情况。

(1)高球蛋白血症,如多发性骨髓瘤。

(2)高纤维蛋白血症。

(三)红细胞内出现异常结构

1.嗜碱性点彩

瑞氏染色条件下红细胞质内存在的嗜碱性黑蓝色颗粒,实为残存的核糖核酸等嗜碱性物质。常见于重金属中毒及较为严重的增生性贫血等。

2.染色质小体

位于成熟或幼红细胞胞质中的紫红色圆形小体,直径为 $1\sim2\ \mu m$,可一个或数个,其本质为细胞核的残余物。常见于巨幼细胞贫血、溶血性贫血及脾切除术后。

3.卡波环

紫红色细圈状结构,多位于嗜多色性红细胞及点彩红细胞质中,可能为幼红细胞核膜的残余物,也可能为胞质脂蛋白变性所致。常见于溶血性贫血、恶性贫血及较严重的巨幼细胞贫血。

4.有核红细胞

由于骨髓屏障的存在,健康成人外周血不见有核红细胞。在溶血性贫血及造血系统恶性疾病中,常可在外周血涂片中见到数量不等的幼红细胞。

十三、红细胞沉降率检查

【方法及参考区间】

仪器法。

男性:小于 15 mm/h。

女性:小于 20 mm/h。

【临床评价】

仪器法获得的结果与魏氏法有很好的相关性。增快见于以下几种情况。

1.生理性

运动、月经期、妊娠 3 个月以上直至分娩后 3 周、60 岁以上高龄者。

2.病理性

(1)各种炎症:见于急性细菌性炎症后 2～3 d、风湿热活动期、结核活动期。

(2)组织损伤及坏死持续 2～3 周,心肌梗死发病 1 周左右。

(3)恶性肿瘤。

(4)其他:各种高球蛋白血症、贫血、高胆固醇症。

减慢的临床意义较小。红细胞明显增多,如各种原因所致的脱水后血液浓缩、真性红细胞增多症、低纤维蛋白血症等。

十四、血小板计数

【方法及参考区间】

血细胞分析仪法。$125 \times 10^9 \sim 350 \times 10^9 / L$。

【临床评价】

1.生理性

(1)剧烈运动、饱餐、寒冷可使血小板增多。

(2)妇女月经前血小板减少。

(3)少年较成年人血小板偏少。

(4)新生儿血小板少于成年人,3 个月后接近成年人水平。

(5)静脉血血小板略多于外周血。

2.病理性

(1)血小板减少。

①血小板生成减少:骨髓造血功能受损可导致血小板生成减少,如再生障碍性贫血、急性白血病、放射病、抗癌药的应用等。

②血小板破坏过多而致的血小板减少:如特发性血小板减少性紫癜、脾亢、体外循环等。

③消耗过多而致的血小板减少:如弥散性血管内凝血(DIC)、血栓性血小板减少性紫癜。

④家族性血小板减少:巨大血小板综合征。

(2)血小板增多。

①组织受损及术后,特别是脾切除后,血小板可增多。

②血小板持续增多见于慢性髓细胞性白血病、多发性骨髓瘤、血小板增多症、真性红细胞增多症、恶性肿瘤的早期。

③急性反应:急性感染、急性失血、急性溶血等。

(3)影响血小板(blood platelet,PLT)计数准确性的重要因素是采血,因此在采血过程中应注意以下几点。

①末梢采血时,挤出第一滴血弃去后首先取血测定血小板。

②静脉采血时,动作要迅速以防凝固,否则会导致血小板偏低。

③静脉采血时,如无凝血机制检查,应首先注入血常规试管中,并充分混匀。

④用 EDTA-K$_3$ 抗凝血,如用肝素抗凝血会使血小板结果偏低。

十五、平均血小板体积

【方法及参考区间】

血细胞分析仪法。6.8～13.5 fL。

【临床评价】

1.平均血小板体积(mean platelet volume,MPV)增高可作为骨髓功能恢复的早期指标,当骨髓功能抑制时,MPV 持续降低,其降低程度与骨髓功能抑制程度成正比;骨髓功能恢复时 MPV 的增高早于血小板。

2.血栓性疾病,血栓前状态 MPV 增高。

3.可作为鉴别血小板减少症的病因:骨髓损伤导致血小板减少时,MPV 降低;当血小板在外周血中破坏增多导致血小板减少时,MPV 增高;血小板分布异常导致血小板减少时,MPV 正常。

4.MPV 结合 PLT 在临床诊断中的应用见表 2-4。

表 2-4　MPV 结合 PLT 在临床诊断中的应用

血小板数	MPV 增高	MPV 正常	MPV 降低
增多	慢性髓细胞性白血病	反应性血小板增多症	(下栏中的轻型)
正常	脾切除术后	正常	(下栏中的轻型)
减少	杂合型珠蛋白生成障碍性贫血	特发性血小板减少性紫癜、红斑狼疮、骨髓抑制恢复期	再生障碍性贫血、巨幼细胞贫血、药物或败血症引起的骨髓抑制

十六、网织血小板

【方法及参考区间】

仪器法。

男性:1.07%~6.90%。

女性:0.58%~6.00%。

【临床评价】

网织血小板是刚从骨髓中释放出来的一种新生血小板,胞质中含有残留核糖核酸(RNA)成分,体积较大,有更强的活性,外周血 RP 可以比较精确地反映骨髓血小板生成动力学。其主要用于血小板减少原因的鉴别及肝移植、骨髓移植、造血促进因子的骨髓血小板造血功能恢复的监测指标。

十七、血小板形态检查

【方法及参考区间】

光学显微镜检查法。健康人血小板多为成熟型,可见到少量形态不规则或畸形血小板,但不超过 2%,大于 10%才考虑临床意义。

【临床评价】

血小板形态异常可分为大型血小板、巨大型血小板、小型血小板、幼稚型血小板、衰老型血小板。

(1)一般情况下,正常幼稚型血小板增多见于急性失血后。

(2)病理性幼稚型血小板增多见于特发性和反应性血小板病。

(3)特发性血小板减少性紫癜症出现血小板减少危象,粒细胞白血病时可见大量蓝色巨大血小板。

(4)衰老型血小板紫癜常见于恶性贫血。

(5)病理刺激型血小板可见于血小板无力症。

十八、红斑狼疮细胞检查

【方法及参考区间】

血块法、抗凝血法、改良血块法。阴性。

【临床评价】

(1)红斑狼疮(lupus erythematosus,LE)细胞多出现于系统性红斑狼疮,其活动期较缓解期阳性率高。

(2)结缔组织病,如风湿病、类风湿关节炎、结节性动脉炎、硬皮病及皮肌炎等有时可找到红斑狼疮细胞。

(3)未找到红斑狼疮细胞并不能否定红斑狼疮的诊断,应进一步做有关免疫学检查,如抗核抗体、抗双链DNA抗体。

(4)采血后应立即送检,不能放置过久。

(5)系统性红斑狼疮患者如在缓解期或使用激素后(如类固醇)不易找到LE细胞。

(6)另有报告称,服用盐酸肼屈嗪、盐酸普鲁卡因、甲基多巴等药物后偶尔可找到LE细胞。

十九、疟原虫检查

【方法及参考区间】

薄血片法、厚血片法。阴性。

【临床评价】

(1)找到疟原虫,就可诊断为疟疾。

(2)未找到疟原虫,并不能否定疟疾的诊断,可以结合薄血片和厚血片反复检查或取静脉血于抗凝管中,离心浓集后做涂片检查。

(3)采血时间选择:常见的三种疟原虫在任何时间采血均可能查到,但间日疟或三日疟以疟疾发作后10余小时采血较好,而恶性疟以发作开始时采血为宜。

(4)尽可能在患者使用抗生素、药物前检查。

二十、微丝蚴检查

【方法及参考区间】

鲜血片法、厚血片法、试管浓集法、乙胺嗪(海群生)法。阴性。

【临床评价】

(1)采血时间宜在22:00至2:00时,采血前患者躺卧片刻。

(2)夜间采血有困难者,可用诱出法,即白天口服枸橼酸乙胺嗪2～6 mg/kg,30 min后取血检查。

(3)丝虫病晚期患者,由于淋巴管阻塞,微丝蚴不能进入血液,常致检验阴性,可做淋巴结活检或补体结合试验等。

(4)检查到微丝蚴,是诊断丝虫病的重要依据。

二十一、回归热螺旋体检查

【方法及参考区间】

薄血片法、厚血片法、暗视野映光法。阴性。

【临床评价】

(1)必须在发热期取末梢血或静脉血于抗凝管中送检。

(2)也可以从骨髓穿刺液中检测,其阳性率较末梢血高。

(3)所取标本必须立即送检,标本必须新鲜。

(4)回归热螺旋体是回归热的病原体,由虱子传播,检出该螺旋体有确诊价值。

二十二、弓形虫检查

【检查方法】

1.涂片法

各种体液、骨髓穿刺液、血液直接或浓缩涂片检查。

2.动物接种法

取受检者血液、脑脊液或组织液接种于小白鼠脑内或腹腔1～3周后,取接种动物的渗出液及脑、肝、脾、肾等组织做涂片检查,若为阳性,常有大量弓形虫出现。

3.组织培养法

建立猴肾或猪肾细胞的单层培养,接种检查材料后,弓形虫可迅速繁殖,再做涂片检查。

【临床评价】

(1)弓形虫也称毒浆原虫,为弓形虫病的病原体,可感染人和其他哺乳动物。检出弓形虫有确诊价值。

(2)未检出弓形虫不能否定弓形虫病的诊断,必须结合临床症状和其他检查(如抗原、抗体检测,弓形体 DNA 检测等)综合判断。

二十三、黑热病无鞭毛体检查

【检查方法】

抽取患者血液或淋巴结、肝、脾、骨髓穿刺液做涂片检查。

【临床评价】

(1)无鞭毛体是黑热病的病原体,为血内鞭毛虫的一种,检出该虫体可确诊为黑热病。

(2)肝、脾穿刺液涂片检查阳性率高,骨髓穿刺液及淋巴液次之。

(3)血液涂片于中性粒细胞和单核细胞内可找到,但所见原虫少且被吞噬消化,形态和着色都不正常,不易辨认,也易与血小板混淆,实用价值小。

(4)为提高检出阳性率,也可抽静脉血做免疫学检查。

第二节 骨髓细胞学检查

一、骨髓细胞形态学检查

【检验方法】

涂片染色法。

【检验标本】

骨髓片。

【检验部门】

血液室。

【送检要求】

请医生详细填写申请单,每例送骨髓片3～5张,若须进行细胞化学染色检查时,可再送3～5张。

【正常骨髓象】

骨髓增生活跃,各个系统的血液细胞按一定的比例组合在一起,细胞形态无明显异常,巨核细胞和成簇血小板可见到,并能见少量正常非造血性细胞,成熟红细胞大小均匀,染色正常,无其他异常细胞和血液寄生虫。骨髓增生程度分级判断标准见表2-5。

表2-5 骨髓增生程度分级判断标准

增生程度	红细胞与有核细胞之比	常见疾病
增生极度活跃	1∶1	急慢性白血病等
增生明显活跃	10∶1	白血病、增生性贫血等
增生活跃	20∶1	正常骨髓、某些贫血等
增生减低	50∶1	造血功能低下
增生极度减低	300∶1	急性再生障碍性贫血等

【临床意义】

确定造血系统疾病,如急、慢性白血病等;诊断某些类脂质沉积病;诊断某些感染性疾病;诊断恶性肿瘤转移;协助诊断某些血液病及其相关疾病;协助鉴别诊断某些血液病及其相关疾病。

二、粒红比值

【检验方法】

涂片染色法。

【检验标本】

血片或骨髓片。

【检验部门】

血液室。

【送检要求】

涂片后立即送检。

【参考区间】

粒：红为(2~4)：1。

【临床意义】

粒红比值是指粒细胞与未成熟红细胞的数量比。

1.比值增大(大于4：1)

粒细胞相对增多,见于白血病、粒细胞性类白、单纯红细胞再生障碍性贫血或传染性疾病。

2.比值减小(小于2：1)

红细胞相对增多,见于粒细胞缺乏症、各种增生性贫血、脾功能亢进及放射病早期。

3.比值正常

多发性骨髓瘤、原发性骨髓纤维化(骨髓硬化症)、再生障碍性贫血及真性红细胞增多症等比值正常。

三、粒细胞系统

【检验方法】

涂片染色法。

【检验标本】

骨髓片2张。

【检验部门】

血液室。

【送检要求】

涂片后立即送检。

【参考区间】

正常骨髓象中,粒细胞系约占有核细胞的1/2,一般原始粒细胞小于2%,早幼粒细胞小于5%,中幼粒细胞小于9%,晚幼粒细胞及杆状粒细胞不超过20%,分叶核细胞占10%左右,嗜酸性粒细胞小于5%,嗜碱性粒细胞小于1%。

【临床意义】

1.以原粒细胞及早幼粒细胞增多为主(20%~90%)

其见于急性粒细胞白血病、慢性髓细胞性白血病急粒变。

2.以中性中幼粒细胞增多为主(20%~50%)

其见于亚急性粒细胞白血病、类白、慢性髓细胞性白血病。

3.以中性晚幼粒及杆状核粒细胞增多为主

其常见于慢性髓细胞性白血病、各种感染、代谢性障碍(如尿毒症、酸中毒)、某些药物和毒性影响、消化道恶性肿瘤、严重烧伤、大出血、大手术等。

4.嗜酸性粒细胞增多

其常见于过敏性疾病、慢性髓细胞性白血病、放射治疗后反应、寄生虫病等。

5.粒细胞减少

其见于理化因素(长期接触 X 线、化学药品等)及严重感染所致的粒细胞缺乏症、再生障碍性贫血、急性造血停滞。

四、淋巴细胞系统

【检验方法】

涂片染色法。

【检验标本】

骨髓片 2 张。

【检验部门】

血液室。

【送检要求】

涂片后立即送检。

【参考区间】

约占 20%,小儿可达 40%。

【临床意义】

以原始淋巴细胞及幼稚淋巴细胞增多为主,见于急性淋巴细胞白血病(acute lymphoblastic leukemia, ALL)、淋巴瘤等。以成熟淋巴细胞增多为主,见于慢性淋巴细胞白血病、传染性单核细胞增多症、传染性淋巴细胞增多症及百日咳等。

五、单核细胞系统

【检验方法】

涂片染色法。

【检验标本】

骨髓片 2 张。

【检验部门】

血液室。

【送检要求】

涂片后立即送检。

【参考区间】

不超过 5%,均为成熟阶段的细胞。

【临床意义】

原始单核细胞及幼单核细胞增多见于骨髓增生异常综合征、急性单核细胞白血病(acute monocytic leukemia, AMOL)、急性粒-单核细胞白血病,以及恶性肿瘤、化疗和放疗恢复期等。

六、巨核细胞系统

【检验方法】

涂片染色法。

【检验标本】

骨髓片 2 张。

【检验部门】

血液室。

【送检要求】

涂片后立即送检。

【参考区间】

7～35 个/片,原幼巨核细胞 0～5%,颗粒型巨核细胞 10%～27%,成熟巨核细胞44%～60%,裸核细胞 8%～30%。

【临床意义】

以原始巨核细胞增多为主,见于巨核细胞白血病。以幼巨核及颗粒增多为主,见于慢性粒细胞白血病、原发性血小板减少性紫癜、脾功能亢进等。急性失血以成熟巨核细胞增多为主。巨核细胞减少,见于急性、慢性再生障碍性贫血、急性白血病及阵发性睡眠性血红蛋白尿。

七、浆细胞系统

【检验标本】

骨髓片 2 张。

【检验部门】

血液室。

【送检要求】

涂片后立即送检。

【参考区间】

小于 1%。

【临床意义】

原浆细胞、幼浆细胞增多见于多发性骨髓瘤及浆细胞性白血病。再生障碍性贫血、粒细胞减少症等可见成熟浆细胞轻度增多。

八、过氧化物酶染色(POX)

【检验标本】

血片或骨髓片。

【检验部门】

血液室。

【送检要求】

取材后立即送检。

【参考区间】

淋巴细胞和红细胞在其成熟的各个阶段均无过氧化物酶,中性粒细胞发育的各个阶段均有过氧化物酶,健康人成熟嗜碱性粒细胞均无过氧化物酶,嗜酸性粒细胞呈过氧化物酶染色(peroxidase stain,POX)强阳性反应。

【临床意义】

有助于急性白血病类型的鉴别:ALL呈现阴性反应;急性单核细胞性白血病呈现阳性或弱阳性反应;急性早幼粒细胞白血病呈强阳性反应;急性粒细胞白血病呈阳性反应。

九、中性粒细胞碱性磷酸酶染色(NAP)

【检验标本】

血片或骨髓片。

【检验部门】

血液室。

【送检要求】

取材后立即送检。

【参考区间】

积分30~130分。

【临床意义】

(1)积分升高:见于类白、急性细菌性感染、再生障碍性贫血。

(2)积分降低:见于未治疗的慢性髓细胞性白血病、阵发性血红蛋白尿和骨髓增生异常综合征。病毒感染积分正常或降低。

(3)用来鉴别慢性髓细胞性白血病和类白反应及观察慢性髓细胞性白血病疗效;鉴别急性粒细胞白血病和急性淋巴细胞白血病、鉴别真性红细胞增多症和继发性红细胞增多症等。

十、酸性磷酸酶染色

【检验标本】

血片或骨髓片。

【检验部门】

血液室。

【送检要求】

取材后立即送检。

【参考区间】

正常粒细胞除原粒阴性外,其余各阶段呈弱阳性至中度阳性,单核细胞为弱阳性至强阳性,红细胞系(以下简称"红系")为阴性,淋巴细胞可呈弱阳性,浆细胞和巨核细胞可呈中度阳性。

【临床意义】

1.诊断毛细胞白血病

毛细胞白血病可呈现强阳性或中度阳性,且不被L(＋)-酒石酸抑制。

2.鉴别淋巴细胞类型

T淋巴细胞ACP染色呈阳性反应,B淋巴细胞呈阴性或颗粒细小的弱阳性。

3.鉴别细胞

戈谢细胞 ACP 染色呈强阳性;尼曼-皮克细胞呈阴性或弱阳性。

十一、苏丹黑 B 染色(SBB)

【检验标本】

血片或骨髓片。

【检验部门】

血液室。

【送检要求】

取材后立即送检。

【临床意义】

1.鉴别急性白血病类型

苏丹黑 B(sudan black B,SBB)染色与 POX 染色临床意义相似,由于较早的原粒细胞 SBB 有时也能显示阳性反应,其灵敏度高于 POX,但其特异性不如 POX。

2.诊断类脂质沉积病

神经磷脂和脑苷脂 SBB 均为阳性,有助于对类脂质沉积病的诊断。

十二、过碘酸希夫反应

【检验标本】

血片或骨髓片。

【检验部门】

血液室。

【送检要求】

取材后立即送检。

【参考区间】

(1)一般原粒细胞呈阴性反应,早幼粒细胞随着细胞成熟而阳性增强,成熟中性粒细胞最强。

(2)嗜酸性粒细胞颗粒不着色,细胞质为阳性,嗜碱性粒细胞阳性。

(3)淋巴母细胞阳性程度低,随着细胞成熟阳性程度稍增加。

(4)单核细胞仅有少量、细小颗粒。

(5)幼红细胞为阴性。

(6)巨核细胞和血小板为阳性。

【临床意义】

(1)幼红细胞过碘酸希夫反应染色强阳性见于红血病及红白血病。溶血性贫血有的为弱阳性,巨幼细胞性贫血和再生障碍性贫血一般为阴性。

(2)急性粒细胞白血病呈阴性或弱阳性;ALL 的原、幼淋巴细胞为红色颗粒状或块状阳性,少数为阴性反应;AMOL 的原、幼单核细胞为红色细颗粒、胞质边缘及伪足处颗粒明显,分化差的原单核细胞为阴性;急性巨核细胞白血病的原巨核细胞为红色颗粒、块状阳性或强阳性。

十三、铁粒染色

【检验标本】

血片或骨髓片。

【检验部门】

血液室。

【送检要求】

取材后立即送检。

【参考区间】

(1)细胞外铁＋～＋＋。

(2)铁粒幼红细胞 12％～44％。

【临床意义】

1.诊断缺铁性贫血

细胞外铁减少或消失,重度贫血时,细胞内铁明显减少(常小于 10％)甚至为阴性。

2.诊断铁粒幼红细胞性贫血

可出现环形铁粒幼红细胞增多,常大于 15％。

十四、特异性酯酶染色

【检验标本】

血片或骨髓片。

【检验部门】

血液室。

【送检要求】

取材后立即送检。

【参考区间】

中性粒细胞(除原粒外)及肥大细胞可呈现阳性反应。嗜酸性和嗜碱性粒细胞为阴性或弱阳性,巨核细胞、淋巴细胞、浆细胞、幼红细胞、血小板为阴性。

【临床意义】

1.鉴别急性白血病类型

急性粒细胞白血病大多呈现阳性反应,急性单核细胞、淋巴细胞白血病时呈阴性。

2.鉴别嗜碱性粒细胞与肥大细胞

嗜碱性粒细胞呈阴性,肥大细胞呈阳性。

十五、非特异性酯酶染色

【检验标本】

血片或骨髓片。

【检验部门】

血液室。

【送检要求】

取材后立即送检。

【参考区间】

单核细胞、吞噬细胞呈阳性，且受到氟化钠抑制；粒细胞、淋巴细胞、巨核细胞、血小板、幼红细胞等呈阴性。

【临床意义】

1.鉴别急性白血病

AMOL的幼稚细胞呈强阳性。急性粒细胞白血病幼稚细胞为弱阳性，但 AML-M_3 早幼粒细胞呈现强阳性。ALL 为阴性。

2.氟化钠抑制试验

氟化钠抑制试验可使单核细胞明显抑制，有助于上述三种疾病与急性白血病的鉴别。

第三节　常见血液病的实验诊断

一、贫血

贫血为机体红细胞总量减少，不能对周围组织充分供养的一种病理状态。贫血多继发于其他疾病，诊断贫血通常采用反映外周血红细胞浓度的指标，包括血红蛋白（hemoglobin，Hb）、红细胞总数（red blood cell，RBC）和血细胞比容（hematocrit，Hct）等。贫血的诊断标准为：成年男性 Hb<120 g/L，RBC<4.5×10^{12}/L，Hct<0.37；成年女性 Hb<110 g/L，RBC<4.0×10^{12}L，Hct<0.37；孕妇 Hb<100 g/L，Hct<0.30。按照贫血的程度，根据 Hb 数值可分为轻度（>90 g/L）、中度（60～90 g/L）、重度（30～60 g/L）和极重度（<30 g/L）。

（一）缺铁性贫血

缺铁性贫血是体内贮存铁缺乏，不能满足正常红细胞生成需要而发生的贫血，是临床上最常见的贫血。常见原因有铁摄入量不足、铁吸收量减少、铁需要量增加、铁利用障碍或丢失过多等。形态学表现为小细胞低色素性贫血，特点是骨髓、肝、脾及其他组织中缺乏可染色铁。缺铁性贫血可分为三个阶段：贮存铁缺乏期、缺铁性红细胞生成期及缺铁性贫血期，三者总称为铁缺乏症。

【主要实验室检查】

1.血常规

除 Hb、RBC 和 Hct 的改变外，缺铁性贫血还出现小细胞低色素性贫血的指标变化，包括平均红细胞体积（MCV）<80 fL，平均红细胞血红蛋白含量（MCH）<27 pg，平均红细胞血红蛋白浓度（MCHC）<31%；反映红细胞大小不等的指标，如 RDW 增加；网织红细胞平均血红蛋白浓度（CHr）降低。

2.血象

血象呈小细胞低色素性贫血，镜下可见红细胞大小不等，以小细胞为主，可出现少量形状不规则的红细胞，中心淡染区扩大，嗜多色红细胞及嗜碱性点彩红细胞增多，网织红细胞正常或轻度增加。

3.血清铁蛋白(serum ferritin，SF)

SF 降低，小于 12 μg/L 提示储铁耗尽，小于 2 μg/L 表示储铁缺少。

4.铁代谢指标

血清铁(SI)降低，小于 8.95 μmol/L(50 μg/dL)；总铁结合力(total iron-binding capacity，TIBC)升高，大于 64.44 mmol/L(360 mg/dL)；转铁蛋白饱和度降低，小于 15%。

5.骨髓铁染色

细胞内外铁均减少，细胞外铁减少明显，显示骨髓小粒可染铁消失，铁粒幼红细胞小于 15%。

6.骨髓象

骨髓增生活跃，以红系增生为主，粒红比例降低。中幼红细胞比例增大，体积较正常减小，边缘不整齐，胞浆少，染色偏蓝，核固缩似晚幼红细胞，表现为"核老浆幼"的发育不平衡，粒系细胞和巨核细胞数量与形态均正常。

7.可溶性转铁蛋白受体(soluble transferrin receptor，sTfR)测定

缺铁早期和红系造血增生时，血清 sTfR 可升高。

【相关检查项目】

缺铁性贫血的彻底治疗依赖去除导致贫血的病因，查清病因及原发病极为重要。为此，需要进行多方面的检查，如粪便隐血试验、虫卵检查，尿液检查，肝、肾功能的检查及相应的免疫和生化检查，胃肠道 X 线，以及胃镜检查等。

【方法评价】

诊断缺铁的实验室指标较多，常采用多种指标联合检查以提高诊断准确率。其中，血清铁蛋白减低或骨髓铁染色显示细胞内外可染铁减少是诊断缺铁性贫血的可靠指标，而单有血清铁减低不能诊断为缺铁。sTfR 是反映组织水平铁供应减少的一项指标，是提示缺铁性红细胞生成期的敏感指标。

缺铁性贫血与慢性病贫血(anemia of chronic disease，ACD)容易混淆，需要鉴别。ACD 是由于铁利用障碍而出现的"功能性缺铁"，此时体内贮存铁并不少，通常 SF>90 μg/L，骨髓铁染色显示细胞外铁增加，TIBC<64.44 μmol/L(360 μg/dL)，转铁蛋白饱和度为 16%～30%，不需要补铁治疗。

(二)巨幼细胞贫血

巨幼细胞贫血是由叶酸和(或)维生素 B_{12} 缺乏、遗传、药物等引起的细胞脱氧核糖核酸(DNA)合成障碍，导致骨髓和外周血细胞异常的贫血。细胞形态学特点为细胞核浆发育不平衡及无效造血，呈现形态与功能均不正常的典型巨幼改变。这种巨幼改变可涉及红细胞、粒细胞及巨核细胞三系。该病为一种全身性疾病，除贫血外，皮肤黏膜亦受累。

【主要实验室检查】

1.血常规

血常规呈大细胞正色素性贫血，RBC 和 Hb 降低不平行，RBC 下降更明显。MCV 增高，MCH 增高，RDW 增高，网织红细胞正常或降低，严重者可呈全血细胞计数减少。

2.血象

红细胞大小不等,中央淡染区消失,以椭圆形大红细胞多见,着色较深。异形红细胞增多,可见卡波环及豪焦小体,有大椭圆形红细胞、点彩红细胞等。中性粒细胞胞体偏大,核右移,核分叶过多,为9叶以上。可见巨大血小板。

3.骨髓象

骨髓增生明显活跃,以三系细胞均出现巨幼变为特征。红系增生明显活跃,粒红比降低,各阶段的巨幼红细胞均可出现,其比例常大于10%,可见核畸形、核碎裂和多核巨幼红细胞,卡波环及豪焦小体可见,呈现"核幼浆老"的发育不平衡现象。粒系在中幼阶段以后可见巨幼变,部分分叶核细胞分叶过多,各叶大小差别甚大,可畸形。巨核细胞系统也出现巨幼变和分叶过多。

4.细胞化学

骨髓铁染色细胞外铁和细胞内铁均增高,糖原染色发现原幼红细胞阴性。

5.血清叶酸和维生素 B_{12} 测定

血清叶酸(放射免疫法)小于 6.91 nmol/L(3 ng/mL),血清维生素 B_{12}(放射免疫法)小于 74.0 pmol/L(100 ng/mL)。血清叶酸降低见于叶酸缺乏、叶酸和维生素 B_{12} 混合缺乏,血清 B_{12} 降低见于维生素 B_{12} 缺乏、叶酸和维生素 B_{12} 混合缺乏。

6.红细胞叶酸测定

红细胞叶酸(放射免疫法)小于 226.6 nmol/L(100 ng/mL),见于叶酸缺乏、维生素 B_{12} 缺乏。

7.血清维生素 B_{12} 吸收试验

巨幼细胞贫血小于7%,恶性贫血小于5%。

8.血清高半胱氨酸和甲基丙二酸测定

血清高半胱氨酸在叶酸缺乏及维生素 B_{12} 缺乏时均升高,可为 50～70 μmol/L。血清甲基丙二酸水平升高仅见于维生素 B_{12} 缺乏,可达 3 500 nmol/L。

9.血清内因子阻断抗体

恶性贫血可出现血清内因子阻断抗体阳性。

【方法评价】

大细胞性贫血伴有中性粒细胞核分叶过多,可作为巨幼细胞贫血的初筛检查。骨髓细胞典型的巨幼变是诊断巨幼细胞贫血的主要依据。进一步鉴别叶酸缺乏和维生素 B_{12} 缺乏,必须进行叶酸和维生素 B_{12} 测定,甚至进行血清高半胱氨酸和甲基丙二酸测定。

(三)再生障碍性贫血

再生障碍性贫血(aplastic anemia,AA)是多种病因和多种发病机制引起骨髓造血干细胞和微环境严重损伤,导致骨髓造血功能衰竭的疾病。其骨髓增生不良,外周血全血细胞减少,临床表现为贫血、出血及感染等。临床分为急性再生障碍性贫血和慢性再生障碍性贫血。

【主要实验室检查】

1.血常规

红细胞总数、白细胞计数和血小板计数均降低,网织红细胞绝对值降低,淋巴细胞相对增多。急性 AA 时,网织红细胞小于1%,绝对值小于 15.0×10^9/L;中性粒细胞小于 0.5×10^9/L;血小板

少于 $20×10^9/L$。慢性 AA 各指标较急性 AA 高。Hb 减低,呈中度或重度的贫血。

2.血象

全血细胞减少,红细胞多为正细胞性,少数为大细胞性,血小板多呈小型。

3.骨髓象

急性 AA 时,多部位穿刺的涂片特点是脂肪滴增多,骨髓颗粒减少,三系增生不良或极度不良,有核细胞明显减少。其中,造血细胞明显减少,尤其是巨核细胞;非造血细胞比例增大,如骨髓小粒染色后,镜下为空网状结构,其中大多为脂肪细胞及非造血细胞。慢性 AA 增生低下,代偿期可增生活跃,但巨核细胞明显减少或缺如,非造血细胞比急性 AA 时少。

4.骨髓活检

骨髓增生减退,造血组织减少,特别是巨核细胞减少,脂肪组织增加。

5.骨髓铁染色

细胞内、外铁均增加。

6.染色体检查

染色体数目多无变化,但可见染色体断裂、易位、环状或多着丝点等畸形。

7.集落细胞培养

粒-单系祖细胞和红系祖细胞的集落均减少。

【方法评价】

血常规和血象显示全血细胞减少,网织红细胞绝对值降低是再生障碍性贫血的特征性表现。骨髓活检对再生障碍性贫血的诊断比骨髓涂片更有价值。

(四)阵发性睡眠性血红蛋白尿症

阵发性睡眠性血红蛋白尿症(paroxysmal nocturnal hemoglobinuria, PNH)是一种以补体介导的血管内溶血为特征的获得性造血干细胞克隆性疾病。造血干细胞 X-连锁 PIG-A 基因突变,引起血细胞膜上多种糖基磷脂酰肌醇(glycosylphosphatidyl inositol, GPI)连接蛋白的缺失,在骨髓及外周血产生了病态造血细胞系,致使血细胞对补体异常敏感,引起慢性血管内溶血。

实验室检查多根据 PNH 异常血细胞膜缺乏 PIG-A 蛋白(嗜水气单胞菌溶素变异体FLARE 检测原理)和 GPI 连接蛋白(如 CD55 和 CD59),采用流式细胞术结合荧光素标记抗体,检测缺乏这些膜蛋白的异常血细胞来诊断 PNH;也根据 PNH 异常血细胞对补体敏感性增强,在酸性、等渗低离子强度、体外激活补体等条件下容易被破坏的特性,对 PNH 进行筛查或诊断。根据血细胞被破坏的程度,PNH 血细胞分为Ⅰ型细胞、Ⅱ型细胞和Ⅲ型细胞。Ⅰ型细胞为未被破坏的正常血细胞,Ⅱ型细胞为部分被破坏的血细胞,Ⅲ型细胞为完全被破坏的血细胞。

【主要实验室检查】

1.PNH 异常血细胞检测

根据血细胞上 FLARE、CD59 和 CD55 的表达情况,判断是否存在 PNH 异常红细胞。健康人血细胞上 FALRE、CD59 和 CD55 完全表达,表达率通常高于 95%,且为单一阳性峰。而PNH 患者 FLARE、CD59 和 CD55 的表达出现缺失,出现双峰或三峰,甚至单一阴性峰,表达率通常低于 95%。

(1)PNH异常红细胞检测:首选CD59,不推荐单独使用CD55(不容易区分Ⅱ型和Ⅲ型细胞),但可以联合使用,联合使用时推荐CD55采用藻红蛋白(PE)标记。流式细胞术常规设门采用前向角散射光/侧向角散射光(side scatter,SSC),CD235a。

(2)PNH异常白细胞检测:FLARE是最佳诊断选择,采用FLARE/CD24/CD14/CD33组合检测粒细胞和单核细胞上FLARE表达情况。CD55和CD59是最早用于检测粒系PNH克隆的标志物,CD55更适合单核细胞。常规设门采用CD45/SSC或CD15/SSC。

2.补体相关试验

(1)哈姆试验(Ham test):近80%PNH患者为阳性,偶见于自身免疫性溶血性贫血、球形红细胞增多等。多次输血者,由于其补体敏感,红细胞相对减少而出现假阴性。

(2)蔗糖溶血试验:阳性见于PNH、AA-PNH、自身免疫性溶血性贫血、巨幼细胞性贫血、遗传性球形细胞增多症等。敏感性较Ham text强,常与Ham text同用。但特异性较Ham text弱。

(3)蛇毒因子溶血试验:近80%患者为阳性,敏感性强于Ham text,弱于蔗糖溶血试验。

(4)补体溶血敏感性试验:PNH患者为阳性,可对PNH异常红细胞进行半定量,根据溶血轻重,将PNH异常红细胞分为Ⅰ型、Ⅱ型和Ⅲ型细胞。

3.其他

红细胞总数和血红蛋白含量低于正常,网织红细胞总数增大。白细胞计数和血小板计数多低于正常。PNH发作时,尿血红蛋白测定为阳性。

【方法评价】

FLARE、CD55和CD59表达分析是诊断PNH的重要依据,具有快速、敏感、定量PNH异常血细胞的特点,可以帮助鉴别诊断其他原因引起的贫血,但不适用于各种原因引起的白细胞严重减少,由于使用新鲜血,也不利于长期保存和复查。然后是Ham text和蛇毒因子溶血试验。蔗糖溶血试验和补体溶血敏感性试验是PNH的筛选试验,但不易定量,检测费时,特异性不强,不能排除其他原因引起的阳性结果。

二、骨髓增生异常综合征

骨髓增生异常综合征(myelodysplastic syndrome,MDS)是一组异质性获得性克隆性造血干细胞疾病,其特点为骨髓中一系或多系造血细胞发育异常和无效造血,导致外周血细胞减少,并可出现少量原始细胞。一部分MDS患者可在数月或数年内转化为急性髓细胞性白血病(acute myelogenous leukemia,AML)。世界卫生组织(world health organization,WHO)于2008年对MDS分型进行了修订,将MDS分为7个亚型,见表2-6。

表2-6 MDS分型和形态学表现

疾病	血象	骨髓象
单系病态造血的难治性血细胞减少症(RCUD) 难治性贫血(RA)、难治性中性粒细胞减少(RN)、难治性血小板减少(RT)	单一系列细胞或双系列细胞减少; 无原始细胞或原始细胞小于1%	单系病态造血:某一髓系系列的细胞大于10%; 原始细胞小于5%; 环形铁粒幼细胞前体小于15%

疾病	血象	骨髓象
环形铁粒幼细胞难治性贫血（RARS）	贫血； 无原始细胞	环形铁粒幼细胞前体大于等于15%
难治性血细胞减少伴多系病态造血（RCMD）	血细胞减少； 无原始细胞或原始细胞小于1%； 无 Auer 小体； 单核细胞计数小于1×10^9/L	至少2个或2个以上髓系列出现病态造血，并且病态造血细胞大于10%； 原始细胞小于5%； 无 Auer 小体； 环形铁粒幼细胞数±15%
原始细胞过多难治性贫血-1（RAEB-1）	血细胞减少； 原始细胞小于5%； 无 Auer 小体； 单核细胞计数小于1×10^9/L	单系列或多系列病态造血； 原始细胞5%～9%； 无 Auer 小体
原始细胞过多难治性贫血-2（RAEB-2）	血细胞减少； 原始细胞5%～19%； Auer 小体弱阳； 单核细胞计数小于1×10^9/L	单系列或多系列病态造血； 原始细胞10%～19%； Auer 小体弱阳
不能分类的MDS（MDS-U）	血细胞减少； 原始细胞小于等于1%	出现明确病态造血的一个或多个髓系细胞小于10%，细胞遗传学异常性改变； 原始细胞小于5%
5q-综合征	贫血； 血小板计数正常或减少； 无原始细胞或原始细胞小于1%	巨核细胞正常或增加； 原始细胞小于5%； 出现独立的 del(5q)； 无 Auer 小体

【主要实验室检查】

1.血常规

绝大多数患者 Hb 含量降低,伴有血小板计数和中性粒细胞绝对值减少。

2.血象

一系或多系血细胞减少,随着病程的进展,绝大多数患者均有全血细胞减少,并出现血细胞发育异常的形态学表现,参见表2-6。

(1)红细胞:表现为不同程度的贫血,可为正细胞正色素性,也可为大细胞或小细胞及双形性贫血。成熟红细胞大小不等,形态不一。

(2)白细胞:有不同程度的质和量的变化。中性粒细胞胞质内颗粒稀少或缺如,核分叶过多或减少,单核细胞增多,可见不典型的单核细胞,内含有空泡。

(3)血小板:减少者较多见,少数病例可增加,有大而畸形的火焰状血小板,可见小巨核细胞。

3.骨髓象

多数病例骨髓增生明显活跃,少数增生正常或减低,伴明显病态造血,参见表2-6。

(1)红系:多为明显增生,少数增生减低,原红和早幼红细胞增多,有类巨幼样变,可见核碎裂、核畸形、核分叶、双核或多核幼红细胞,核质发育不平衡,胞质嗜碱着色不均。

(2)粒系:增生活跃或减低,原粒和早幼粒细胞可增多,伴成熟障碍;有的早幼粒细胞核仁明显,颗粒粗大,有的类似单核细胞,核凹陷或折叠;成熟中性粒细胞核分叶过多或减少。核分叶过多或减少在MDS诊断中意义较大。

(3)巨核系:巨核细胞量正常、减少或增多,异常巨核细胞主要为小巨核细胞及大单个核巨核细胞,其中淋巴样巨核细胞在MDS诊断中意义较大。

4.骨髓活组织检查

多数病例骨髓造血组织过度增生,可见不成熟粒细胞增多,并有幼稚造血前体细胞异位现象。

5.细胞化学染色

骨髓铁染色显示细胞外铁丰富,可见铁粒幼红细胞增多和环形铁粒幼细胞。

6.免疫表型

原始细胞群可出现原始、幼稚细胞表型CD34和巨核细胞表型CD41/CD61的表达异常,其他髓系细胞表面抗原也会出现异常表达。

7.体外造血祖细胞培养

细胞集落形成的能力下降,集落密度减小,形成许多小细胞簇,集簇和集落比值升高,集落细胞成熟障碍。

8.染色体及分子生物学检验

常见的染色异常为＋8、－5/5q−、－7/7q、9q−、20q−、21q−;常见基因改变为N-ras、bcr-2、c-myc等。

【方法评价】

MDS诊断主要依赖血象和骨髓象的检查,各系血细胞发育异常的形态学改变和原始细胞的数量是诊断MDS的重要依据。MDS风险分层的血细胞减少阈值是Hb＜100 g/L、中性粒细胞计数小于$1.8×10^9$/L、PLT＜$100×10^9$/L。但在这些阈值之上时,如果有形态异常和(或)细胞遗传学异常存在,也不能排除MDS的诊断。病态造血可伴有外周血和骨髓原始细胞增多,通常原始细胞小于20%。当MDS患者原始细胞多于20%时,提示MDS转化为急性白血病。其他相关检查对于MDS的诊断、鉴别诊断及预后判断有重要价值,其中,5q−提示预后较好;7q−提示预后较差,较易转化为白血病。

三、急性白血病和相关前体细胞肿瘤

急性白血病是造血祖细胞在增殖发育过程中发生了一系列基因的改变,从而使造血祖细胞增殖失去调控和分化停滞,使得大量原始造血细胞积聚在骨髓及其他造血组织中的一种疾病。这些细胞对正常造血细胞的生长具有抑制作用,并逐渐取代正常的造血组织结构。2008年WHO提出的急性白血病分型和诊断标准是以形态学为基础,并结合免疫学、细胞遗传学和分子生物学等的实验室指标。

（一）前体淋巴细胞肿瘤

前体淋巴细胞肿瘤是未分化或分化很差的淋巴细胞在造血组织（特别是骨髓、脾脏和淋巴结）无限增殖导致的恶性血液病，多见于儿童及青壮年。当肿瘤细胞浸润骨髓和外周血，骨髓中原始细胞大于 25％时，称为 ALL。当免疫表型分析显示原始细胞为 B 系来源时，称为 B-ALL；当原始细胞为 T 系来源时，称为 T-ALL。当肿瘤损害仅涉及淋巴结、胸腺，或者在骨髓和外周血中仅有少量原淋巴细胞时，称为淋巴母细胞性淋巴瘤（lymphoblastic lymphoma，LBL），如为 B 系来源，称为 B-LBL，如为 T 系来源，称为 T-LBL。

WHO 将前体淋巴细胞肿瘤分为不作特殊分类的 B 原淋巴细胞白血病/淋巴瘤（B-ALL/LBL，NOS）、伴有重现性遗传学异常的 B-ALL/LBL、T 原淋巴细胞白血病/淋巴瘤（T-ALL/LBL）。从外周血和骨髓形态学角度，这三类肿瘤之间很难区分。从细胞免疫学角度，前两类肿瘤属于 B 系来源，但遗传学表现差异很大；而后一类肿瘤属于 T 系来源。

【主要实验室检查】

1.血常规

多数患者白细胞计数升高，可达 100×10^9/L，红细胞及血红蛋白低于正常值，血小板计数低于正常值，晚期明显减少。

2.血象

血象一般为正细胞正色素性贫血，白细胞计数通常明显增多，分类中原始及幼稚淋巴细胞增多，可达 90％，篮状细胞易见，中性粒细胞减少或缺如。

3.骨髓象

骨髓增生极度或明显活跃，以原始和幼稚淋巴细胞为主，核染色质致密，核仁不清晰。细胞核形态不规则，可有凹陷、折叠、切迹及裂痕，胞质内有空泡。成熟淋巴细胞较少见。粒细胞系增生受抑制，粒细胞减少，甚至少见。红细胞系统增生也受抑制，幼红细胞少见或不见。巨核细胞系多数显著减少，血小板减少。退化细胞明显增多，篮状细胞（涂抹细胞）多见。

4.细胞化学染色

过氧化物酶（POX）与苏丹黑（SB）染色原淋巴细胞均为阴性，糖原染色原淋巴细胞可呈阳性反应。

5.免疫表型

在 B-ALL/LBL（NOS）和伴有重现性遗传学异常的 B-ALL/LBL 中，原淋巴细胞几乎都表达 B 系分化抗原，CD10、CD19、胞浆 CD79a、CD22、CD23、CD24 和 TdT 等可呈阳性或高表达，而 CD45 可能缺乏，CD20 和 CD34 的表达变异较大。在 T-ALL/LBL 中，T 系分化抗原通常阳性，原始细胞可表达 TdT，不同程度表达 CD1a、CD2、CD3、CD4、CD5、CD7 和 CD8 等，其中 CD3 具有系列特异性，CD4 和 CD8 在原始细胞中通常共表达，CD10 可阳性，但不具有特异性。

6.细胞遗传学和分子生物学

伴有重现性遗传学异常的 B-ALL/LBL 常出现 t(9;22)(q34;q11.2)；BCR-ABL1、t(v;11q23)；MLL 重排、t(12;21)(p13;q22)；TEL-AML1(ETV6-RUNX1)、超二倍体、亚二倍体、t(5;14)(q31;q32)；IL3-IGH、t(1;19)(q23;P13.3)；E2A-PBX1(TCF3-PBX1)。

【方法评价】

血细胞计数和血象改变是重要的初筛指标,骨髓象的诊断和监测必不可少,免疫表型分析对于区分 B 系和 T 系来源是关键性指标,细胞遗传学和分子生物学用于确诊重现性遗传学异常。

(二)AML 和相关前体细胞肿瘤

【主要实验室检查】

1.AML 伴重现性遗传学异常

AML 结构染色体重排后产生融合基因、编码融合蛋白,并对白血病发病产生影响,其中某些类型具有特征性形态学表现和免疫表型特点。

(1)AML 伴 t(8;21)(q22;q22);RUNX-RUNXlTl。

表现为中性粒细胞系的分化成熟障碍,相当于原 FAB 分型(French-American-British Classification)的 AML-M2。

a.血常规:部分病例白细胞计数正常或低于正常,也有病例白细胞计数升高,随着病情恶化,白细胞计数有增多趋势,通常血红蛋白及红细胞总数均减少,血小板计数明显减少。

b.血象:分类可见原始细胞或各阶段幼稚粒细胞,异常中性中幼粒细胞、嗜酸性粒细胞和嗜碱性粒细胞增多,形态多异常。血小板形态也多异常。

c.骨髓象:骨髓多为增生明显活跃或增生活跃,粒系增生明显活跃,原粒细胞显著多于 20%。原始细胞体积较大,细胞核核周清晰,核凹陷处淡染,核染色质细致疏松,核仁明显,胞质丰富,嗜碱性强,可见棒状(Auer)小体和密集的嗜天青颗粒。早、中、晚幼粒细胞和成熟粒细胞有不同程度异常增生,成熟粒细胞可见核分叶不良(Pelger-Huët 畸形)、细胞质染色异常等。其他可见嗜酸性粒细胞增加、嗜碱性粒细胞或肥大细胞增多。红细胞系及巨核细胞系形态正常。少数病例骨髓原粒细胞少于 20%,但根据形态学、染色体核基因突变特点,仍诊断为 AML。

d.细胞化学染色:过氧化物酶染色(POX)及苏丹黑染色(SBB)多呈阳性;氯乙酸 AS-D-萘酚酯酶染色呈阳性;α-丁酸奈酚酯酶染色呈阴性。

e.免疫表型:白血病细胞群主要表达髓系标志和系列非特异标志,CD34 和髓性过氧化物酶(myeloperoxidase, MPO)多为阳性,HLA-DR、CD13 和 CD33 相对弱表达,粒系分化成熟抗原 CD15 和 CD65 也表达,可出现 CD15 和 CD34 共表达。

f.细胞遗传学和分子生物学:出现 t(8;21)(q22;q22)染色体易位重排,AML1/ETO 融合基因(RUNX-RUNX1T1 融合基因)阳性。

(2)AML 伴 inv(16)(p13.1;q22)或 t(16;16)(p13.1;q22);CBFB-MYH11。

表现为单核细胞和粒细胞的分化,并伴有异常嗜酸性粒细胞增多,此型相当于原 FAB 分型的 AML-M_4E_0。

a.血常规:血红蛋白和红细胞总数为中度到重度减少,白细胞计数可升高、正常或减少。血小板计数多呈重度减少。

b.血象:与其他 AML 没有明显区别,嗜酸性粒细胞通常不增多。

c.骨髓象:骨髓增生极度活跃或明显活跃。以单核系和嗜酸性粒细胞为主,而粒系减少。骨髓中可见各阶段异常嗜酸性粒细胞增多,嗜酸性颗粒粗大,染色深紫,颗粒密集者可遮盖细胞形态,细胞核分叶不良。原粒中可见 Auer 小体。红系、巨核系受抑制。

d.细胞化学染色:异常嗜酸性粒细胞的氯乙酸 AS-D 奈酚酯酶(AS-D NCE)呈弱阳性,3%以上的原粒细胞髓性过氧化物酶(MPO)染色呈阳性。

e.免疫表型:白血病细胞高表达粒系、单核系及系列非特异性抗原,如粒系 CD13、CD33、CD15、CD65、MP0,单核系 CD14、CD4、CD11b、CD11c、CD64、CD36,系列非特异性 CD3 和 CD117 等。

f.细胞遗传学和分子生物学:出现 inv(16)(P13.1;q22)或 t(16;16)(p13.1;q22)染色体易位重排,CBFB-MYH11 融合基因阳性,尽管骨髓中原始细胞少于 20%,也可诊断为 AML。

(3)急性早幼粒细胞白血病(APL)伴 t(15;17)(q22;q12);PML-RARA。

表现为异常早幼粒细胞增多,包括颗粒增多的粗颗粒型 APL 和颗粒减少的细颗粒型 APL。此型相当于原 FAB 分型的 AML-M3。

a.血常规:血红蛋白及红细胞总数呈轻度到中度减少,部分病例为重度减少。白细胞计数大多在 15×10^9/L 以下,但也有正常或明显增多或减少,血小板中度到重度减少,多数为(10~30)$\times 10^{12}$/L。

b.血象:分类以异常早幼粒细胞为主,可见少数原粒及其他阶段的粒细胞,Auer 小体易见。

c.骨髓象:多数病例骨髓增生极度活跃,分类以粗颗粒型早幼粒细胞为主,胞质中充满密集的甚至融合的粗大嗜天青颗粒,染色粉红色或紫色;细胞核大小和形状多不规则,呈肾形或双叶形;细胞核和细胞质分界不清,有的胞质可见内外浆边界;部分细胞含有柴捆状的 Auer 小体,称为柴捆细胞。可见原粒和中幼粒细胞,各阶段幼红细胞和巨核细胞均明显减少。少数病例表现为细颗粒型早幼粒细胞,细胞质充满尘埃样颗粒,或颗粒明显减少,甚至在光学显微镜下难以分辨。

d.细胞化学染色:APL 细胞髓性过氧化酶(MPO)染色为强阳性,甚至覆盖整个细胞质和细胞核。部分病例非特异性酯酶染色为弱阳性。

e.免疫表型:白血病细胞以表达髓系标志为主,均一性高表达 CD33,不均一性表达 CD13,但 CD34 和(或)HLA-DR 低表达或不表达。CD117 可表达,但有时呈低表达,CD64 常表达,但 CD15 和 CD65 常呈阴性或弱表达。

f.细胞遗传学和分子生物学:特异性染色体易位重排 t(15;17)(q22;q12),PML-RARA 和 RARA-PML 融合基因阳性。

2.不作特殊分类的 AML

这一组 AML 各亚型没有确定的细胞遗传学或基因异常,分类主要依赖于白血病细胞的形态学、细胞化学和免疫学表型特征,但结合细胞遗传学或基因检测有助于提供比单纯形态学更多的预后指标。有关这一组 AML 分型主要源于 FAB 分类方案。

(1)微分化型急性髓系白血病(AML-md)。

形态学和细胞化学染色不能提供髓系分化证据,但免疫表型和超微结构检查可以证实原始细胞具有髓系特征。此型相当于原 FAB 分型的 AML-MO。

a.血常规:白细胞计数较低,红细胞总数和血红蛋白量减少,血小板可减少或正常。

b.血象:外周血可检出原始细胞,伴正细胞正色素性贫血。

c.骨髓象:骨髓有核细胞增生程度较轻,原始细胞大于等于 20%,白血病细胞的核呈圆形,核染色质弥散,核仁明显,胞质少,嗜碱性强,无颗粒,无 Auer 小体。也可见类似原淋巴细胞的原始细胞,细胞较小,核染色质聚集,核仁不明显,部分病例可见少量成熟中性粒细胞,红系、巨核系有不同程度的增生减低。

d.细胞化学染色:原始细胞髓性过氧化物酶(MPO)染色及苏丹黑 B(SSB)染色常为阴性或阳性率小于 3%。α-醋酸萘酚酯酶和 α-丁酸萘酚酯酶呈阴性或弱阳性。在超微结构中可见小颗粒、内质网、高尔基体和(或)核膜上 MPO 和氯乙酸 AS-D 萘酚酯酶染色(AS-D NCE 阳性)。

e.免疫表型:原始细胞通常表达早期造血细胞相关抗原(如 CD34、CD38 和 HLA-DR)和 CD13 和(或)CD117,部分原始细胞 MPO 阳性,部分病例表达 CD33。髓系和单核系细胞成熟相关抗原表达阴性,如 CD11b、CD15、CD14、CD64 和 CD65,T、B 细胞胞内抗原标志如 cCD3、cCD79a 和 cCD22 阴性,部分病例表达 TdT 或 CD7,其他淋系相关免疫标志表达少见。

f.细胞遗传学和分子生物学:可见染色体结构异常或数量改变,但罕见特异性核型。

(2)未成熟型急性髓系白血病(AML-wom)。

骨髓中原始细胞百分率大于或等于非红系细胞的 90%,但缺乏中性粒细胞分化成熟的标志。此型相当于原 FAB 分型的 AML-M1。

a.血常规:大部分患者血红蛋白低于 60 g/L,白细胞计数升高,以(10~50)×10⁹/L 多见。血小板计数多低于 50×10⁹/L。

a.血常规:大部分患者血红蛋白低于 60 g/L,白细胞计数升高,以$(10\sim50)\times10^9/L$ 多见。血小板计数多低于 $50\times10^9/L$。

b.血象:以原始粒细胞为主,呈正细胞正色素性贫血,可见幼红细胞。

c.骨髓象:骨髓增生极度活跃或明显活跃。骨髓中原粒细胞明显增多,多含有嗜天青颗粒或明显的 Auer 小体,可见小原粒细胞。少数病例原始细胞中不含有嗜天青颗粒,形态类似于原淋巴细胞。早幼粒细胞很少,中幼粒细胞及以下各阶段细胞罕见或不见。多数病例幼红细胞及巨核细胞明显减少,淋巴细胞也减少。

d.细胞化学染色:髓过氧化物酶染色及苏丹黑染色至少有 3%原粒细胞阳性,α-丁酸萘酚酯酶呈阴性。

e.免疫表型:原始细胞表达髓系抗原标志,如 CD13、CD33、CD117、CD34 和 HLA-DR,一般不表达成熟粒系标志,如 CD15 和 CD65,或单核系标志,如 CD14 和 CD64,也不表达 B、T 相关淋系抗原标志。部分原始细胞表达 MPO,是重要的诊断标志。部分病例表达 CD11b 或 CD7。

f.细胞遗传学和分子生物学:可见染色体结构异常或数量改变,少数病例出现 Ph 染色体 t(9;22)及 bcr-ab1 融合基因。

(3)成熟型急性髓系白血病(AML-wm)。

骨髓或外周血原始细胞不少于 20%,并有粒系成熟特征(≥10%成熟中性粒细胞),而单核系细胞少于 20%。此型相当于原 FAB 分型的 AML-M2。

a.血常规:血红蛋白含量中重度减少,白细胞计数中度升高,血小板数中重度减少。

b.血象和骨髓象:呈正细胞正色素性贫血,以原粒细胞增多为主,含有或不含有嗜天青颗粒,核分裂细胞和 Auer 小体常见。幼稚与成熟粒细胞占骨髓细胞总数的 10% 以上,并伴有不同程度病态造血,可见嗜酸性粒细胞、嗜碱性粒细胞和(或)肥大细胞增多。幼红细胞及巨核细胞均明显减少。

c.细胞化学染色:原始细胞髓性过氧化物酶染色及苏丹黑 B 染色均呈阳性,氯乙酸 AS-D 萘酚酯酶染色(AS-D NCE)呈阳性。

d.免疫表型:白血病细胞主要表达髓系抗原标志(如 CD13 和 CD33)、伴成熟粒细胞标志(如 CD11b、CD15 和 CD65)及系列非特异标志(如 HLA-DR、CD34、CD117),一般不表达单核系标志(如 CD14 和 CD64)。

e.细胞遗传学和分子生物学:可见染色体结构异常或数量改变,极少数病例出现特异性染色体重排易位 t(6;9)及 DEK-CAN 融合。

(4)急性粒-单核细胞白血病(AMML)。

外周血或骨髓中同时有粒系和单核系早期细胞增生存在,原始细胞不少于 20%(包括幼单核细胞),骨髓中中性粒细胞及其早期细胞之和、单核细胞及其早期细胞之和分别不少于 20%,外周血单核细胞数量通常不小于 $5×10^9$/L。此型相当于原 FAB 分型的 AML-M4。

a.血常规:血红蛋白含量中重度减低,白细胞计数可增多、正常或减少,分类中中性粒细胞和单核细胞增多,血小板数中重度减少。

b.血象:呈正细胞正色素性贫血,可见粒及单核两系早期细胞,且有较活跃的吞噬现象,早幼粒细胞以下各阶段粒系均易见到。

c.骨髓象:骨髓增生极度活跃或明显活跃。粒、单核两系同时增生,红系和巨核系受抑制。原单核细胞胞体较大,可见伪足形成,胞质嗜碱性强,可见散在的嗜天青颗粒和(或)空泡;细胞核常呈圆形,染色体细致,核仁明显。幼单核细胞核不规则,明显扭曲或折叠;胞质嗜碱性较弱,颗粒大而明显,可见空泡。Auer 小体可见。

d.细胞化学染色:大于 3% 的原始细胞髓性过氧化物酶染色呈阳性,原粒细胞较原单细胞染色更强;单核细胞多呈神经元特异性烯醇化酶(neuron specific enolase, NSE)阳性。如果符合单核细胞形态学特点,即使 NSE 阴性也不排除诊断。

e.免疫表型:白血病细胞群可为一群,也可为多群。每群细胞可以同时表达或分别表达髓系抗原标志(如 CD13、CD33、CD65 和 CD15)、单核系标志(如 CD4、CD11b、CD11c、CD14、CD36 和 CD64)及系列非特异性标志(如 CD34、CD117、HLA-DR),也可表达巨噬细胞标志(如 CD68 和 CD163),部分病例表达 CD7、CD15 和 CD64。共同阳性是单核细胞分化的特异性标志。

f.细胞遗传学和分子生物学:可见染色体结构异常或数量改变,如 5q-/-5、7q-/-7 等。

(5)急性原单核细胞和单核细胞白血病。

骨髓或血涂片中白血病性原单核细胞、幼单核细胞和单核细胞之和不少于 80%,中性粒细胞系细胞大于 20%。AMOL 包括急性原单核细胞白血病和急性单核细胞白血病两个亚型,前者白血病性单核系细胞中原单核细胞不少于 80%,后者白血病性单核系细胞中以幼单核细胞为主。此型相当于原 FAB 分型的 AML-M5。

a.血常规:血红蛋白和红细胞总数呈中度到重度减少。大多数患者白细胞计数偏低,分类中单核细胞明显增多,血小板呈重度减少。

b.血象:以原单和幼单核细胞增多为主,形态似 AMML 中单核细胞形态,Auer 小体少见。

c.骨髓象:骨髓增生极度活跃或明显活跃,以原单和幼单核细胞增多为主,形态似 AMML 中单核细胞形态。Auer 小体少见。

d.细胞化学染色:多数病例原始单核细胞和幼稚单核细胞非特异性酯酶染色呈阳性,可被氟化钠抑制;α-丁酸萘酚酯酶呈阳性;原单核细胞髓性过氧化物酶(MPO)多为阴性,幼单核细胞 MPO 呈弥漫阳性。

e.免疫表型:白血病细胞至少表达两种及以上单核系抗原标志(如 CD4、CD11b、CD11c、CD14、CD36、CD64 和 CD68 等),同时表达髓系标志(如 CD13、CD15 和 CD65 等),也表达系列非特异标志(如 CD34、HLA-DR 和 CDl17 等)。原单核细胞白血病很少表达髓性过氧化物酶(MPO),而单核细胞白血病 MPO 可呈阳性。

f.细胞遗传学和分子生物学:可见染色体结构异常或数量改变,如 9q-/12q-、22P＋等。

(6)急性红白血病。

骨髓中出现明显的红系细胞异常,根据是否存在显著的髓系异常,急性红白血病被分为两个亚型,即红白血病(erythroleukemia, EL)和纯红血病(pure erythroleukemia, PEL)。EL 指骨髓涂片中红系早期细胞占骨髓全部有核细胞的 50%以上,原粒细胞占骨髓非红系细胞的 20%以上。PEL 指骨髓细胞中红系早期细胞呈肿瘤性增生(≥80%),但原粒细胞没有明显增多。此型相当于原 FAB 分型的 AML-M6。

a.血常规:对于 EL,血红蛋白含量和红细胞总数大多呈中度到重度减少,血小板计数明显减少;对于 PEL,血红蛋白含量常在 10～20 g/L,血红蛋白含量随着疾病的进展而进一步减少,网织红细胞总数轻度升高,血小板计数常减少。

b.血象:对于 EL,可见嗜碱性点彩细胞、靶形及异形红细胞,并可见各阶段的幼红细胞,以中、晚幼红细胞为多,且形态异常,可见畸形血小板。对于 PEL,可见各阶段的幼红细胞,以原红和早幼红细胞为主,幼红细胞形态独特并有巨幼样变。

c.骨髓象:对于 EL,骨髓增生极度活跃或明显活跃,红系和粒系(或单核系)细胞同时呈恶性增生,大部分病例以中晚幼红细胞为主,原红、早幼红细胞次之,幼红细胞的特点为类巨幼样变和副幼红细胞样改变,粒系明显增生,形态与未成熟型 AML 的原粒细胞相似,粒系也有巨幼样和形态异常的改变。对于 PEL,骨髓增生活跃或明显活跃,有核细胞中以红系增生为主,粒红比例倒置,原红及早幼红多见,且常有形态学异常。

d.细胞化学染色:幼红细胞过碘酸希夫反应呈阳性,积分值明显升高,且多呈粗大颗粒、块状、环状或弥漫状分布。原粒细胞过氧化物酶、苏丹黑 B 染色呈阳性。

e.免疫表型:白血病细胞主要表达红系抗原标志(如血型糖蛋白 A、CD36、CD71 等);也可表达髓系标志(如 CD13、CD33 等),髓系免疫表型通常与未分化型或微分化型 AML一致;系列非特异标志 CD117 可阳性,但 HLA-DR 和 CD34 常阴性。

f.细胞遗传学和分子生物学:可见染色体结构异常或数量改变,如 5q-/-5、7q-/-7、-3 等,但罕见重现性遗传学特异性核型。

(7)急性巨核细胞白血病

骨髓原始细胞不少于20%,在这些原始细胞中,至少50%为巨核系细胞。此型相当于原FAB分型的AML-M7。

a.血常规:常见红细胞总数减少,血红蛋白含量减少。白细胞计数大多正常,血小板计数减少。

b.血象:呈正细胞正色素性贫血,可见微小巨核细胞、巨核细胞碎片、异常的大血小板、中性粒细胞内颗粒增多。

c.骨髓象:骨髓增生明显活跃或增生活跃。粒系及红系细胞增生均减低,巨核细胞系异常增生,以原始及幼稚巨核细胞为主。原巨核细胞体积中等或偏大,细胞质嗜碱性,通常无颗粒,可见明显的空泡或伪足形成。细胞核呈圆形,染色质呈细网状或粗糙,核仁明显。

d.骨髓活检:部分病例骨髓纤维化严重,出现"干抽"现象。可见分化较差的均一性或混合性原始细胞群,有病态造血的成熟巨核细胞混合分布,可有不同程度的网状纤维化。

e.细胞化学染色:原巨核细胞过碘酸希夫反应和酸性磷酸酶可呈阳性,NSE呈点状或块状阳性,过氧化物酶、苏丹黑B染色呈阴性。

f.免疫分型:白血病细胞主要表达巨核系抗原标志,CD41、CD61、CD36、vWF可呈阳性表达。其中,CD36特异性较强;成熟血小板相关抗原标志CD42较少呈阳性;髓系标志CD13和CD33可呈阳性,但髓性过氧化物酶MPO和成熟白细胞抗原CD45呈阴性;系列非特异标志CD34、HLA-DR通常呈阴性。

g.细胞遗传学和分子生物学:可见染色体结构异常或数量改变,如inv(3)、del(3)、+8、+21等,但罕见重现性遗传学特异性核型。

(三)混合表型急性白血病

混合表型急性白血病(mixed phenotype acute leukemia, MPAL)是髓系和淋系共同累及的具有独特的临床生物学特征的一组急性白血病。骨髓中原始细胞不少于20%,并表达两个或两个以上系列抗原,如同时表达淋巴系(T/B细胞)和髓系抗原标志,常出现B系和髓系的MPAL或T系和髓系的MPAL。

1.血常规

红细胞总数和血红蛋白含量呈中度至重度减少,白细胞计数明显增多,血小板计数减少。

2.血象

血象呈正细胞正色素性贫血,可见原始细胞。

3.骨髓象

骨髓增生明显活跃或增生活跃,原始细胞不少于20%,有些病例形态学类似ALL;有些病例可见两种形态的原始细胞,一群类似原淋巴细胞,另一群类似原粒细胞。

4.细胞化学染色

白血病细胞即可呈现针对淋系的高碘酸希夫反应阳性,同时,也呈现针对髓系的髓系过氧化物酶和苏丹黑B染色等阳性反应。

5.免疫分型

白血病细胞表达两个或两个以上系列的标志,其诊断标准如下。

（1）髓系：MPO 为特异性标志；或者单核系分化抗原至少两项阳性，如 NSE、CDllc、CD14、CD64 等。

（2）T 细胞系：胞内 CD3（由 CD3ε 链单克隆抗体检测）阳性或膜 CD3 阳性。

（3）B 细胞系：尚无特异性标志，需要通过多种标志共同确认。CD19 高表达伴至少 CD79a、胞内 CD22 和 CD10 一项高表达；或 CD19 低表达伴至少 CD79a、胞内 CD22 和 CD10 两项高表达。

6.细胞遗传学和分子生物学

多数患者具有染色体结构或数量异常，可表现为 t(4;11)、t(9;22) 和 6q- 等。

【方法评价】

临床诊断主要依靠免疫分型，形态学特征不典型。

四、成熟淋巴细胞肿瘤

成熟淋巴细胞肿瘤是淋巴细胞克隆性增殖的慢性肿瘤性疾病，可累及骨髓、脾脏和淋巴结等。以小淋巴细胞恶性增生为主，形态上类似成熟淋巴细胞，多数为 B 系来源，少数病例源于 T 系，其免疫功能发生缺陷。2008 年，WHO 将 B 慢性淋巴细胞白血病/小淋巴细胞淋巴瘤、浆细胞淋巴瘤及淋巴瘤细胞白血病均归于成熟淋巴细胞肿瘤中。

（一）B 慢性淋巴细胞白血病/小淋巴细胞淋巴瘤

B 慢性淋巴细胞白血病/小淋巴细胞淋巴瘤（B-CLL/SLL）的形态学特征表现为外周血、骨髓、脾脏和淋巴结中形态均一、圆形或轻度不规则形 B 淋巴细胞增多，免疫表型以 B 系抗原表达为主。

【主要实验室检查】

1.血常规

红细胞总数和血红蛋白含量多正常，晚期可降低。白细胞计数升高，为 $(30\sim100)\times10^9/L$，淋巴细胞计数持续升高，常大于 $5\times10^9/L$，晚期可见血小板数减少。

2.血象

以分化较好的白血病性淋巴细胞增多为主，常大于 50%，可为 80%～90%，其形态类似正常淋巴细胞，细胞核形不规则，有核深切迹或核裂隙，核染色质不规则聚集，胞质中可见空泡，破碎细胞（篮状细胞）多见，可见少量幼淋巴细胞，通常不少于 2%。

3.骨髓象

骨髓增生极度或明显活跃，淋系细胞显著增生，以分化较好的白血病性淋巴细胞为主。细胞形态特点同外周血。粒系、红系及巨核系细胞明显减少。

4.细胞化学染色

白血病细胞呈现高碘酸希夫反应阳性且积分值常显著升高，并呈粗大颗粒状阳性反应。

5.免疫分型

白血病细胞主要表达 B 系抗原标志，如 CD19、CD20、CD79a、CD23、CD43、CD11c 和 SmIg，常共表达 CD5，这是 B-CLL/SLL 的特异性免疫表型异常，一般不表达 CD10。ZAP-70 和 CD38 也表达，并与预后呈负相关。

6.细胞遗传学和分子生物学

克隆性核型异常多见,其中＋12检出率较高,可有＋12伴额外染色体异常。14q＋也多见,如t(11;14)(q13;q32)、t(14;19)(q32;q13)。正常核型提示预后较好。

【方法评价】

临床诊断主要依靠免疫分型和骨髓象,血常规和血象检查是重要的初筛试验,染色体核型检查可以帮助判断预后。

(二)多发性骨髓瘤

多发性骨髓瘤是骨髓内单一浆细胞株异常增生的一种恶性肿瘤。其特征是异常浆细胞增生,并广泛浸润骨骼和软组织,同时分泌M蛋白,引起一系列变化,在血清和尿中出现过量的单克隆免疫球蛋白或其轻链、重链片段。M蛋白可引起骨折、反复感染、肾功能损害、高黏滞血症及广泛出血等,浆细胞增生可引起贫血、高钙血症等。

【主要实验室检查】

1.血常规

红细胞总数和血红蛋白含量多有不同程度的降低。淋巴细胞较多。血小板常减少。红细胞沉降率明显增快。

2.血象

贫血多呈正细胞正色素性。红细胞常呈"缗钱状"排列,淋巴细胞百分率相对增加,可见骨髓瘤细胞。

3.骨髓象

一般呈增生活跃,骨髓瘤细胞数目不等,通常大于10%,高者可为70%～90%。骨髓瘤细胞大小不一,常成群聚集;细胞核常呈不规则形,可见双核或多核者;核染色质呈粗网状或不规则排列,易见核仁,核旁淡染区多消失;胞质嗜碱性增强,呈深蓝色。有些瘤细胞含红色粗大的包涵体(Russell小体)、大量的空泡(桑葚细胞)及排列似葡萄状的浅蓝色空泡(M细胞)。

4.免疫分型

病态细胞主要表现为浆细胞的免疫标志特征,CD138和CD38几乎在所有病例中均为阳性,其中CD138最具特异性,多数病例也表达CD56和CD44,而CD19阳性者不多见。

5.细胞遗传学

可出现染色体数量改变和(或)结构异常,如14q＋、del(14)、t(11;14)。

6.血清M蛋白

血清蛋白电泳检出M蛋白阳性(γ区或β区或α_2区出现一窄底高峰),M蛋白分为IgG型、IgA型、IgD型、IgE型、轻链型、双克隆或多克隆免疫球蛋白型和不分泌型等,IgG型最多见,其次是IgA型。

7.尿本周蛋白

24 h尿本周蛋白(尿单克隆免疫球蛋白轻链)常大于1.0 g。

8.β_2微球蛋白

血或尿中均可升高,结合血清白蛋白可用于预后分期。根据β_2微球蛋白和血清白蛋白浓度,国际预后分期系统将多发性骨髓瘤分为3期,其判断标准为:Ⅰ期,血清β_2微球蛋白小于 6.0 mg/L,血清白蛋白大于 30 g/L;Ⅱ期,血清 β₂ 微球蛋白大于等于 6.0 mg/L,血清白蛋白大于 30 g/L;Ⅲ期,血清 β₂ 微球蛋白大于等于 6.0 mg/L,血清白蛋白小于 30 g/L。

9.生化检验

血钙常升高,血磷可正常,当肾功能不全时,血磷因排出受阻而升高。晚期时,血清白蛋白可降低。肾脏损害的发生率较高,因此酚红排泄试验、放射性核素、肾图、血肌酐及尿素氮测定多有异常,晚期出现尿毒症。由于瘤细胞分解或化疗后瘤细胞大量破坏,血尿酸升高,可发生尿路结石。

【相关检查项目】

骨髓 X 线通常表现三种类型:弥漫性骨质疏松;溶骨破坏为圆形,边缘清楚;病理性骨折常见于肋骨和脊柱。

【方法评价】

骨髓检查和血尿 M 蛋白检测是诊断多发性骨髓瘤的主要依据,由于骨髓瘤细胞常呈灶性分布,有时某一部位结果不足以说明问题,需要多次多部位检查。免疫分型是重要的辅助指标,β₂ 微球蛋白检测有助于判断预后。

(三)淋巴瘤细胞白血病

淋巴瘤细胞白血病是恶性淋巴瘤浸润骨髓和(或)外周血后形成的白血病,通常发生在恶性淋巴瘤的晚期。

【主要实验室检查】

1.血常规

红细胞总数和血红蛋白含量减少,白细胞计数增多,血小板数减少。

2.血象

血象呈正细胞正色素性贫血,淋巴瘤细胞常不少于 20%。

3.骨髓象

大量淋巴瘤细胞浸润,其他各系造血细胞可见减少。具有原发恶性淋巴瘤病理形态学特点,伯基特(Burkitt)淋巴瘤多以 ALL 起病,其淋巴瘤细胞为中到大的原淋巴细胞,大小较一致,并易见成堆分布,细胞质强嗜碱性并含有大量脂质空泡;细胞核多为圆形,核染色质呈细颗粒状,有一个或多个明显的核仁。

4.免疫分型

具有原发恶性淋巴瘤免疫分型特点。Burkitt 淋巴瘤细胞白血病较多见,其主要表达 B 系抗原标志,如 slg、CD10 和 CD20 等,而 TdT、Ki-67 和 Bcl-2 不表达。

5.细胞遗传学和分子生物学

可出现染色体数量改变和(或)结构异常。Burkitt 淋巴瘤细胞白血病存在 t(8;14)(q24;q32)或 C-MYC 基因重排。

【相关检查项目】

病理学检查:淋巴结或骨髓活检具有淋巴瘤细胞特征。

【方法评价】

病理学检查是确诊原发病恶性淋巴瘤的依据,综合骨髓象、免疫分型、细胞遗传学和分子生物学检查可以帮助确诊淋巴瘤细胞白血病。

五、霍奇金淋巴瘤

霍奇金淋巴瘤,又称霍奇金病(Hodgkin disease,HD),是恶性淋巴瘤的一种类型,是淋巴结或其他淋巴组织中的淋巴细胞发生恶性增生而引起的淋巴瘤,肿瘤组织成分复杂,常呈肉芽肿样改变,具有特征性的 Reed-Sternberg 细胞(R-S 细胞)。HD 包括结节型淋巴细胞为主型霍奇金淋巴瘤(nodular lymphocyte predominant Hodgkin lymphoma,NLPHL)和典型的霍奇金淋巴瘤,后者又包括结节硬化型霍奇金淋巴瘤、富淋巴细胞经典的霍奇金淋巴瘤、混合细胞型霍奇金淋巴瘤及淋巴细胞消减型霍奇金淋巴瘤。

【主要实验室检查】

1.血常规和血象

部分患者有轻度到中度的正色素正细胞型或小细胞低色素型贫血,白细胞计数轻度或明显增多,伴中性粒细胞增多,晚期淋巴细胞减少。血小板计数一般正常。

2.骨髓象

骨髓象多为非特异性改变。

3.免疫化学和分型

NLPHL 表现为 CD20、CD79a、CD75、BCL6 和 CD45 阳性,J 链和 CD75 多呈阳性,CD15 和 CD30 常呈阴性。

4.细胞遗传学及分子生物学检验

细胞遗传学及分子生物学检验多呈克隆性染色体异常,可出现 Ig 基因重排、通过 T 细胞受体基因重排。

5.红细胞沉降率

红细胞沉降率增快。

6.生化检查

血清 α_2 球蛋白、结合珠蛋白及血清铜浓度升高。若血清 ALP 和血清钙升高,提示骨骼有浸润或破坏。晚期有低丙种球蛋白血症,但 C_3 升高。

【相关检查项目】

组织病理学检查:不同类型的 HD 具有不同的组织病理学特征,淋巴结或骨髓活检可发现特征性的 R-S 细胞或变异型细胞,变异型细胞又称霍奇金细胞(H 细胞)、L&D 细胞。

【方法评价】

HD 的诊断和分型以病理学检查为准。典型的 R-S 细胞或变异型细胞具有重要的诊断意义,但阳性率不高。病理学特征结合免疫化学、细胞遗传学、分子生物学及临床表现等亦可对 HD 进行诊断和分型。

第三章　临床体液检验

第一节　尿液化验检查

尿液化验检查主要用于:①协助泌尿系统疾病的诊断和疗效观察。泌尿系统发生炎症、结石、结核、肿瘤、肾移植排异反应时,各种病变产物直接进入尿液,引起尿液成分变化,因此,尿液检测是泌尿系统疾病最常用的不可替代的首选指标。②协助其他系统疾病的诊断,如糖尿病时进行尿糖化验,黄疸时做尿三胆检测,均有助于这些疾病的诊断。③用药监护。某些药物,如庆大霉素、卡那霉素、多黏菌素 B 和磺胺类药物等常可引起肾损害,因此,在使用这些药物前和用药过程中应定期做尿液分析,观察尿液变化,以确保用药安全。④尿液分析还可用于健康普查。对人群进行尿液分析,筛查有无肾、肝、胆道疾病和糖尿病等,以达到早期诊断和预防疾病的目的。

一、尿标本的留取

1.晨尿

晨尿即清晨起床后的第一次尿标本,为浓缩和酸化的标本,血细胞、上皮细胞及管型等有形成分相对集中且保存得较好,适用于可疑或已知泌尿系统疾病的动态观察及早期妊娠试验等。

2.随机尿

随机尿即留取任何时间的尿液,适用于门诊和急诊患者。本法留取方便,但易受饮食、运动、用药等影响,使低浓度或病理临界浓度的物质和有形成分漏检,也可能出现饮食性糖尿或被药物(如维生素 C 等)干扰。

3.餐后尿

通常于午餐后 2 h 收集患者尿液,餐后尿适用于尿糖、尿蛋白、尿胆原等检查。

4.尿液采集注意事项

盛尿容器要清洁干燥,最好使用一次性的容器(如塑料尿杯)。①尿液标本必须新鲜,留取后应及时送检,以免细胞破坏、细菌繁殖,并应于留尿后 2 h 内化验完毕;②女性患者最好在清洗外阴后再留标本,留取中段尿,以防阴道分泌物污染尿液,月经期间不宜留取尿液化验;③男性患者留尿时,则须避免前列腺液和精液的污染。

二、尿量

【参考值】

1 000～2 000 mL/24 h(成年人)。

【临床意义】

1.多尿

24 h 尿量大于 2.5 L 称为多尿。在正常情况下,多尿可见于饮水过多、多饮浓茶、多饮咖啡、精神紧张、失眠等。病理性多尿见于以下情况。

(1)内分泌系统疾病:尿崩症、糖尿病、原发性醛固酮增多症等。尿崩症时,抗利尿激素分泌不足或肾小管上皮细胞对抗利尿激素的敏感度降低(肾源性尿崩症),使肾小管重吸收水分的能力降低,此种尿比重很低(常小于 1.010)。而糖尿病尿量增多为溶质性利尿现象,即尿中含有大量葡萄糖和电解质,尿比重高,借此可与尿崩症区别。

(2)肾疾病:慢性肾炎、慢性肾盂肾炎、急性肾衰竭少尿期后出现多尿、肾硬化、慢性肾小管功能不全及高血压肾病、失钾性肾病、高血钙性肾病等。

(3)神经系统疾病:脊髓结核、进行性麻痹、脑肿瘤等。

(4)药物:噻嗪类、甘露醇、山梨醇等药物治疗后。

2.少尿

24 h 尿量少于 400 mL 或每小时尿量持续少于 17 mL 称为少尿。生理性少尿见于机体缺水或出汗过多时,在尚未出现脱水的临床症状和体征之前可先出现尿量的减少。病理性少尿可见于以下情况。

(1)肾前性少尿:①各种原因引起的脱水,如严重腹泻、呕吐、大面积烧伤引起的血液浓缩;②大失血、休克、心功能不全等导致的血压下降或肾血流量减少,肾动脉栓塞、肾动脉狭窄引起的肾缺血;③重症肝病、低蛋白血症引起的全身水肿、有效血容量减低;④当严重创伤、感染等应激状态时,交感神经兴奋、肾上腺皮质激素和抗利尿激素分泌增加,使肾小管再吸收增强而引起少尿。

(2)肾性少尿:①急性肾小球肾炎、急性肾盂肾炎、急性肾小管坏死、急性间质性肾炎、高血压和糖尿病肾血管硬化,此种尿的特性是高渗量性少尿;②各种慢性肾衰竭时,由于肾小球滤过率减低也出现少尿,但其特征是低渗量性少尿;③肾移植术后出现急性排异反应,也可导致肾小球滤过率下降,引起少尿。

(3)肾后性少尿:单侧或双侧上尿路梗阻性疾病,尿液积聚在肾盂而不能排出,可见于尿路结石、损伤、肿瘤,以及尿路先天畸形和机械性下尿路梗阻,如膀胱功能障碍、前列腺肥大症等。

3.无尿

24 h 尿量少于 100 mL,或在 24 h 内完全无尿者称为无尿。进一步排不出尿液,称为尿闭,其原因与少尿相同。

三、尿液外观

1.粉红色或红色尿

凡肉眼可见的淡粉红色云雾状、洗肉水样尿,即尿中含有大量的红细胞。血尿的颜色可因尿中含红细胞的多少而呈淡红色或深红色。血尿多见于肾结核、肾肿瘤、肾结石、泌尿道结石、急性肾小球肾炎、肾盂肾炎、膀胱炎、过敏性紫癜、流行性出血热、肾挫伤等。女性患者在月经期留尿化验,经血易混入尿液内,造成假性"血尿",故月经期间留尿化验是不可取的。某些药物,如多柔比星、利福平、苯妥英钠等,可引起尿液呈红色,此时尿液一般是透明的。

2.浓茶样或酱油色尿

透明或轻度浑浊,多为血红蛋白尿,常见于蚕豆病、阵发性睡眠性血红蛋白尿、疟疾、急性溶血性贫血、输血反应等。

3.黄色或深黄色尿

透明或轻度浑浊,从容器中倒出时易挂于容器壁上,不易倒净,震荡后多有泡沫,为胆红素尿。多见于肝或胆道疾病;服用维生素 B_{12} 及大黄、米帕林、维生素 B_2、山道年、呋喃唑酮、四环素等也能使尿呈黄色,应注意鉴别。

4.乳白色尿

如同牛奶一样呈乳白色的尿,称为乳糜尿。多由淋巴管阻塞引起。常见于丝虫病、结核、肿瘤、胸腹部创伤引起的肾周围淋巴循环障碍造成肾盂或输尿管破裂时,淋巴管阻塞而使乳糜液进入尿液。

5.白色尿或浑浊尿液

脓尿和菌尿时因尿内含有大量脓细胞或细菌炎性渗出物,新鲜尿液呈浑浊样或白色云雾样,加热或加酸其浑浊均不消失,此类尿多见于泌尿系统感染、肾盂肾炎、膀胱炎等。某些特殊蔬菜和食物含有较多磷酸盐或碳酸盐,特别是在寒冷天气中,尿液可呈现白色浑浊或有沉淀现象出现,加热和加酸后浑浊及沉淀消失。

6.黑色尿

透明或微浑浊,可见于先天性缺乏尿黑酸氧化酶所致的尿黑酸尿症、恶性肿瘤等。

7.橘红色尿

在黑色背景下能见到橘红色荧光,见于卟啉病、铅中毒、血液病等。某些食物染料也能使尿呈橘红色,应注意区别。

8.蓝绿色尿液

蓝绿色尿液多见于服用亚甲蓝、吲哚美辛、氨苯蝶啶等药物后。

四、尿蛋白定性

【参考值】

干化学法:阴性。尿蛋白:微量($\pm$);$\geqslant 0.3$ g/L(+)$\geqslant 1.0$ g/L(++);> 3.0 g/L(+++)。

【临床意义】

(1)干化学法只对尿中的白蛋白敏感。阳性见于肾小球性蛋白尿。此方法的检查结果只能用作肾病筛查,怀疑有肾损害时,应进一步检查,以免漏诊。

(2)干化学法对肾小管性蛋白,免疫球蛋白 IgG、IgM、IgA、C3 和 C4 补体,本周蛋白等不敏感。间质性肾炎、多发性骨髓瘤尿蛋白容易造成漏检,必须配合其他检查诊断。

【注意事项】

(1)pH 值升高,为强碱性尿,pH 值$\geqslant 8.5$ 可出现假阳性。如大量服用奎尼丁、复方磺胺甲噁唑、频繁呕吐,以及输入大量碳酸氢钠等,可使 pH 值升高。阳性结果应采用磺基水杨酸法进行复查验证。

(2)大剂量输注青霉素类抗生素(480 U 以上),5 h 内留尿化验可出现假阴性。

【典型案例】

某患者,女,21岁。体检时发现尿蛋白＋＋＋,在多家医院门诊检查均为尿蛋白＋＋~＋＋＋,Hb 99 g/L。以蛋白尿、贫血待查住院进一步检查。入院后,骨髓穿刺检查、肝功能、肾功能、血糖、免疫球蛋白未见异常。尿常规检查尿蛋白＋＋＋,尿 pH 值为8.8,磺基水杨酸法验证尿蛋白为阴性,加热醋酸法验证尿蛋白为阴性。后了解到该患者有习惯性餐后呕吐,胃酸丢失过多,体内酸性物质缺乏,肾为保持体内酸碱平衡,排出大量的碳酸氢钠,使尿液呈碱性,造成尿蛋白假阳性。明确诊断后止吐治疗,1周后患者尿液检查正常出院。

五、尿亚硝酸盐测定

【参考值】

干化学法:阴性。

【临床意义】

(1)阳性结果通常说明有泌尿系统革兰氏阴性菌感染,如由大肠埃希菌引起的肾盂肾炎(其阳性率超过总数的2/3),由大肠埃希菌引起的有症状或无症状的尿路感染、膀胱炎、菌尿症等。

(2)尿亚硝酸盐阴性并不表示没有细菌感染。

六、尿葡萄糖定性

【参考值】

干化学法:阴性。

【临床意义】

1.血糖升高性糖尿

(1)饮食性糖尿:可由短时间内摄入大量糖类而引起。

(2)一过性糖尿:也称应激性糖尿。如在颅脑外伤、脑血管意外、情绪激动等情况下,控制血糖的中枢受到刺激,导致肾上腺素、胰高血糖素大量释放,因而出现暂时性高血糖和糖尿。

(3)内分泌性糖尿:糖尿病、甲状腺功能亢进、肢端肥大症、嗜铬细胞瘤、库欣综合征。

2.血糖正常性糖尿

肾性糖尿为近曲小管对葡萄糖的重吸收功能低下所致。其中,先天性者称为家族性肾性糖尿,后天获得性肾性糖尿可见于慢性肾炎、肾病综合征等。

3.其他糖尿

尿中除葡萄糖外还可出现乳糖、半乳糖、果糖、戊糖等,除受进食种类不同影响外,也可能与遗传代谢紊乱有关。干化学试纸条为葡萄糖氧化酶法,只对尿中的葡萄糖敏感,无法检出乳糖、半乳糖、果糖、戊糖等。

【注意事项】

被外用消毒剂、漂白粉、84 消毒液、洗消净、过氧化氢溶液、过氧乙酸等污染的收集尿标本的容器,可能导致假阳性。服用大剂量维生素 C、酚磺乙胺、安乃近等可能出现假阴性。

七、尿酮体测定

【参考值】

干化学法:阴性。

【临床意义】

1.糖尿病酮症酸中毒

糖利用减少、分解脂肪导致酮体增加而引起酮症。但应注意,糖尿病酮症者因肾功能严重损伤而肾阈值升高时,尿酮体亦可减少,甚至完全消失。

2.非糖尿病性酮症者

感染性疾病(如肺炎、伤寒、败血症、结核等发热期)、严重腹泻、呕吐、饥饿、禁食过久、全身麻醉后等均可出现酮尿,此种情况相当常见。

3.中毒

氯仿、乙醚麻醉后碱中毒等。

4.服用双胍类降糖药

服用二甲双胍(降糖片)、苯乙双胍(降糖灵)等,由于药物有抑制细胞呼吸的作用,可出现血糖已降,但酮尿仍呈阳性的现象。苯乙双胍有导致乳酸中毒的危险,在欧美国家和我国已被淘汰或禁止使用。

八、尿胆红素测定

【参考值】

干化学法:阴性。

【临床意义】

各种原因所致的肝细胞性及阻塞性黄疸会出现阳性结果。

九、尿胆原测定

【参考值】

干化学法:小于等于 3.2 μmol/L 为阴性或弱阳性。

【临床意义】

尿胆原增加多见于溶血性黄疸和肝实质性(肝细胞性)黄疸。

十、尿 pH 值测定

【参考值】

干化学法:晨尿 pH 值为 5.5~6.5,随意尿 pH 值为 4.6~8.0。

【临床意义】

1.尿 pH 值降低

酸中毒、发热、慢性肾小球肾炎、痛风、糖尿病酸中毒等排酸增加,尿多呈酸性。低钾血症性碱中毒时,由于肾小管分泌 H^+ 增加,尿酸性增强。

2.尿 pH 值升高

碱中毒、换气过度及丢失二氧化碳过多的呼吸性碱中毒,频繁呕吐丢失胃酸、服用重碳酸盐、尿路感染,尿液常呈碱性;高钾性酸中毒时,排 K^+ 增加,肾小管分泌 H^+ 减少,可呈碱性尿;肾小管性酸中毒时,因肾小管形成 H^+、排出 H^+ 及 H^+-Na$^+$ 交换能力下降,尽管体内为明显酸中毒,但尿 pH 值呈相对偏碱性(pH 值不小于 6.0)。

十一、尿密度测定

【参考值】

晨尿 1.015～1.025；随机尿 1.003～1.030。

【临床意义】

常用干化学法，折射仪法准确可靠。

1.尿密度升高

尿密度升高见于高热、脱水、大量排汗、心功能不全、周围循环衰竭尿少时，也可见于糖尿病、急性肾小球肾炎、肾病综合征。

2.尿密度降低

尿密度小于 1.015。尿密度降低对临床诊断更有价值。经常排出密度近于 1.010 的尿液称为等渗尿，主要见于慢性肾小球炎、肾小管间质疾病、尿崩症等可导致远端肾单位浓缩功能严重障碍的疾病。

十二、尿维生素 C 测定

【参考值】

干化学法：阴性。

【临床意义】

维生素 C 作为强还原剂，可干扰多项尿液指标结果的准确性。尿维生素 C 升高，可使尿潜血（红细胞）、葡萄糖、胆红素和亚硝酸盐的检测结果出现假阴性；可使尿酮体（乙酰乙酸）检测出现假阳性，但一般为（±）～（＋），不超过（＋）。如出现以上情况，应停用维生素 C，24 h 后留尿重检。

十三、尿白细胞定性测定

【参考值】

干化学法：阴性。

【临床意义】

尿液干化学白细胞检查只是一个筛选试验，尿常规必须进行显微镜检查，尿白细胞应该以显微镜检查为准，以免漏诊。

(1)干化学法试纸条白细胞检测采用中性粒细胞酯酶法，只对中性粒细胞敏感，不与淋巴细胞反应。当尿路急性细菌感染有中性白细胞时，会出现阳性结果。

(2)慢性泌尿系感染、泌尿系结核、肾移植患者发生排异反应等时，尿中以淋巴细胞为主，会出现阴性结果，容易漏诊。

(3)尿液中含有大剂量头孢类抗生素、庆大霉素等药物或尿蛋白大于 5 g/L 时，可出现假阴性。

(4)尿液被甲醛污染或使用某些药物，如呋喃妥因（呋喃坦啶）时可出现假阳性。

十四、尿潜血试验

【参考值】

干化学法：阴性。

【临床意义】

尿潜血阳性不等于血尿,必须结合显微镜检查红细胞诊断。

(1)尿替血阳性指尿液中有红细胞,多见于肾及泌尿系结石、肿瘤、外伤、重症肾小球疾病、肾盂肾炎、膀胱炎、肾结核、多囊肾等,也可见于血友病、血小板减少性紫癜。

(2)血红蛋白尿可出现尿潜血阳性。①蚕豆病、阵发性睡眠性血红蛋白尿;②毒蛇咬伤、重症烧伤;③血型不合的输血反应。

(3)肌红蛋白尿可出现尿潜血阳性,如挤压伤、电击伤、肌肉萎缩、皮肌炎、多发性肌炎、缺血、动脉阻塞、心肌梗死等。阵发性肌红蛋白尿(疼痛性痉挛、惊厥、过度运动后)产生假阳性结果。

(4)泌尿系感染、留置过久腐坏的尿液,由于细菌代谢产物可与试纸发生反应,会出现假阳性结果。

(5)被漂白剂、84 消毒液、过氧化氢溶液污染过的留尿容器,使用盐酸普鲁卡因、碘造影剂均可产生假阳性结果。

十五、尿有形成分显微镜检查

尿有形成分检查指利用显微镜检查尿液中的红细胞、白细胞、细菌、管型、结晶体等有形成分,其对泌尿系统疾病诊断十分重要。其结果报告有两类,一类是定性(x/HPF);另一类是定量(x/μL)。以往多采用离心尿沉渣定量,这种方法的缺点一是速度慢;二是结果明显偏低。为了提高效率,缩短试验时间,目前采用自动尿液有形成分定量分析仪。湖南爱威科技股份有限公司生产的 AVE-76 系列尿液有形成分分析仪就是其中的代表,它按照经典的显微镜镜检方法流程设计,利用"机器视觉技术",实现显微镜识别全自动化,采用不离心尿测定,提高了检测速度,减少了试验误差,重复性和准确性高,使结果更加稳定可靠。由中国人民解放军总医院、北京协和医院等 9 家国内知名医院组成的"尿液显微镜检测法有形成分结果调查协作组",用 AVE-763 尿有形成分分析仪测定了全国 6 个城市 3 757 人的尿液,建立了中国健康人群随机尿红细胞、白细胞及上皮细胞参考值范围,为 AVE-76 系列尿液有形成分分析仪规范化、标准化推广和临床应用提供了依据。AVE-76 系列尿液有形成分分析仪在国内已得到广泛应用。

(一)红细胞镜检

【参考值】

①AVE-76 尿液有形成分分析仪:男性为 $0\sim5$/μL;女性为 $0\sim8$/μL。②离心玻片法:$0\sim3$/HPF。

【临床意义】

(1)若离心尿沉渣红细胞大于 3/HPF,或男大于 5/μL、女大于 8/μL 为镜下血尿。肉眼见到呈不同程度红色浑浊如洗肉水样或有血凝块,称肉眼血尿。此时,每 1L 尿中含血量在 1 mL 以上。

(2)尿红细胞形态检查即在做尿常规检查的基础上,进一步对尿中红细胞形态进行分型。尿红细胞形态检查分 3 种类型:多形性(变形红细胞占 80% 以上)、均一性(正常形态红细胞占 80% 以上)、混合性(正常、异常形态红细胞各占 50%)。

①肾小球性血尿(多形性血尿):多见于急、慢性肾小球肾炎、肾病综合征、隐匿性肾炎、间质性肾炎、紫癜性肾炎、狼疮性肾炎等。说明肾有实质性病变,变形红细胞占80%以上,尿液中异形红细胞常见的形态有大红细胞、小红细胞、棘形红细胞、环形红细胞(面包圈红细胞)、新月形红细胞、颗粒形红细胞、皱缩红细胞。高渗尿中多见皱缩红细胞,低渗尿中多见影红细胞。

②非肾小球性血尿(均一性血尿):由肾以外泌尿系统出血引起,指正常形态红细胞占80%以上,主要见于泌尿系结石、肿瘤、前列腺增生并出血、肾挫伤、肾盂肾炎、急性膀胱炎、肾结核、血友病等。

③混合性血尿表明肾脏损害程度较轻,由肾小球和非肾小球双重病理学变化引起,提示这种出血不是源于一个部位,有肾小球性,也可能伴有下尿道出血。引起混合性血尿的疾病不多,以IgA肾病居首位。多见于IgA肾病、过敏性紫癜、肾结石、肾病综合征、凝血性疾病合并肾损害、泌尿系肿瘤、肾损害合并尿路感染等。

(二)白细胞镜检

【参考值】

①AVE-76尿液有形成分分析仪:13岁以上,男0~6/μL、女0~14/μL;1~12岁,男0~4/μL、女0~5/μL。②离心玻片法:0~5/HPF。

【临床意义】

(1)泌尿系统有炎症时均可见尿中白细胞增多,尤其在细菌感染时为甚,如急、慢性肾盂肾炎及膀胱炎、尿道炎、前列腺炎等。

(2)慢性泌尿系感染、泌尿系结核、肾移植患者发生排异反应等,尿中以淋巴细胞为主。

(3)尿液白细胞中单核细胞增多,可见于药物性急性间质性肾炎及新月体性肾小球肾炎,急性肾小管坏死时单核细胞减少或消失。

(4)尿中出现多量嗜酸性粒细胞称为嗜酸性粒细胞尿,可见于某些急性间质性肾炎患者,以及药物致变态反应等。泌尿系统其他部位的非特异性炎症,也可导致嗜酸性粒细胞尿。

(5)女性患阴道炎或宫颈炎、附件炎时,可因分泌物进入尿中而见白细胞增多,常伴有大量扁平上皮细胞。

(三)上皮细胞镜检

【参考值】

AVE-76尿液有形成分分析仪:13岁以上,男0~4/μL、女0~28/μL;1~12岁,男0~2/μL、女0~5/μL。

【临床意义】

健康人尿中可见少量鳞状上皮细胞和移行上皮细胞。在膀胱尿道炎、肾盂肾炎时可见较多的移行上皮细胞,并伴有较多的白细胞。在急进性肾小球肾炎、肾小管损伤、急性肾小管坏死、肾移植术排异反应时可见肾小管上皮细胞(小圆上皮)。此种细胞是诊断肾小管病变的有力依据。

(四)管型镜检

健康人尿中无管型或偶见透明管型。肾病变时,尿中管型增多,但如尿放置过久或尿液为碱性,管型易破坏。当尿量过多或比重低时,不易产生管型,尿中氯化物少,透明管型很快消失。

1.透明管型

正常人偶见,激烈运动、重体力劳动、麻醉、高热、肾动脉硬化、急性肾炎、急性肾盂肾炎、恶性高血压、充血性心力衰竭、慢性肾病、间质性肾炎等可致透明管型增多。

2.上皮细胞管型

上皮细胞管型见于急性肾小管坏死、间质性肾炎、急性肾盂肾炎、肾病综合征、慢性肾炎晚期、肾淀粉样变、子痫、肾移植术后排异反应、化学物质中毒和重金属汞中毒、镉中毒等。

3.红细胞管型

红细胞管型见于急性肾炎、慢性肾炎急性发作、急性肾小管坏死、肾移植急性排异反应、肾梗死、系统性红斑狼疮(systemic lupus erythematosus,SLE)等。血液管型或血色素管型是红细胞管型内红细胞崩解破坏后形成的。

4.白细胞管型

白细胞管型见于急性肾盂肾炎、间质性肾炎、肾病综合征、SLE 等。

5.颗粒管型

颗粒管型提示肾有实质性病变,分粗颗粒管型(初期)和细颗粒管型(由粗颗粒管型进一步退化而成)。颗粒管型见于各种肾小球疾病、急性肾盂肾炎、肾移植术后、急性排异反应、病毒性疾病、肾小管中毒。粗颗粒管型多见于药物性肾损害。细颗粒管型多见于慢性肾炎、狼疮肾炎、健康人剧烈运动后。

6.脂肪管型

脂肪管型多见于肾病综合征、中毒性肾病、慢性肾炎急性发作。

7.蜡样管型

蜡样管型提示肾小管有严重病变,预后差。见于慢性肾衰竭、慢性肾炎晚期、肾淀粉样变、肾小管炎症和变性、肾移植术后急性或慢性排异反应。

(五)真菌

正常尿液无真菌。查到真菌多见于长期使用广谱抗生素、免疫抑制药、抗癌药物,器官移植及患有重症消耗性疾病的患者。

(六)尿结晶体

尿中盐类结晶析出取决于该盐类在尿中饱和度、尿 pH 值、温度、胶体物质浓度等。

1.在酸性尿中易产生的结晶

(1)尿酸结晶:单纯出现无临床意义,伴红细胞出现可能存在尿路结石或尿酸代谢障碍,如痛风、高嘌呤饮食、白血病、淋巴瘤、真性红细胞增多症、白血病化疗之后。

(2)草酸钙结晶:偶见于健康人,无临床意义。如量多伴尿路刺激症状或肾绞痛和血尿,可能存在尿路结石。

(3)胱氨酸结晶:见于胱氨酸病,尿中胱氨酸长期过多可形成尿路结石。其他风湿病、肝病也可能见到胱氨酸结晶。

(4)磺胺结晶:目前允许使用的磺胺类药物不易产生结晶,但磺胺嘧啶、磺胺甲噁唑在酸性尿中易产生结晶。如尿中大量出现并伴红细胞,可引起尿路结石与尿闭,应立即停药,碱化尿液,大量饮水。

(5)胆红素结晶:见于阻塞性黄疸、暴发性肝衰竭、肝硬化、肝癌、急性磷中毒等。

(6)胆固醇结晶:常见于乳糜尿、肾淀粉样变或脂肪变性、肾盂肾炎、膀胱炎、脓尿,泌尿生殖道肿瘤也可见到。

2.在碱性尿中易产生的结晶

(1)磷酸盐结晶:常见于膀胱尿潴留、下肢麻痹、慢性膀胱炎、前列腺肥大、慢性肾盂肾炎等。经常出现,有可能形成结石。

(2)尿酸铵结晶:见于膀胱细菌感染或尿液腐败分解。

十六、尿沉渣检查(尿沉渣 1 h 计数)

【参考值】

红细胞:男性小于 3 万/时;女性小于 4 万/时。

白细胞:男性小于 7 万/时;女性小于 14 万/时。

【临床意义】

急性肾炎患者红细胞增多。肾盂肾炎、间质性肾炎患者白细胞可明显增多。

十七、苯丙酮尿检查

苯丙酮尿症的病因是患者肝中缺乏苯丙氨酸羟化酶,苯丙氨酸不能氧化成酪氨酸,只能变成苯丙酮酸,在血液、脑脊液中大量存在,并由尿中排出。

【参考值】

阴性。

【临床意义】

阳性见于苯丙酮尿症。应采用层析法确诊。

十八、胱氨酸尿检查

胱氨酸尿症为先天性代谢病,肾小管对胱氨酸、赖氨酸、精氨酸和鸟氨酸重吸收减少,尿中可见上述氨基酸。

【参考值】

亚硝基铁氰化钠法:阴性。

【临床意义】

正常尿液中胱氨酸一般在 100 mg/24 h 以下,不足以被本法检出。胱氨酸尿患者可排出 600~1 800 mg/24 h。此试验出现阳性表示尿液中胱氨酸含量大于 250 mg/L,见于先天性胱氨酸尿症。

十九、尿乳糜定性检查

【参考值】

苏丹Ⅲ染色法:阴性。

【临床意义】

阳性多见于丝虫病慢性期,但为间歇性。也可见于腹内结核、肿瘤、胸腹部创伤、先天性淋巴管畸形等。

二十、尿钠测定

【留尿方法】

留 24 h 尿,记录总尿量,取其中 3 mL 送检。

【参考值】

130～260 mmol/24 h。

【临床意义】

(1)尿钠降低:见于长期忌盐、呕吐、腹泻、吸收不良、肝硬化晚期、严重烧伤、肾上腺皮质功能亢进。肾前性酸中毒时,尿钠少于 15 mmol/L。

(2)尿钠增高:见于进食含钠过多的食物、肾上腺皮质功能减退、急性肾小管坏死、严重的肾盂肾炎、肾病综合征、应用利尿药、碱中毒等。

(3)中枢神经系统疾病(脑出血、炎症、肿瘤、外伤手术等)临床出现低钠血症、高尿钠、低血容量,部分患者伴有多尿,为继发性肾上腺皮质功能减退。

二十一、尿钾测定

【留尿方法】

留 24 h 尿,记录总尿量,取其中 3 mL 送检。

【参考值】

51～102 mmol/24 h。

【临床意义】

1.尿钾排出增多

尿钾排出增多见于库欣综合征、原发性或继发性醛固酮增多症、肾小管间质疾病、肾小管酸中毒、糖尿病酮症酸中毒、服用利尿药等药物。

2.尿钾排出减少

尿钾排出减少见于摄入减少、吸收不良、胃肠道丢失过多。

二十二、尿钙测定

【留尿方法】

留 24 h 尿,记录总尿量,取其中 3 mL 送检。

【参考值】

2.5～7.5 mmol/24 h。

【临床意义】

1.尿钙增高

尿钙增高见于高钙血症、甲状旁腺功能亢进、甲状腺功能亢进、多发性骨髓瘤、白血病、恶性肿瘤骨转移、肾小管酸中毒。

2.尿钙减低

尿钙减低见于甲状旁腺功能低下,骨钙动员及肠钙吸收减少、血钙降低,以及妊娠晚期、慢性肾衰竭、慢性腹泻、小儿手足抽搐症等。

第二节　粪化验检查

粪常规检查主要用于:①诊断肠道感染性疾病,如细菌性痢疾、阿米巴痢疾、伤寒、肠结核、急慢性肠炎、霍乱、伪膜性肠炎等,粪常规及粪培养有诊断及鉴别诊断价值。②诊断肠道寄生虫病,如蛔虫病、钩虫病、鞭虫病、蛲虫病、姜片虫病、血吸虫病、肝吸虫病等,可根据粪便找到相应虫卵而确诊。③消化吸收功能过筛试验,慢性腹泻患者粪便镜检,若有较多淀粉颗粒、脂肪小滴或肌肉纤维等,常提示为慢性胰腺炎,可进一步检查。④粪隐血试验可用于上消化道出血及肠道肿瘤的筛查。

一、粪样本的采集

(1)留取似蚕豆大粪1块,置于不吸水的容器内。标本必须新鲜,防止尿液混入。

(2)粪标本有脓血时,应当挑取脓血及黏液部分送检,外观无异常的,要多点取样检查。

(3)检查粪寄生虫及虫卵,应采取三送三检,因为肠道寄生虫排卵有周期性,以免漏诊。如检查蛲虫则不必送检粪样,晨起排便前用棉签拭擦肛门周围,可得虫卵。

(4)肠道阿米巴滋养体,应在收集标本后立即送检,并注意保温,30 min内完成检验。

(5)粪隐血试验,患者应素食3 d,并禁服铁剂及维生素C,否则易出现假阳性。

二、粪一般检查

(一)粪颜色与性状

成人正常粪颜色呈黄褐色,婴儿为黄色或金黄色。

1.鲜血粪

鲜血粪见于直肠息肉、直肠癌、肛裂及痔疮等。痔疮常在排便之后鲜血滴落,而其他疾患则鲜血附于粪表面。

2.水样粪

消化不良或肠滴虫可致水样腹泻。

3.米泔样粪

白色淘米水样粪,见于霍乱、副霍乱患者。

4.柏油样粪

由于上消化道或小肠出血,且血液在肠内停留时间较长,红细胞被破坏后,血红蛋白在肠道内与硫化物结合形成硫化亚铁,故粪呈黑色;硫化亚铁刺激肠黏膜分泌较多的黏液,从而使粪黑而发亮,故称为柏油样粪。

5.白陶土色粪

白陶土色粪见于各种原因引起的胆道阻塞。

6.粥样或水样稀粪

粥样或水样稀粪见于非感染性和感染性腹泻(急性胃肠炎、食物中毒、伪膜性肠炎等)。

7.黏液性或脓血粪

黏液性或脓血粪见于痢疾、溃疡性结肠炎、大肠炎、小肠炎、结肠癌、直肠癌等。

8.细条状粪

细条状粪或扁片状粪见于直肠癌等所致的直肠狭窄。

9.婴儿凝乳块粪

婴儿粪出现黄白色凝乳块,亦可见蛋花汤样粪,见于婴儿消化不良、病毒性肠炎和致病性大肠埃希菌性肠炎。

10.婴儿豆腐渣样粪

婴儿豆腐渣样粪常见于真菌引起的肠炎。

11.果酱色粪

果酱色粪见于急性阿米巴痢疾,以血为主,血中带脓,呈暗红色稀果酱样。

(二)寄生虫体

肉眼可见蛔虫、蛲虫及绦虫等较大虫体或片段。

(三)结石

粪中可见到胆石、胰石、胃结石、肠结石等,最常见的是胆石,见于用排石药或碎石术后。

三、粪细胞检查

【参考值】

红细胞:0/HPF。白细胞:0/HPF。

【临床意义】

1.红细胞

肠道下段炎症或出血、痔疮、阿米巴痢疾、细菌性痢疾、溃疡性结肠炎、结肠癌等疾患的粪中可见到红细胞。例如,阿米巴痢疾时,粪中红细胞多于白细胞,成堆出现,并有破坏现象;细菌性痢疾粪则以白细胞为主,红细胞常呈散在。

2.白细胞

当肠道有炎症时,白细胞增多;小肠炎症时,白细胞数量不多,均匀混合于粪内;结肠炎症如菌痢时,白细胞大量出现,甚至满视野,并可见到退化的白细胞,还可见到边缘已不完整或已破碎、核不清楚、成堆的脓细胞。患过敏性肠炎、肠道寄生虫病(如阿米巴痢疾或钩虫病)时粪中有时还伴有夏科-莱登结晶,如用瑞氏染液染色可见到嗜酸性粒细胞。

3.巨噬细胞

巨噬细胞见于急性细菌性痢疾和溃疡性结肠炎。

4.其他

大量淀粉颗粒见于消化不良,大量脂肪表示脂肪消化不良,大量肌肉纤维见于蛋白质消化不良。

四、粪寄生虫检查

1.虫卵

如蛔虫卵、钩虫卵、鞭虫卵、蛲虫卵、姜片虫卵、血吸虫卵、肝吸虫卵、肺吸虫卵、绦虫卵等。查到虫卵可做出诊断。

2.寄生虫成虫

显微镜下可见到阿米巴原虫、鞭毛虫、孢子虫、结肠小袋纤毛虫、血吸虫等成虫。

五、粪隐血试验

【参考值】

阴性。

【临床意义】

(1)阳性见于胃肠道恶性肿瘤、伤寒、溃疡病、肝硬化等引起的消化道出血。

(2)隐血持续阳性提示胃肠道肿瘤;间歇性阳性为其他原因的消化道出血,可进一步做胃肠道内镜检查。

(3)粪隐血试验目前常用的有化学法和免疫法。免疫法测定特异性强、敏感性高,不受饮食和药物的干扰,主要用于检测下消化道出血,被认为是大肠癌普查的最合适指标。对 50 岁以上的无症状者,每年应做 1 次粪隐血检查。但有 40%～50% 的患者上消化道出血未检出。上消化道出血时,化学法比免疫法阳性率高,应选用化学法。化学法隐血试验患者应食素 3 d,服用铁剂、含高浓度过氧化酶的食物(如萝卜)及大剂量阿司匹林,易出现假阳性。服用大剂量维生素 C 可出现假阴性。

六、粪转铁蛋白试验

【参考值】

单克隆抗体胶体金法:阴性。

【临床意义】

粪转铁蛋白阳性见于消化道出血。粪转铁蛋白特异性高、稳定性好,是检测消化道出血的良好指标,与粪隐血试验联合,可明显提高消化道出血和大肠肿瘤的阳性检出率。

七、粪细菌检查

(1)大肠埃希菌、厌氧菌和肠球菌是粪中主要的正常菌群,长期使用大量抗生素导致菌群失调时,显微镜下可见大量球菌或真菌。

(2)疑为霍乱、副霍乱时可做粪悬滴试验,阳性可帮助诊断。

(3)必要时做细菌培养和药物敏感试验。致病菌为阳性时,常见于细菌性痢疾、伤寒、肠结核、急慢性肠炎等。

第三节　体液及排泄物检查

一、脑脊液检查

(一)性状

【检验方法】

目测法。

【检验标本】

脑脊液。

【送检要求】

临床医生常规腰穿抽取脑脊液 3～5 mL 盛于无菌试管中,立即送检。

【检验部门】

体液室。

【参考区间】

无色透明。

【临床意义】

1.颜色改变

①红色:蛛网膜下腔出血、穿刺损伤血管。②黄色:颅内陈旧性出血。③乳白色:化脓性脑膜炎。④米汤样浑浊:常见于双球菌性脑膜炎。⑤棕色或黑色:见于侵犯脑膜的中枢神经系统黑色素肉瘤。⑥绿色:见于铜绿假单胞菌、肺炎链球菌、甲型溶血性链球菌引起的脑膜炎。

2.浑浊度改变

结核性脑膜炎呈毛玻璃样浑浊,化脓性脑膜炎时呈脓样。

3.薄膜形成及凝块

化脓性脑膜炎在 $1\sim2$ h 形成薄膜、凝块或沉淀,结核性脑膜炎在 $12\sim24$ h 可形成薄膜,神经梅毒凝块常为细小絮状物。

(二)细胞计数

【检验方法】

显微镜计数法。

【检验标本】

脑脊液。

【送检要求】

临床医生常规腰穿抽取脑脊液 $3\sim5$ mL 盛于无菌试管中,立即送检。

【检验部门】

体液室。

【参考区间】

健康人脑脊液中无红细胞,仅有少量白细胞(多为淋巴细胞)。

成人:$(0\sim8)\times10^6/L$。

儿童:$(0\sim15)\times10^6/L$。

新生儿:$(0\sim30)\times10^6/L$。

【临床意义】

1.红细胞增多

红细胞增多见于脑出血、蛛网膜下腔出血、脑脊髓外伤、肿瘤、脑炎等。

2.白细胞增多

白细胞增多见于中枢神经系统感染、肿瘤、脑膜白血病等。

3.中性粒细胞增多

中性粒细胞增多见于化脓性脑膜炎。

4.淋巴细胞增多

淋巴细胞增多见于中枢神经系统病毒感染、结核性或真菌性脑膜炎。

5.嗜酸性粒细胞增多

嗜酸性粒细胞增多见于脑寄生虫病或过敏性疾病。

（三）细菌及真菌涂片检查

【检验方法】

直接涂片染色镜检。

【检验标本】

脑脊液。

【送检要求】

临床医生常规腰穿抽取脑脊液 3～5 mL 盛于无菌试管中,立即送检。

【检验部门】

微生物室。

【参考区间】

阴性。

【临床意义】

脑脊液白细胞总数升高时,应做细菌直接涂片检查。

1.化脓性脑膜炎

可以检出脑膜炎双球菌、肺炎链球菌、葡萄球菌、流感杆菌等。

2.真菌感染

墨汁染色可检出新型隐球菌。

3.结核性脑膜炎

抗酸染色可检出结核杆菌。

（四）球蛋白定性试验

【检验方法】

潘氏法。

【检验标本】

脑脊液。

【送检要求】

临床医生常规腰穿抽取脑脊液 3～5 mL 盛于无菌试管中,立即送检。

【检验部门】

体液室。

【参考区间】

阴性。

【临床意义】

阳性见于化脓性脑膜炎、结核性脑膜炎、梅毒性中枢神经系统疾病、脊髓灰质炎、流行性脑膜炎等,脑出血时可呈强阳性反应,如外伤性血液混入脑脊液中,亦可呈阳性反应。

二、浆膜腔积液检查

(一)性状

【检验方法】

目测法。

【检验标本】

浆膜腔积液。

【送检要求】

临床医生抽取积液 3～5 mL 盛于无菌试管中,立即送检。

【检验部门】

体液室。

【临床意义】

1.颜色

漏出液多为无色或淡黄色,渗出液多呈现深浅不同的黄色。红色多为血性,可能为结核感染、肿瘤、出血性疾病及穿刺损伤等。乳酪色见于化脓性感染。乳白色多为胸导管或淋巴管阻塞及破裂。绿色见于铜绿假单胞菌感染。

2.透明度

漏出液多为清晰透明或微浑,渗出液有不同程度的浑浊。

3.凝固性

漏出液一般不凝固,渗出液往往自行凝固或有凝块出现。

(二)黏蛋白定性试验

【检验方法】

李凡他法。

【检验标本】

浆膜腔积液。

【送检要求】

临床医生抽取积液 3～5 mL 盛于含 0.1 mL 的 100 g/L EDTA-Na$_2$ 无菌试管中,立即送检。

【检验部门】

体液室。

【参考区间】

阴性。

【临床意义】

阳性见于炎症、肿瘤或物理化学刺激所致的渗出液,漏出液为阴性。

(三)细胞计数

【检验方法】

显微镜计数。

【检验标本】

浆膜腔积液。

【送检要求】

临床医生抽取积液 3～5 mL 盛于含 0.1 mL 的 100 g/L EDTA-Na$_2$ 无菌试管中,立即送检,及时完成细胞涂片检查。

【检验部门】

体液室。

【参考区间】

漏出液小于 0.1×10^9/L,渗出液大于 0.5×10^9/L。

【临床意义】

用于漏出液与渗出液的鉴别诊断(表 3-1)。

(1)穿刺液中以多形核白细胞为主,提示化脓性炎症或早期结核性积液。

(2)以淋巴细胞增多为主,提示慢性炎症,可见于结核性渗出液、病毒感染等。

(3)以间皮细胞及组织细胞增多为主,提示浆膜上皮脱落旺盛,可见于淤血、恶性肿瘤。

表 3-1　渗出液与漏出液的鉴别表

鉴别点	漏出液	渗出液
原因	非炎症所致	炎症、肿瘤、物理化学刺激
外观	淡黄浆液性	不定,可为黄色、脓性、血性、乳糜性
透明度	透明或微浑	大多浑浊
比重	<1.018	>1.018
凝固性	不自凝	能自凝
黏蛋白定性试验	阴性	阳性
蛋白总量	常小于 25 g/L	常大于 25 g/L
葡萄糖定量	与血糖相近	常低于血糖水平
有核细胞计数	常小于 0.1×10^9L	常大于 0.5×10^9/L
有核细胞分类	以淋巴细胞、间皮细胞为主	依病因不同而异,急性炎症以中性粒细胞为主,慢性炎症以淋巴细胞为主
细菌检查	阴性	可找到病原菌

三、精液检查

【检验方法】

显微镜检查。

【检验标本】

精液。

【送检要求】

禁欲 5～7 d,将精液全量收集于清洁干燥小瓶内,1 h 内送检。不宜采用避孕套内的精液。冬天应注意保温。

【检验部门】

体液室。

【参考区间及临床意义】

精液检查的参考区间及临床意义见表 3-2。

表 3-2　精液检查的参考区间及临床意义

项目	参考区间	临床意义
量	2～5 mL	少于 1.5 mL 为不正常,见于睾丸功能不全、睾丸炎、输精管阻塞、前列腺炎、精囊病变、性交过频等
pH 值	7.2～8.0	
颜色	灰白色或乳白色	黄色脓样见于精囊炎、前列腺炎;鲜红色或暗红色见于生殖系统的炎症、结核和肿瘤
黏稠度	黏稠胶冻状,半小时后可自行液化	液化时间延长或不液化见于不育症
显微镜检查		
精子活动力	Ⅲ～Ⅳ级	0 级和 Ⅰ 级精子大于 40%,可为男性不育的原因
精子活动率	射精后 30～60 min＞70%	活动精子减少可导致不育症
精子形态	异常精子少于 0.20	＞20%可引起不育。精索静脉曲张患者常出现形态不正常的精子
细胞	RBC,WBC＜5/HPF	增多见于炎症、肿瘤、结核等
精子计数	＞20×10^9/L	＜20×10^9/L 为不正常,连续 3 次检查皆低下者可确定为少精子症

四、前列腺液检查

【检验方法】

显微镜检查。

【检验标本】

前列腺液。

【送检要求】

临床医生给病人做前列腺按摩后,采集标本于清洁玻片上,立即送检。

【检验部门】

体液室。

【参考区间】

乳白色。健康人卵磷脂小体为多量或满视野。老年人可见淀粉样体。WBC＜10/HPF,RBC＜5/HPF。

【临床意义】

前列腺炎时,白细胞增多,卵磷脂常减少。前列腺癌时,可有血性液体,镜检见多量红细胞,可见癌细胞。

五、阴道分泌物检查

(一)清洁度

【检验方法】

显微镜检查。

【检验标本】

阴道分泌物拭子。

【送检要求】

由临床医生用棉拭子取阴道分泌物置于含 1 mL 生理盐水试管中立即送检。

【检验部门】

体液室。

【参考区间】

Ⅰ~Ⅱ度。

【临床意义】

清洁度在Ⅰ~Ⅱ度为正常;清洁度Ⅲ~Ⅳ度为异常,主要见于各种阴道炎,可发现真菌、阴道滴虫等病原体。单纯清洁度改变常见于非特异性阴道炎。

(二)阴道毛滴虫

【检验方法】

显微镜检查法。

【检验标本】

阴道分泌物拭子。

【送检要求】

由临床医生用棉拭子取阴道分泌物置于含 1 mL 生理盐水试管中立即送检。

【检验部门】

体液室。

【参考区间】

阴性。

【临床意义】

病理情况下,滴虫可寄生于阴道后穹隆,常引起滴虫性阴道炎,检出阴道毛滴虫可确诊。

(三)真菌

【检验方法】

显微镜检查法。

【检验标本】

阴道分泌物拭子。

【送检要求】

由临床医生用棉拭子取阴道分泌物置于含 1 mL 生理盐水试管中立即送检。

【检验部门】

体液室。

【参考区间】

阴性。

【临床意义】

阴道分泌物真菌检查阳性多见于真菌阴道炎,诊断以找到真菌为依据。阴道真菌多为白色念珠菌。

(四)细菌性阴道病检查

【检验方法】

唾液酸酶法。

【检验标本】

阴道分泌物拭子。

【送检要求】

由临床医生用棉拭子取阴道分泌物置于含 1 mL 生理盐水试管中立即送检。

【检验部门】

体液室。

【参考区间】

阴性。

【临床意义】

用于细菌性阴道病的快速诊断。

(五)白色念珠菌抗原检测

【检验方法】

乳胶免疫层析法。

【检验标本】

阴道分泌物。

【送检要求】

用灭菌拭子从阴道后穹隆处取阴道分泌物,最好取奶酪样、豆渣样的白色凝块。

【检验部门】

临检室。

【参考区间】

阴性。

【临床意义】

本方法适用于对 18 岁以上女性阴道分泌物拭子样本中的白色念珠菌抗原进行体外定性检测,用于白色念珠菌感染的辅助诊断。白色念珠菌可引起女性的外阴及阴道炎症,主要表现为外阴和阴道瘙痒及豆渣样白带。

六、胃液检查

(一)胃液性状

1.气味

【检验方法】

理学。

【检验标本】

胃液。

【送检要求】

洁净试管,取胃液,立即送检。

【检验部门】

体液室。

【参考区间】

正常略带酸味。

【临床意义】

消化不良时,食物在胃内残留过久可有发酵味;氨味见于尿毒症;粪臭味见于肠梗阻;晚期胃癌有恶臭味。

2.总量

【检验方法】

理学。

【检验标本】

胃液。

【送检要求】

洁净试管,取胃液,立即送检。

【检验部门】

体液室。

【参考区间】

正常空腹胃液在 12 h 内分泌 20~100 mL。

【临床意义】

(1)胃液过多见于幽门梗阻或痉挛、十二指肠液反流、十二指肠溃疡、胃泌素瘤、胃动力功能减退。

(2)胃液少于 10 mL 主要见于蠕动功能亢进、萎缩性胃炎等。

3.胃液 pH 值

【检验方法】

试纸法。

【检验标本】

胃液。

【送检要求】

洁净试管,取胃液,立即送检。

【检验部门】

体液室。

【参考区间】

pH 值为 0.9~1.8。

【临床意义】

pH 值升高见于十二指肠液反流、胃溃疡、胃癌、慢性胃炎、恶性贫血等。

4.黏度

【检验方法】

理学。

【检验标本】

胃液。

【送检要求】

洁净试管,取胃液,立即送检。

【检验部门】

体液室。

【参考区间】

少量分布均匀的黏液。

【临床意义】

胃有炎症时胃黏液可增多,慢性胃炎时显著增多。

(二)胃液化学检查

1.胃酸分泌试验

【检验方法】

酸碱滴定法。

【检验标本】

胃液。

【送检要求】

洁净试管,取胃液,立即送检。

【检验部门】

体液室。

【参考区间】

基础胃酸分泌量少于 5 mmol/h;

最大胃酸分泌量为(20.26±8.77) mmol/h。

【临床意义】

(1)胃酸分泌升高见于十二指肠球部溃疡、胃泌素瘤等。

（2）胃酸分泌降低见于胃癌、萎缩性胃炎等。胃液 pH 值受精神、性别、食欲等多种因素影响，故在分析结果时应注意。

2.胃液乳酸测定

【检验方法】

定性法。

【检验标本】

胃液。

【送检要求】

洁净试管，取胃液，立即送检。

【检验部门】

体液室。

【参考区间】

阴性。

【临床意义】

胃乳酸增高主要提示有胃癌，亦见于萎缩性胃炎、幽门梗阻、慢性胃扩张等。

3.胃液隐血试验

【检验方法】

试带法/免疫法。

【检验标本】

胃液。

【送检要求】

洁净试管，取胃液，立即送检。

【检验部门】

体液室。

【参考区间】

阴性。

【临床意义】

隐血试验阳性主要见于急性胃炎、胃溃疡、胃癌等。胃溃疡时隐血试验呈间歇性阳性反应，而胃癌时多呈持续性阳性反应。

（三）胃液显微镜检查

1.白细胞

【检验方法】

显微镜检查。

【检验标本】

胃液。

【送检要求】

洁净试管，取胃液，立即送检。

【检验部门】

体液室。

【参考区间】

阴性或少量裸核白细胞。

【临床意义】

有大量的白细胞存在提示胃黏膜炎症,或者由于口腔、鼻窦、咽部及呼吸道炎症,白细胞被咽到胃液中。十二指肠、胰腺或胆道等部位发生炎症时,胃液中也可见到白细胞,但较少见。

2.红细胞

【检验方法】

显微镜检查。

【检验标本】

胃液。

【送检要求】

洁净试管,取胃液,立即送检。

【检验部门】

体液室。

【参考区间】

阴性。

【临床意义】

大量出现提示有炎症、胃溃疡、胃癌存在。

3.上皮细胞

【检验方法】

显微镜检查。

【检验标本】

胃液。

【送检要求】

洁净试管,取胃液,立即送检。

【检验部门】

体液室。

【参考区间】

少量的鳞状上皮细胞。

【临床意义】

有大量的柱状上皮细胞时提示胃炎。胃液镜检发现大量成堆、大小不等、形态不规则、核大、多核的细胞时,高度提示癌症的可能,应做进一步的检查。

4.细菌

【检验方法】

显微镜检查。

【检验标本】

胃液。

【送检要求】

洁净试管,取胃液,立即送检。

【检验部门】

微生物室。

【参考区间】

一般无菌生长。

【临床意义】

在 pH 值高或有食物残留时可查到八叠球菌、乳酸杆菌等,对幽门梗阻、胃溃疡或胃癌的诊断有参考意义。肺结核患者做胃液抗酸染色可查到结核杆菌。

七、十二指肠引流液检查

(一)性状

【检验方法】

理学。

【检验标本】

十二指肠引流液。

【送检要求】

及时送检。

【检验部门】

体液室。

【参考区间】

十二指肠引流液检查参考区间见表 3-3。

表 3-3　十二指肠引流液检查参考区间

项目	D 胆液	A 胆液	B 胆液	C 胆液
量/mL	不定	10~20	10~20	30~60
颜色	浅黄色	无色、灰色或黄色	橙黄色	深褐色
透明度	透明或微浊	透明	透明	透明
黏度	较稀薄	略黏稠	黏稠度较大	略黏稠
pH 值	7.6	7	6.8	7.4
比重	—	1.009~1.013	1.026~1.032	1.007~1.010

【临床意义】

无胆汁提示胆管阻塞,见于胆石症、胆道肿瘤。若仅无 B 液,见于胆道梗阻、胆囊收缩不良或做过胆囊手术;B 液黑绿色或黑色见于胆道扩张或有感染。排出的胆汁异常浓厚,见于胆石症所致的胆囊积液;胆汁稀淡样见于慢性胆囊炎,由浓缩功能差引起。胆汁加入氢氧化钠后仍呈浑浊,见于十二指肠炎症和感染。如混有血液,见于急性十二指肠炎和肿瘤。

(二)显微镜检查

1.细胞

【检验方法】

显微镜检查。

【检验标本】

十二指肠引流液。

【送检要求】

及时送检。

【检验部门】

体液室。

【参考区间】

少量柱状上皮细胞;红细胞为阴性;偶见白细胞。

【临床意义】

(1)上皮细胞。十二指肠炎时,十二指肠上皮细胞大量增多,呈玻璃样及淀粉样改变。胆道炎时,胆道上皮细胞常成堆出现,呈灰白色团块状。

(2)红细胞。大量出现可见于十二指肠、肝、胆、胰等出血性炎症及消化道溃疡、结石或癌症。

(3)白细胞。十二指肠炎或胆道感染时,可大量出现,常染成淡黄色,可成堆分布,结构模糊不完整。

2.结晶

【检验方法】

显微镜检查。

【检验标本】

十二指肠引流液。

【送检要求】

及时送检。

【检验部门】

体液室。

【参考区间】

阴性。

【临床意义】

胆固醇结晶见于胆酸盐缺乏;胆红素结晶见于胆结石。

3.寄生虫

【检验方法】

显微镜检查。

【检验标本】

十二指肠引流液。

【送检要求】

及时送检。

【检验部门】

微生物室。

【参考区间】

阴性。

【临床意义】

十二指肠引流液检出寄生虫或寄生虫卵,如蛔虫、钩虫、肝吸虫卵等可确诊。

4.细菌

【检验方法】

显微镜检查。

【检验标本】

十二指肠引流液。

【送检要求】

及时送检。

【检验部门】

微生物室。

【参考区间】

阴性。

【临床意义】

胆道炎、胆囊炎时十二指肠液做细菌涂片可查到细菌。

八、痰液检查

(一)一般性状

【检验方法】

目测法。

【检验标本】

痰液。

【送检要求】

及时送检。

【检验部门】

体液室。

【参考区间】

无痰或少量,为无色或白色黏液样,无特殊气味。

【临床意义】

黄色脓性痰提示呼吸道有化脓性感染。红色或棕红色痰是含有血液或血红蛋白所致,见于肺癌、肺结核、支气管扩张等。铁锈色痰多是变性血红蛋白所致,见于细菌性肺炎、肺结核、肺梗死等。棕褐色或巧克力色痰见于阿米巴肺脓肿、慢性充血性心脏病、肺淤血。烂桃样痰见于肺吸虫病。灰黑色痰见于各种肺尘埃沉着症。大量咳痰见于支气管扩张、肺脓肿、肺结核、肺水肿等。血性痰,有血腥味,见于各种呼吸道出血性疾病,肺脓肿、肺结核空洞性病变。晚期肺癌患者其痰常有恶臭味。干咳块痰见于肺坏疽和肺结核。

(二)显微镜检查

1.白细胞

【检验方法】

显微镜检查。

【检验标本】

痰液。

【送检要求】

及时送检。

【检验部门】

体液室。

【参考区间】

阴性。

【临床意义】

大量的白细胞,见于呼吸道炎症,如支气管炎、肺炎等常为中性粒细胞。嗜酸性粒细胞增多见于慢性支气管哮喘、过敏性支气管炎、肺吸虫病、热带嗜酸性粒细胞增多症患者。

2.红细胞

【检验方法】

显微镜检查。

【检验标本】

痰液。

【送检要求】

及时送检。

【检验部门】

体液室。

【参考区间】

阴性。

【临床意义】

脓性或黏液脓性痰中可见少量红细胞,血性痰液时可见大量红细胞。

3.上皮细胞

【检验方法】

显微镜检查。

【检验标本】

痰液。

【送检要求】

及时送检。

【检验部门】

体液室。

【参考区间】

正常时,鳞状上皮细胞与纤毛柱状上皮细胞偶见,圆形上皮细胞阴性。

【临床意义】

鳞状上皮细胞增多见于急性喉炎、咽炎;纤毛柱状上皮细胞增多见于支气管哮喘、急性支气管炎;圆形上皮细胞增多见于肺部炎症,大量出现见于肺组织碎解。

4.色素细胞

【检验方法】

显微镜检查。

【检验标本】

痰液。

【送检要求】

及时送检。

【检验部门】

体液室。

【参考区间】

阴性。

【临床意义】

色素细胞见于肺部长期淤血和心功能不全患者,大量出现见于特发性肺含铁血黄素沉着症患者。

5.结晶

【检验方法】

显微镜检查。

【检验标本】

痰液。

【送检要求】

及时送检。

【检验部门】

体液室。

【参考区间】

阴性。

【临床意义】

夏科-莱登结晶见于支气管哮喘及肺吸虫病患者的痰液中。

6.虫卵及原虫

【检验方法】

显微镜检查。

【检验标本】

痰液。

【送检要求】

及时送检。

【检验部门】

体液室。

【参考区间】

阴性。

【临床意义】

痰液中可见肺吸虫卵、溶组织阿米巴滋养体、肺包囊虫等,在蛔虫病及钩虫病时偶可于痰中查到蛔虫及钩虫蚴。痰液检出虫卵或原虫可确诊相应的疾病。

7.细菌染色检查

【检验方法】

革兰氏染色或抗酸染色。

【检验标本】

痰液。

【送检要求】

及时送检。

【检验部门】

微生物室。

【参考区间】

阴性。

【临床意义】

可检出肺炎链球菌、葡萄球菌、肺炎克雷伯菌或抗酸杆菌,对诊断相应的疾病较有意义,尤其仅见单一的某种细菌时更有意义。

第四节　临床细胞学检验

临床细胞学是对人体各部位的脱落细胞或对病变器官及肿物通过针吸的方法获取细胞,经制片染色后,在显微镜下观察这些细胞的形态,从而做出诊断的一门学科,又称细胞病理学或诊断细胞学。

一、脱落细胞基础知识

(一)正常脱落细胞形态

正常脱落的上皮细胞主要来自复层鳞状上皮(扁平上皮)和柱状上皮。

1.复层鳞状上皮

复层鳞状上皮一般有 10 多层细胞。被覆于全身皮肤、口腔、喉部、鼻咽的一部分、食管、阴道的全部,分为底层、中层和表层 3 部分。其中底层细胞分为内底层细胞和外底层细胞,表层细胞根据细胞的成熟程度可分为角化前鳞状上皮细胞、不完全角化鳞状上皮细胞和完全角化鳞状上皮细胞。

2.柱状上皮

柱状上皮在组织学上分为单层柱状上皮、假复层纤毛柱状上皮和复层柱状上皮 3 种常见类型,主要被覆于鼻腔、鼻咽、支气管树、胃肠、子宫颈管、子宫内膜及输卵管等部位。柱状上皮细胞由基底部未分化的储备细胞发育而来,依其形态功能不同而分为纤毛柱状上皮细胞、黏液柱状上皮细胞和储备细胞三种。

(二)炎症脱落细胞形态

炎症可以分为急性、亚急性、慢性和肉芽肿性 4 种炎症类型。前 3 种按炎症疾病的病程来分类,后者由特殊病原引起,其局部主要由吞噬细胞组成,常为慢性经过。

1.急性炎症

涂片中上皮细胞常有严重退变,有较多的中性粒细胞、巨噬细胞和坏死细胞碎屑。吞噬细胞胞质内有坏死细胞碎屑,还可见网状纤维素。

2.亚急性炎症

涂片中有退变上皮细胞和坏死细胞碎屑及增生的上皮细胞。细胞学检查中可同时存在中性粒细胞、单核细胞、淋巴细胞和嗜酸性粒细胞。

3.慢性炎症

涂片中有较多成团的增生上皮细胞,细胞学检查中以浆细胞或淋巴细胞为主。变性坏死的细胞成分减少。

4.肉芽肿性炎症

细胞学诊断肉芽肿要在涂片中找到特殊病原体。结核以形成结核结节为特征,是最常见的肉芽肿性炎症。组织学上,结核结节由类上皮细胞、朗汉斯巨细胞和淋巴细胞组成,中央常发生干酪样坏死。涂片中可见下列成分。

(1)类上皮细胞:由单核细胞、组织细胞、脱落肺泡上皮细胞等增生,并吞噬结核杆菌演变而来。细胞呈卵圆形、圆形或多角形,胞核呈类圆形或较长卵圆形,核染色质疏松、细腻,胞质丰富淡染,可出现空泡及小颗粒。

(2)朗汉斯巨细胞:主要由多个类上皮细胞核融合而成的合体细胞。细胞巨大,直径可达 $60 \sim 80~\mu m$。核可多达数十个,一般靠浆周边呈花环状或马蹄状排列。此细胞是诊断结核病的特异细胞,但必须注意与异物巨细胞及破骨细胞区别。

(3)干酪样坏死:呈无结构红染的颗粒状物,坏死较彻底,在背景上难以找到细胞核碎片。其附近若出现类上皮细胞,则更支持结核的诊断。

(4)其他细胞:结核病涂片中还可见大量的单核细胞和淋巴细胞。

(三)肿瘤脱落细胞形态

(1)恶性肿瘤细胞核异型性表现:①核增大,大小不等。②核染色质深染、粗糙。③核畸形。④核质比失常。⑤核仁增大,数目增多。⑥核分裂增多及病理性核分裂。⑦瘤巨细胞。⑧裸核。

(2)肿瘤可分为良性肿瘤与恶性肿瘤两类,恶性肿瘤又大致可分为癌与肉瘤两种主要类型。其细胞学上的鉴别见表 3-4。

表 3-4　良性肿瘤与恶性肿瘤细胞学鉴别

鉴别要点	良性肿瘤	恶性肿瘤
穿刺取材	不易吸取或极易抽吸	穿刺时容易吸取标本,亦易于自脱落细胞中获得
标本外观及制片	清洁、无明显颗粒、易于推片	混浊、稠、颗粒较多、不易涂片
细胞数量分化程度、排形态及排列	多少不一、分化好、大小一致、排列整齐、与正常细胞大致相同	细胞多、形态怪异、分化差、大小不等、密集成团、列紊乱
细胞核	大小一致、核形近似正常细胞、核染色质细粒均匀、核仁少而小	大小不等、核异形、核染色质粗糙浓密、分布不均、核仁多、大、核分裂象多见
细胞质	较丰富、核浆比例正常	较少,核浆比例失常,常见异常染色、变性颗粒及包涵体

(3)肉瘤细胞与癌细胞的鉴别见表 3-5。

表 3-5　肉瘤细胞与癌细胞的鉴别

鉴别要点	癌	肉瘤
组织来源	上皮细胞	间叶组织
发病率	多见于 40 岁以后,约为肉瘤的 9 倍	多见于青少年
大体特点	质较硬、灰白色、较干燥	质软、灰红色、湿润
组织学特点	形成癌巢,实质与间质分界清	细胞弥散分布,实质与间质分界不清
细胞形态	大小差异显著,进行性脂肪变明显	大小差异不太显著,形态接近原血细胞
染色质	粗糙结构或块状聚集	细致网状或粗粒状
核分裂象	不规则,多核性分裂多见	丝状、分叶状、分裂状易见
核仁	数目显著增多	常见 1~2 个,一般圆或椭圆形,较规则
细胞质	深蓝不一致,随癌类型而不同	着色较一致,一般呈较狭的周带
吞噬现象	易见	极少见
转移	多经淋巴道转移	多经血道转移

(4)鳞癌、腺癌及未分化癌细胞的鉴别见表 3-6。

表 3-6 鳞癌、腺癌、未分化癌的细胞鉴别

鉴别要点	鳞癌细胞	腺癌细胞	未分化癌细胞
细胞形态	异形细胞多见,如蛇形、蝌蚪形,亦有圆形	主要为圆形及卵圆形,大小不等	圆形、卵圆形、大小尚一致
细胞分布及排列	常散在,成堆时亦排列松散,细胞边界清晰	群团性聚集,胞边界不甚清晰或呈乳头状腺腔样排列	成堆、成团聚集,细胞边界不清,排列紊乱,可呈葡萄状排列
细胞质	丰富、匀实,多嗜酸呈红色或橘红色,可嗜碱	少、薄、嗜碱呈淡蓝色,可出现囊状空泡	极少或不见,染色深蓝
细胞核	畸形或圆形,居中或偏心位,核染色质增多,呈粗颗粒状、块状,深染,核膜不明显	圆形或卵圆形,偏心位,核边厚而不规则,核染色质呈粗颗粒状	梭形、圆形、瓜子形,居中,染色质不增多,密集,深染,结构不清
核仁	一般难以见到,低分化鳞癌可见到明显核仁	核仁明显,多为单个,较大,清晰	单个或多个,小细胞型未分化,癌核仁不明显

(四)细胞学诊断方式

细胞检查的诊断方式通常分直接诊断、描述提示诊断与分级诊断三种。

1.直接诊断

依据细胞学检查,参考临床及其他资料,比较典型、确切,直接提出关于疾病的诊断结论,如肺腺癌、脂肪瘤等。

2.描述提示诊断

提示诊断为不能直接予以肯定的诊断,报告时可描述镜下所见细胞的形态或可疑细胞及背景成分,提出初步考虑意见。例如,针对宫颈细胞学而言,有描述性诊断系统(the Bethesda system,TBS),内容有以下几点。

(1)标本评估。

①满意。

②不满意。

(2)未见癌细胞(正常上皮细胞)。

①鳞状上皮细胞。

②柱状上皮细胞。

(3)微生物。

①滴虫性阴道炎。

②真菌感染。

③细菌感染。

④放线菌。

⑤单纯疱疹病毒感染。

⑥人乳头瘤病毒感染。

(4)反应性细胞改变。

①炎症反应性细胞改变。

②萎缩反应性细胞改变。

③宫内节育器的反应性改变。

④放疗反应性细胞改变。

(5)上皮细胞异常。

①鳞状上皮异常。

a.非典型鳞状上皮细胞,分为无明确诊断意义的非典型鳞状上皮细胞和非典型鳞状上皮细胞,不排除高度鳞状上皮内病变。

b.低度鳞状上皮内病变。

c.高度鳞状上皮内病变。

d.鳞状细胞癌。

②腺上皮异常。

a.非典型腺细胞。

b.腺原位癌。

c.宫颈腺癌。

d.宫内膜腺癌。

e.宫外腺癌。

3.分级诊断

此法常用于阴道细胞学诊断及妇科普查,一般按改良巴氏五级分类法分类。

Ⅰ级:阴性。

Ⅱ级:有异常细胞(此级可细分为 na 和 nb)。

Ⅲ级:有可疑癌细胞。

Ⅳ级:有癌细胞,但不够典型或数量极少,需进一步证实。

Ⅴ级:有癌细胞,形态典型且数量较多。

二、各系统脱落细胞检查

(一)浆膜腔积液

1.标本采集

用穿刺术采集,离心沉淀涂片。

2.炎症时浆膜腔积液中的细胞

(1)正常间皮细胞:体积较大,呈圆或卵圆形,大小相当于底层鳞状上皮细胞,多分散。核圆形或卵圆形,居中或偏位。间皮细胞一般为单核,在细胞增生时可见双核及多核。

(2)退变的间皮细胞:固缩性退变,胞体缩小,核固缩深染或碎裂成不规则的小块,脱落到积液中的间皮细胞很快发生肿胀退变,细胞变成印戒样泡沫状或蛛网状,继而胞膜破裂,染色质结构消失,其后细胞全部消失。涂片内所有细胞都有退变,往往是标本处理不及时导致的,应重新采集标本。

(3)增生性间皮细胞:在结核与非结核炎症及肿瘤的刺激下,间皮细胞发生不同程度的增生,主要表现为细胞增大,三个或几个聚集成群,排列尚规则,多无重叠,核增大,核浆比例失常。核畸形,核染色质增多,较均匀细致,与癌细胞不同的是核一般可增至 10 μm,而癌细胞的核一般都在 10 μm 以上。

(4)组织细胞:细胞大小、形状相差很大,小型组织细胞与单核细胞相近似,但形态变化比单核细胞大,边缘不规则,胞质量多,核呈肾形或马蹄形。大型组织细胞又称巨噬细胞,细胞体积大,边缘不规则,胞质量丰富且含大小不一的水泡状空泡和各种吞噬物。

(5)血细胞类:积液中一般都有少量中性粒细胞,如大量出现,即急性化脓性浆膜炎。淋巴细胞在积液中常见到,若大量出现达 80% 以上,则为结核性浆膜炎所致。肿瘤性积液中也可出现淋巴细胞增生。嗜酸性粒细胞可由炎症、肿瘤引起反应增生,浆细胞少见。

3.结核性浆膜炎

镜下主要为成熟淋巴细胞,少许间皮细胞、中性粒细胞、浆细胞及巨噬细胞,还可见朗汉斯巨细胞。

4.嗜酸性粒细胞浆膜积液

镜下为嗜酸性粒细胞增多,细胞形态与周围血所见相同。

5.转移癌细胞

转移癌占胸、腹腔积液中恶性肿瘤的 98% 以上,其中 80% 为腺癌,鳞癌和未分化癌较少,形态如前所述。

6.恶性间皮瘤

间皮瘤是罕见的浆膜原发肿瘤,可分为已分化与未分化两类。已分化间皮瘤,细胞可单个散在或排列成团、成片,为圆形或卵圆形,一般比正常间皮细胞大,但也可等大或比正常的略小。

(二)女性生殖道

1.标本采集

(1)子宫颈刮片法涂片或拭取存放于保存液中。

(2)阴道后穹隆吸取法涂片。

(3)子宫颈管吸取法涂片。

(4)宫腔吸取法涂片。

(5)病灶部直接刮片。

2.阴道及子宫颈常见细胞

(1)复层鳞状上皮细胞:分为表层、中层及底层。来自子宫颈口、阴道及外阴。

(2)柱状上皮细胞:来自子宫颈及子宫体的内膜细胞。

(3)核异质细胞:界于良恶性之间的一种细胞。核异质细胞主要见于非典型性增生、原位癌及浸润癌的涂片,有时可出现在炎症涂片中。核异质细胞源于鳞状上皮或子宫颈内膜上皮细胞,细胞特征仍保持原来细胞形态,但核增大,核形不规则,可见双核、多核,核染色质增加而略深染。

(4)非上皮来源细胞:组织细胞、红细胞、白细胞、淋巴细胞,细胞特点如前所述。

3.炎症性变化

上皮细胞在炎症时表现三种改变,即变形细胞、糜烂细胞、退化变性细胞。

4.癌前病变

癌前病变是从良性到恶性间变阶段的综合征象。间变细胞在不少文献中称为核异质细胞,形态如前所述。一般认为大部分间变细胞在发展过程中恢复正常(约占70%),只有少数发展为癌。

5.宫颈湿疣细胞

核周空穴细胞是宫颈湿疣的特异性细胞。镜下主要为中、表层成熟鳞状上皮细胞的核周具有大空泡,核不规则,双核或多核,核染色质致密深染,核内含水晶样外观病毒颗粒。

6.宫颈癌

宫颈癌按细胞形态可分为鳞状细胞癌及腺癌两大类。鳞状细胞癌和腺癌又可分为未分化癌细胞和已分化癌细胞。

(1)未分化鳞癌细胞:镜下细胞排列成群不太紧密,体积小,边缘不清晰,胞质较少。细胞分化越差,核着色越深,具有一般癌细胞的特点。

(2)已分化鳞癌细胞:涂片中可见多边形、梭形、蝌蚪形、纤维形等,具有鳞癌特征的癌细胞及癌珠。

(3)已分化腺癌:细胞边界明显,胞质丰富,含囊状大空泡,将核推向一侧,核大,核仁大且数量多,核染色质增多。

(4)未分化腺癌:细胞极少,边界不清楚,胞质少,常密集成群,互相重叠,核的大小、形态较一致,具有一般癌细胞的特征。

7.子宫内膜癌

子宫内膜癌远比宫颈癌少,其细胞学特点具有腺癌的特征。

8.外阴癌

外阴癌占女性生殖器恶性肿瘤的第三位。涂片中多为已分化的圆形鳞癌细胞或未分化癌细胞。

针对液基保存液保存的标本,通过液基薄层制片技术获得单层薄片后,其描述性诊断方式可参考 TBS 系统。

(三)痰液、纤支镜刷片

1.标本采集

(1)纤支镜刷片。

(2)选取来自肺、支气管内的血丝痰、灰白色痰、透明黏液痰丝等有效成分涂片。

2.呼吸道常见细胞

纤毛柱状上皮细胞、分泌性柱状上皮细胞、鳞状细胞、肺泡巨噬细胞。

3.肺癌

肺癌为较常见的恶性肿瘤,细胞学常见类型有以下几种。

(1)鳞状细胞癌:癌细胞大小、形态各异,通常分散,亦可成群,可见蝌蚪状或长梭形癌细胞。

（2）腺癌：镜下具有腺癌细胞特点。

（3）未分化肺癌：包括小圆细胞型癌、燕麦细胞癌、大圆细胞型癌。

（四）胃液

1.标本采集

胃冲洗液或胃镜刷片分泌物涂片。

2.胃中正常细胞成分

胃的正常脱落细胞中以胃黏膜柱状上皮细胞较多见，胃底腺细胞少见，来自胃以外的细胞有口腔、咽及食管的鳞状上皮细胞，来自呼吸道的纤毛柱状上皮细胞和炎细胞，以及来自十二指肠的柱状上皮细胞和杯状细胞。

3.慢性胃溃疡

镜下黏膜上皮细胞胞体及核增大，且大小不一，染色质呈颗粒状，细胞散在或成团，另可见中性粒细胞。

4.胃癌

在胃的恶性肿瘤中，98％以上为腺癌，鳞癌极为罕见。分化差的腺癌细胞较小、浆少，核偏于一侧，有的浆内可见空泡。分化好的癌细胞较大，可含较大的黏液空泡，并呈印戒状，核大小悬殊，常偏位可具多核。核染色质粗粒状。

（五）泌尿道

1.标本采集

收集新鲜尿液，离心沉淀涂片。

2.泌尿道的正常细胞成分

移行上皮细胞、柱状上皮细胞。

3.泌尿道炎症细胞

炎症时镜下可见较多的红细胞、粒细胞、淋巴细胞和组织细胞，且可有退变、坏死，背景混浊。慢性膀胱炎时，移行细胞明显增多；慢性尿道炎时，可见较多的柱状上皮细胞；慢性肾盂肾炎时，可见大量多核移行上皮细胞；泌尿道肿瘤常伴有感染，应注意有无肿瘤细胞同时存在。

4.膀胱癌

膀胱癌临床上较常见，主要为移行细胞癌。鳞癌、未分化癌、腺癌和其他肿瘤膀胱内转移极少见。移行细胞癌的癌细胞较大，呈不规则圆形、卵圆形，也可呈三角形，甚至呈梭形或蝌蚪形，有时与鳞癌细胞不易区分。但移行细胞癌的癌细胞多成群脱落，鳞状细胞癌一般由移行上皮鳞化恶变而来，镜下可见较典型分化好的鳞癌细胞。腺癌细胞形态与其他部位相同，未分化癌主要来自肾脏和膀胱，癌细胞中等大小，核具有恶性特征，有时与移行细胞癌无法区别。

5.肾实质肿瘤

肾实质肿瘤包括腺癌、肾透明细胞癌和未分化癌。肾实质肿瘤在未穿破肾盏、肾盂时，尿中很少找到癌细胞。透明细胞癌也属腺癌，是一种原发性肾癌，癌细胞很大，胞质内有许多小空泡，染色很淡呈透明样，细胞多单个存在，有时可三五成群，但常不相连。

三、针吸细胞学检查

(一)淋巴结

1.标本采集

穿刺法将淋巴结抽吸物涂片。

2.淋巴结的正常细胞成分

淋巴结的正常细胞成分主要有三大类,即淋巴细胞、巨噬细胞及组织细胞,其中淋巴细胞占95%~98%。

3.淋巴结炎

(1)急性淋巴结炎:所见成熟淋巴细胞数量少于慢性淋巴结炎,还可见大量中性粒细胞及散在的组织细胞。

(2)慢性淋巴结炎:以成熟淋巴细胞为主,还可见到幼稚淋巴细胞、原始淋巴细胞、组织细胞、巨噬细胞、浆细胞、嗜酸性粒细胞及少量中性粒细胞。

(3)增生性淋巴结炎:涂片内的细胞成分类似慢性淋巴结炎,不同的是可见到较多的淋巴网状细胞,很难见到巨噬细胞。

4.淋巴结结核

(1)增殖型淋巴结结核:涂片内以成熟淋巴细胞为主要成分,可见到明显或较为典型的朗汉斯巨细胞、散在或三五成群的类上皮细胞,偶见嗜酸性粒细胞、浆细胞等。

(2)干酪型淋巴结结核:穿刺抽吸物为稀薄脓样或干酪样物质,涂片内干酪样物质呈片状或团状、块状分布,依稀可见淋巴细胞或类上皮细胞的残核,呈杂乱污染表现。

5.恶性淋巴瘤

恶性淋巴瘤可分为霍奇金淋巴瘤和非霍奇金淋巴瘤,原发于淋巴结,亦可发于淋巴结以外的淋巴网状组织。

(1)霍奇金淋巴瘤:诊断霍奇金淋巴瘤的特征性细胞为 R-S 细胞,又称镜影细胞,镜下细胞直径为$100\sim200~\mu m$,有两个巨大的核相对排列。核呈椭圆形或肾形,核染色质呈粗粒网状、条索状或疏松颗粒状,分布均匀。各核中均有一个大而显目的核仁,如同成熟淋巴细胞或更大,圆形或卵圆形,染蓝色或灰蓝色。霍奇金淋巴瘤按组织学分型可分为淋巴细胞为主型、结节硬化型、混合细胞型及淋巴细胞消减型。

(2)非霍奇金淋巴瘤:瘤细胞成片弥漫分布,细胞失去正常的结构且有明显的异型性。根据细胞大小、形态及着色特点可分为小圆细胞型、裂细胞型、无裂细胞型、裂-无裂细胞混合型、免疫母细胞型、透明细胞型、多形细胞型、曲核细胞型、中圆细胞型、组织细胞型、浆细胞型等。

6.淋巴结转移性恶性肿瘤

淋巴结转移癌可分为鳞癌、腺癌、未分化癌、恶性黑色素瘤。

(二)乳腺

1.标本采集

(1)乳头溢液涂片法。

(2)肿块穿刺抽吸涂片法。

(3)患处刮片法。

2.乳腺的正常细胞成分

腺上皮细胞、泡沫细胞、巨噬细胞。

3.乳腺组织增生

乳腺组织增生又称慢性囊性乳腺病,是乳腺最常见的疾病。镜下细胞成分少,主要见分化良好的腺上皮细胞,数个至数十个密集成团。

4.乳汁潴留与囊肿

本病发生于哺乳期或妊娠期的妇女,多由乳腺导管受阻引起,抽吸物主要为鲜乳样乳汁,镜下主要见大量肿胀的乳汁细胞。

5.乳腺导管内乳头状瘤

镜下主要见到两种细胞,即瘤细胞和泡沫细胞。

6.乳腺结核

此病临床上不多见,易误诊为乳腺癌。镜下主要见结核巨细胞、类上皮细胞,还可见腺上皮细胞、泡沫细胞、中性粒细胞。

7.乳腺癌

镜下癌细胞体积大,密集成团,排列紊乱,呈片状、巢状、腺样排列,恶性特征明显。

(三)甲状腺

1.标本采集

甲状腺肿块穿刺吸取标本涂片。

2.甲状腺的正常细胞成分

甲状腺上皮细胞。

3.慢性淋巴细胞性甲状腺炎

慢性淋巴细胞性甲状腺炎又称为桥本甲状腺炎。抽吸物为血性带有细胞颗粒状标本,镜下除成熟淋巴细胞遍布全片外,滤泡上皮细胞呈多形性,有正常、增殖性及嗜酸性细胞三种主要类型。

4.亚急性甲状腺炎

此病临床上少见,镜下细胞成分多,最具有诊断价值的是类上皮细胞,此细胞数量多,呈片状排列,多集中在片尾,还可见增生滤泡上皮细胞、巨噬细胞、组织细胞及散在的成熟淋巴细胞等。

5.甲状腺腺瘤

此病分类很多,细胞学难以准确分析类型,但滤泡型腺瘤较易识别,镜下瘤细胞呈滤泡状排列,也可有不规则排列,滤泡上皮细胞大小一致。甲状腺腺瘤发生囊性变,穿刺抽吸物为黄色黏稠状液体标本,如有囊内出血,则抽吸物为咖啡色,镜下可见变小的滤泡、泡沫细胞、组织细胞、巨噬细胞等。

6.甲状腺癌

甲状腺癌是较为常见的恶性肿瘤,此癌类型多,如乳头状癌、滤泡状癌、未分化癌、鳞状细胞癌。穿刺细胞学最常见的为甲状腺乳头状癌。

（1）甲状腺乳头状癌：此病在临床上难以与甲状腺瘤区别。镜下的最大特点是大多数病例细胞分化良好，呈良性感。分化差的病例细胞恶性感明显。诊断时的主要根据为癌细胞呈乳头状排列，多见两级以上分支；另一重要特点是细胞核内出现包涵体。

（2）滤泡型癌：镜下癌细胞呈典型滤泡状、花簇状或小滤泡状排列。分化好的滤泡型癌难与良性滤泡状腺瘤区别。胶质明显减少是滤泡癌的特征之一。癌细胞略呈椭圆形，胞体增大，较一致，呈环状排列。核染质浓密，核仁不明显。分化差者癌细胞大小明显不一，核仁明显。

（3）未分化癌：甲状腺高度恶性肿瘤。其镜下主要为巨型癌细胞，核大，胞质丰富，多形性的核，大小极不一致。

（四）软组织

1.标本采集

穿刺针吸涂片。

2.软组织的正常细胞成分有12种

黏液细胞、成纤维细胞、纤维细胞、脂肪细胞、淋巴管内皮细胞、血管内皮细胞、平滑肌细胞、横纹肌细胞、腱细胞、滑膜细胞、间皮细胞及血管外皮细胞。

3.滑膜囊肿

滑膜囊肿由外伤、炎症、结核、类风湿等引起。多发生于髌骨、鹰嘴突、肩峰下及坐骨结节的骨膜。镜下可见淡薄猩红色蛋白液，呈匀质状或细颗粒状，可见组织细胞。

4.腱鞘囊肿

临床上极为常见。镜下可见浓厚的猩红色黏液及少许上皮样细胞散在其中。

5.血管瘤

血管瘤是较为常见的良性肿瘤。镜下可见大量的红细胞，且不少红细胞被溶解，还应见到巨噬细胞，此种细胞是由单核细胞演变而来的。

6.脂肪瘤

脂肪瘤是最常见的良性肿瘤。镜下为成团的脂肪细胞，亦可散在，单个脂肪细胞呈球形，几乎全由空泡组成。

7.纤维肉瘤

纤维肉瘤发病率居软组织恶性肿瘤首位。根据其细胞学特点分为分化好的纤维肉瘤、分化差的纤维肉瘤。前者细胞似成纤维细胞，异形性轻，散在或成群排列。后者肿瘤细胞很多，散在或成群分布，排列紊乱异形性明显。

8.恶性血管内皮瘤

恶性血管内皮瘤亦称血管肉瘤，根据细胞分化程度可分为两型：分化较好型、分化不良型。前者瘤细胞呈一致性，细胞多呈弥散分布，形态结构类似血管内皮细胞；后者瘤细胞高度恶性，数量很多，密集成片，胞体大，不完整圆形。

9.滑膜肉瘤

按镜下细胞形态可分为三型：梭形细胞型，以梭形瘤细胞为主；上皮细胞型，形似上皮细胞,圆形或多角形,分散、成群或腺样排列;混合型,为梭形细胞和上皮细胞均等量混合存在。

10.横纹肌肉瘤

根据瘤细胞形态及临床特点可分三型:多型性横纹肌肉瘤,瘤细胞形态多样是其特点;腺泡状横纹肌肉瘤;胚胎状横纹肌肉瘤,主要为未分化的梭形细胞及小圆形细胞。

(五)软骨及骨组织

1.标本采集

针吸涂片。

2.软骨及骨组织的正常细胞成分

软骨细胞、成骨细胞、破骨细胞。

3.软骨瘤

软骨瘤是良性肿瘤。镜下可见多量猩红色黏液,细胞稀少、散在分布。

4.软骨肉瘤

软骨肉瘤镜下可分为分化差及分化好的两种细胞。分化差的软骨肉瘤细胞体积大,呈类圆形、卵圆形及蝌蚪形,常可见核仁及双核,具有明显的恶性特征。各种瘤细胞散在于猩红色黏液样基质的背景中是其特征。分化好的瘤细胞仍保持软骨瘤细胞的特征,细胞增大,核亦增大,染色质较丰富,常见双核细胞。

5.骨肉瘤

骨肉瘤又称成骨肉瘤,是骨组织中最常见的恶性肿瘤,镜下瘤细胞多形性和异形性特别明显,呈短梭形、卵圆形或多边形。

6.骨巨细胞瘤

骨巨细胞瘤又称破骨细胞瘤。镜下可见大量多核巨细胞分散在单核间皮细胞之间。

7.恶性骨巨细胞肉瘤

恶性骨巨细胞肉瘤多由骨巨细胞瘤恶变而来。镜下主要为单核间质细胞和多核巨细胞,核明显增大,核染色质增加、增粗,排列紊乱,具有明显的恶性感。

8.骨转移癌

骨转移癌镜下癌细胞与原发癌细胞相似。

9.尤因肉瘤

尤因肉瘤又名骨未分化型网状细胞肉瘤。镜下瘤细胞较小,数量很多,弥漫分布或数个聚集,细胞呈圆形或椭圆形,分界清楚,大小基本一致或不甚一致。应注意与骨网状细胞肉瘤相区别,后者瘤细胞大小相差悬殊,形态明显怪异。

(六)前列腺

1.标本采集

(1)前列腺按摩液涂片。

(2)针吸涂片。

2.前列腺正常细胞成分

前列腺按摩液可见到前列腺上皮细胞、精囊上皮细胞、精子、膀胱及尿道上皮细胞。但针吸涂片仅可见前列腺上皮细胞。

3.前列腺肥大

多发生于 50 岁以上患者。镜下主要为增生的前列腺上皮细胞成团或成片状排列,分化良好,有时可呈平铺蜂窝状。

4.慢性前列腺炎

男性患者常见病之一。镜下可见前列腺上皮细胞,细胞呈退化变性,出现浆内空泡,核肿胀或固缩,细胞裂解,同时还可见少许淋巴细胞、成纤维细胞等炎症细胞。

5.前列腺癌

前列腺癌在欧美国家发病率较高,我国也有渐增趋势,多发生于 50 岁以上患者。镜下癌细胞成团或成片,核呈不规则圆形或异形,核染色质粗,可见一个或多个核仁,胞质含有颗粒空泡。

(七)睾丸、附睾

1.标本采集

针吸涂片。

2.正常性成熟睾丸

穿刺可见细胞为精原细胞、支持细胞、间质细胞。正常附睾由柱状上皮细胞和立方形上皮细胞覆盖。

3.精原细胞瘤

精原细胞瘤亦称生殖细胞瘤。镜下肿瘤细胞弥漫性分布,细胞中等大小,形态不一致,呈圆形或不规则圆形,胞质含有空泡且易碎,形成背景一片淡染的泡沫状结构,同时还可见淋巴细胞。

4.睾丸恶性畸胎瘤

睾丸有恶性和良性畸胎瘤,以恶性多见。其镜下多种瘤细胞混合存在,有的病例同时伴有精原细胞瘤、胚胎性瘤、绒毛膜上皮癌的细胞成分,还混有黏液、脂肪及其他成分。若为良性畸胎瘤恶变,则可见分化的角化鳞屑、鳞状上皮细胞、梭形细胞等,同时可见腺癌或鳞癌等恶变细胞。

5.附睾结核

附睾结核是附睾的常见疾病。镜下可见诊断结核的主要细胞成分。附睾结核应与精子性肉芽肿相鉴别,精子性肉芽肿有上皮细胞,但此类上皮细胞体积大,且精子肉芽肿在涂片中可找到群体性的精子细胞和精子头,无干酪样坏死。

四、细胞学相关辅助技术

(一)细胞图像分析仪

1.细胞核 DNA 含量测定

脱落细胞、穿刺细胞涂片或组织切片均可进行细胞核 DNA 含量测定。目前有两种测定方法:一种应用流式细胞仪(FCM)进行测量;另一种使用图像分析仪进行测量。

DNA 含量在判断细胞的良、恶性方面有重要意义。一般良性肿瘤细胞不出现或很少出现非整倍体细胞,恶性肿瘤细胞常见多量非整倍体细胞。非整倍体细胞越多,肿瘤细胞分化程度越低,恶性程度越高,5 年生存率越低。反之,肿瘤细胞分化程度高,恶性程度低,5 年生存率高。

2.AgNOR 的定量分析

AgNOR 是细胞核仁组成区嗜银蛋白,利用离子与核仁组成区内非组蛋白发生特异性结合形成颗粒。利用图像分析不仅可迅速测出颗粒数目,还可以测其面积和形状。临床上用图像分析法研究肺癌,发现肺癌细胞内 AgNOR 数目与肺癌的分类、分级与 TNM 中的淋巴结(N)和远处转移(M)有关。

(二)免疫细胞化学技术

免疫细胞化学技术见表 3-7 至表 3-10。

表 3-7　癌细胞常用标志物

英文名称	中文名称	临床应用
Cytokeratin AE$_1$/AE$_3$	细胞角蛋白 AE$_1$/AE$_3$(广谱)	主要鉴别上皮和非上皮肿瘤
Cytokeratin 8(low MW)	细胞角蛋白 8(低分子质量)	主要标记各种腺癌
Cytokeratin(high MW)	细胞角蛋白(高分子质量)	主要标记各种鳞癌
Cytokeratin 5&8	细胞角蛋白 5 和 8	主要标记基底细胞癌和腺癌
Cytokeratin 19	细胞角蛋白 19	主要标记腺癌、基底细胞癌和非角化鳞癌
Cytokeratin 20	细胞角蛋白 20	主要标记各种腺癌
EMA	上皮膜抗原	主要标记腺上皮来源的肿瘤
ESA	上皮特异性抗原	主要鉴别上皮和非上皮来源的肿瘤
CEA	癌胚抗原	主要标记上皮性肿瘤,尤其是腺癌

表 3-8　肉瘤细胞常用标志物

英文名称	中文名称	临床应用
vimentin	波形蛋白	主要标记间叶细胞来源的肿瘤
actin	肌动蛋白(广谱)	主要标记平滑肌肉瘤、横纹肌肉瘤和肌上皮瘤
desmin	结蛋白	主要标记平滑肌肉瘤、胚胎性和腺泡状横纹肌肉瘤
myoglobin	肌红蛋白	主要标记良恶性横纹肌肿瘤
myosin(smooth)	肌球蛋白(平滑肌)	主要标记良恶性平滑肌肿瘤
lysozyme	溶菌酶	主要标记组织细胞和恶性纤维组织细胞瘤
AACT	抗胰糜蛋白酶	主要标记恶性纤维组织细胞瘤
Factor Ⅷ related antigen	第八因子相关抗原	主要标记血管肉瘤
CD$_{34}$	内皮细胞标记	主要标记内皮细胞和血管肉瘤

英文名称	中文名称	临床应用
LCA(CD45)	白细胞共同抗原	主要用于鉴别淋巴瘤和未分化小细胞癌
kappa light chains	k 轻链	主要用于鉴别 B 淋巴细胞增生和 B 细胞淋巴瘤
lambda light chains	λ 轻链	主要用于鉴别 B 淋巴细胞增生和 B 细胞淋巴瘤
CD3,T 细胞		主要用于标记 T 细胞和 T 细胞淋巴瘤
CD15		主要标记霍奇金淋巴瘤中的 R-S 细胞
CD20,B 细胞		主要标记 B 细胞及 B 细胞淋巴瘤
CD30,Ki-1 抗原		主要标记间变型大细胞性(Ki-1)淋巴瘤、霍奇金淋巴瘤中的 R-S 细胞及单核霍奇金细胞
CD45RO,T 细胞		主要标记 T 细胞和 T 细胞淋巴瘤

表 3-9　神经组织来源的肿瘤常用标志物

英文名称	中文名称	临床应用
GFAP	神经胶质细胞原纤维酸性蛋白	主要用于鉴别中枢神经系统胶质瘤和转移癌
NSE	神经元特异性烯醇化醇	主要用于标记神经源性和神经内分泌肿瘤
NF-68kD(NF-L)	神经纤维丝蛋白(低分子质量)	主要标记神经母细胞瘤、节细胞胶质瘤及外周神经纤维和交感神经节细胞
neuroblastoma	神经母细胞瘤	主要标记神经母细胞瘤和尤因肉瘤

表 3-10　其他常用的免疫学标记

英文名称	中文名称	临床应用
melanoma(HMB$_{45}$)	恶性黑色素瘤	主要标记有色素和无色素恶性瘤
HCG	人绒毛膜促性腺激素	主要标记绒癌
mesothelial cell (HBME-1)	间皮细胞	主要标记间皮
PSA	前列腺特异性抗原	主要标记前列腺增生及前列腺癌
thyroglobulin(TG)	甲状腺球蛋白	主要标记甲状腺癌

应用时注意以下几点。

(1)以光镜检查细胞形态为主,以免疫细胞化学为辅。

(2)应同时联合几种试剂作正反对比,不能凭一项检查轻易诊断。

(3)每次实验时应做阳性和阴性对照。

第四章　临床化学检验

第一节　电解质及微量元素测定

一、钾（K^+）

【检验方法】

ISE 法（离子选择电极法）。

【检验标本】

静脉血。

【送检要求】

抽取静脉血 2 mL 注入干燥试管尽快送检，避免溶血。

【检验部门】

生化室。

【参考区间】

3.5～5.3 mmol/L。

【临床意义】

1.血钾浓度升高

血钾浓度升高见于肾上腺皮质功能减退症、急性或慢性肾衰竭、休克、组织挤压伤、重度溶血、口服或注射含钾液过多等。

2.血钾浓度降低

血钾浓度降低常见于严重腹泻、呕吐、肾上腺皮质功能亢进、服用利尿药、应用胰岛素等。家族性周期性麻痹在发作时血清钾下降，可低至 2.5 mmol/L，但发作间歇期血清钾正常。

二、纳（Na^+）

【检验方法】

ISE 法。

【检验标本】

静脉血。

【送检要求】

抽取静脉血 2 mL 注入干燥试管，尽快送检。

【检验部门】

生化室。

【参考区间】

136～145 mmol/L。

【临床意义】

1.血钠浓度升高

临床少见,可见于肾上腺皮质功能亢进、严重脱水、中枢性尿崩症等。

2.血钠浓度降低

血钠浓度降低见于胃肠道疾病引起的消化液丢失、严重肾盂肾炎、肾小球严重损害、肾上腺皮质功能不全、糖尿病、应用利尿药、大量出汗、大面积烧伤等。

三、氯(Cl^-)

【检验方法】

ISE 法。

【检验标本】

静脉血。

【送检要求】

抽取静脉血 2 mL 注入干燥试管,尽快送检。

【检验部门】

生化室。

【参考区间】

96～108 mmol/L。

【临床意义】

1.血氯浓度升高

血氯浓度升高常见于高钠血症、失水大于失盐、高血氯性代谢性酸中毒、过量输入生理盐水等。

2.血氯浓度降低

临床上低氯血症较为多见,常见原因有胃肠疾病引起的消化液丢失、肾小管严重损害、肾上腺皮质功能不全、糖尿病、应用利尿药、低盐饮食等。

四、钙(Ca^{2+})

【检验方法】

邻甲酚酞络合铜比色法。

【检验标本】

静脉血。

【送检要求】

抽取静脉血 2 mL 注入干燥试管,尽快送检。也可用肝素抗凝血浆标本,但不能用 $EDTA-Na_2$ 及草酸盐作抗凝药。

【检验部门】

生化室。

【参考区间】

儿童:2.23～2.80 mmol/L。

成人:2.08～2.60 mmol/L。

【临床意义】

1.血钙浓度升高

血钙浓度升高见于甲状旁腺功能亢进症、代谢性酸中毒、肾肿瘤、维生素 D 过多症等。

2.血钙浓度降低

血钙浓度降低见于甲状旁腺功能减退症、佝偻病、软骨病、慢性肾小球肾炎、尿毒症、维生素 D 缺乏症等。

五、磷(P^{3+})

【检验方法】

磷钼酸比色法。

【检验标本】

静脉血。

【送检要求】

抽取静脉血 2 mL 注入干燥试管,尽快送检,溶血标本会使结果偏高,不宜采用。

【检验部门】

生化室。

【参考区间】

成人:0.96～1.62 mmol/L。

儿童:1.45～2.10 mmol/L。

【临床意义】

1.血磷浓度升高

血磷浓度升高见于甲状旁腺功能减退症、慢性肾小球肾炎晚期、维生素 D 过多症、多发性骨髓瘤及骨折愈合期。

2.血磷浓度降低

血磷浓度降低见于甲状旁腺功能亢进症、佝偻病或软骨病伴有继发性甲状旁腺增生、肾小管变性病变、肾小管重吸收磷功能发生障碍导致的血磷偏低(如范科尼综合征)。

六、镁(Mg^{2+})

【检验方法】

甲基百里酚蓝比色法。

【检验标本】

静脉血。

【送检要求】

采样前避免大量使用维生素、利尿药等,此类药物可使血清镁降低。

【检验部门】

生化室。

【参考区间】

0.67~1.10 mmol/L。

【临床意义】

1.血镁浓度升高

①肾脏疾病;②内分泌疾病,如甲状腺或甲状旁腺功能减退症、艾迪生病、长期服用皮质激素等;③其他疾病,如多发性骨髓瘤、原发性高血压、低温麻醉、脱水等。血镁浓度过高也可引起深部肌腱反射消失、房室传导阻滞、心动过速等。镁测定值大于 2.5 mmol/L 时应立即采取治疗措施,并应考虑可能有肾功能不全存在。

2.血镁浓度降低

血镁浓度降低见于急性胰腺炎、急性心肌梗死、晚期肝硬化、肾盂肾炎、原发性醛固酮增多症、甲状腺或甲状旁腺功能亢进症、佝偻病、长期腹泻、婴儿肠切除术后等。镁测定值小于 0.6 mmol/L 可考虑低镁血症。

七、锌(Zn)

【检验方法】

吡啶偶氮酚显色法。

【检验标本】

血清。

【送检要求】

抽取静脉血 2 mL 注入干燥试管,尽快送检,避免标本溶血。

【检验部门】

生化室。

【参考区间】

9.0~20.7 μmol/L。

【临床意义】

1.血锌浓度升高

血锌浓度升高见于工业污染引起的急性锌中毒。

2.血锌浓度降低

血锌浓度降低见于酒精中毒性肝硬化、肺癌、心肌梗死、慢性感染、营养不良、恶性贫血、胃肠吸收障碍、妊娠、肾病综合征及部分慢性肾衰竭患者。儿童缺锌可出现嗜睡、生长迟缓、食欲缺乏、男性性腺发育不全和皮肤改变。

八、铜(Cu)

【检验方法】

原子吸收分光法。

【检验标本】

静脉血。

【送检要求】

标本避免溶血。

【检验部门】

生化室。

【参考区间】

男性：11.0～22.0 μmol/L。

女性：12.6～24.4 μmol/L。

儿童：12.6～29.9 μmol/L。

【临床意义】

1.血铜浓度升高

血铜浓度升高见于色素沉着症、肝硬化、霍奇金病、急慢性白血病、巨细胞性贫血和再生障碍性贫血、创伤、结核病、急性感染、结缔组织病、甲状腺功能亢进症等；妇女妊娠期、雌激素增高、口服避孕药，以及肾透析者也可引起血铜浓度升高。

2.血铜浓度降低

血铜浓度降低见于婴儿贫血或中性粒细胞减少症、腹泻、骨骼改变及低血铜症，也可见于肝豆状核变性症及一些低蛋白血症，如营养不良和肾病综合征等。

九、硒（Se）

【检验方法】

原子吸收分光法。

【检验标本】

全血。

【送检要求】

静脉血用 EDTA-K_2 抗凝，及时送检。

【检验部门】

生化室。

【参考区间】

全血 58～234 μg/L；血清或血浆 46～143 μg/L。

【临床意义】

1.血硒浓度升高

血硒浓度升高见于硒中毒。

2.血硒浓度降低

血硒浓度降低见于克山病、心肌梗死、冠心病、肝炎、肝硬化、溶血性贫血、糖尿病性视网膜症及白内障和消化道癌症。

十、铬（Cr）

【检验方法】

原子吸收分光法。

【检验标本】

静脉血。

【送检要求】

静脉血 2 mL 注入干燥试管送检,避免溶血。

【检验部门】

生化室。

【参考区间】

$2.3 \sim 40.3$ nmol/L。

【临床意义】

铬的生理作用与胰岛素的功能有关,被称为"葡萄糖耐量因子"。增高见于铬中毒、肾透析患者。降低见于糖尿病、冠心病患者。缺铬可造成血脂与脂类增加,易导致动脉硬化。

十一、碘(I)

【检验方法】

化学比色法。

【检验标本】

静脉血。

【送检要求】

静脉血 2 mL 注入干燥试管送检,避免溶血。

【检验部门】

生化室。

【参考区间】

无机碘 $4.5 \sim 9.0$ μg/L。

【临床意义】

1.血清碘浓度升高

血清碘浓度升高通常见于摄入含碘量高的食物,以及在治疗甲状腺肿等疾病中使用过量的碘剂等,常见有高碘性甲状腺肿、高碘性甲状腺功能亢进等。

2.血清碘浓度降低

血清碘浓度降低主要见于长期碘摄入不足引起的一类疾病,如地方性甲状腺肿和地方性克汀病。

十二、锰(Mn)

【检验方法】

原子吸收分光法。

【检验标本】

全血。

【送检要求】

静脉血用 EDTA-K_2 抗凝,及时送检。

【检验部门】

生化室。

【参考区间】

全血 $5.5 \sim 15.0 \mu g/L$。

【临床意义】

1.血锰浓度升高

血锰浓度升高见于心肌梗死、急慢性肝炎、坏死性肝硬化、日光过敏症、急性白血病、骨髓瘤、锰中毒、孕妇等。其中,心肌梗死时,锰升高最快,可作为早期诊断心肌梗死的可靠指标之一。

2.血锰浓度降低

血锰浓度降低见于多发性硬化症、各种贫血、慢性淋巴细胞白血病、淋巴肉芽肿、软骨病、骨畸形等。

十三、钼（Mo）

【检验方法】

原子吸收分光法。

【检验标本】

静脉血或尿。

【送检要求】

静脉血 2 mL 注入干燥试管送检。记录 24 h 尿量并及时送检。

【检验部门】

生化室。

【参考区间】

血清 $4.8 \sim 5.9$ ng/mL;尿 $296.9 \sim 319.0$ ng/24 h。

【临床意义】

(1)钼浓度升高见于白血病、缺铁性贫血。钼中毒在人类中相当罕见。

(2)钼缺乏地区的人群中食管癌的发生率增加。癌症时血及尿钼减少。

十四、镍（Ni）

【检验方法】

原子吸收分光法。

【检验标本】

静脉血。

【送检要求】

静脉血 2 mL 注入干燥试管,及时送检。

【检验部门】

生化室。

【参考区间】

非职业接触者血清镍小于 5 $\mu g/L$。

【临床意义】

1.镍浓度升高

镍浓度升高见于白血病,心肌梗死后血清镍显著增多,很有诊断价值。

2.镍浓度降低

镍浓度降低见于各种贫血病人,降低程度与贫血严重程度有关。

十五、铝(Al)

【检验方法】

原子吸收分光法。

【检验标本】

静脉血。

【送检要求】

送检标本避免普遍存在的铝污染。

【检验部门】

生化室。

【参考区间】

血清铝浓度 2.1～4.3 $\mu g/L$。

【临床意义】

血清铝浓度升高见于铝中毒,铝中毒时可干扰钙磷代谢,导致骨软化及骨萎缩,并对神经系统造成不良影响,导致精神及神经障碍。

十六、砷(As)

【检验方法】

原子吸收分光法。

【检验标本】

全血或尿液。

【送检要求】

静脉血 2 mL 注入干燥试管送检。尿液及时送检。

【检验部门】

生化室。

【参考区间】

全血 0.4～12.0 $\mu g/L$;尿液 2.3～31.0 $\mu g/L$。

【临床意义】

血砷浓度升高见于急、慢性砷中毒。

十七、铅(Pb)

【检验方法】

原子吸收分光法。

【检验标本】

全血。

肝素抗凝。

【检验部门】

生化室。

【参考区间】

全血:儿童小于 1.45 fμmol/L;成人为 1.93～4.83 μmol/L。

【临床意义】

1.铅浓度升高

铅浓度升高见于铅中毒。铅中毒时可发生一系列临床反应,如腹痛、恶心、虚弱、感觉异常,儿童可发生呆滞、烦躁、呕吐等胃肠道及运动失调的症状。

2.铅浓度降低

铅浓度降低见于心肌梗死,可出现在发病后的几天内。

十八、镉(Cd)

【检验方法】

原子吸收分光法。

【检验标本】

静脉血。

【送检要求】

静脉血 2 mL 注入干燥试管送检。

【检验部门】

生化室。

【参考区间】

吸烟者小于 1.00 mg/L;不吸烟者小于 0.05 mg/L。

【临床意义】

镉浓度升高见于镉中毒,镉对机体各器官均有毒性作用,并且与肾脏病、前列腺癌、高血压、贫血等密切相关,以肾脏最为明显,慢性中毒还可引起肺气肿及肺纤维化。

十九、汞(Hg)

【检验方法】

原子吸收分光法。

【检验标本】

全血或尿液。

【送检要求】

静脉血 2 mL 注入 EDTA-K$_2$ 抗凝管混匀送检。

【检验部门】

生化室。

【参考区间】

血液小于 1.50 μmol/L;尿液小于 0.25 μmol/L。

【临床意义】

汞对人体有害,过量汞进入人体可以破坏蛋白的结构和功能。其毒性作用主要是损害肾脏、脑组织、肝脏等。

第二节　蛋白质和非蛋白含氮类代谢物测定

一、常用蛋白质测定

(一)血清总蛋白测定

【方法及参考区间】

双缩脲法。65～85 g/L。

【临床评价】

1.升高

血清中水分减少,如腹泻、呕吐、休克、高热等,多发性骨髓瘤、原发性巨球蛋白血症、系统性红斑狼疮、多发性硬化和某些慢性感染造成球蛋白升高等疾病,血清总蛋白会中度至明显地升高。有时尽管总蛋白水平正常,也不能排除蛋白质失调,应进行血清蛋白电泳检测来评估血清总蛋白升高的原因。

2.降低

各种原因引起的血清蛋白丢失或摄入不足,如肾病综合征、营养不良及消耗增加(如结核、甲亢、恶性肿瘤、溃疡性结肠炎、烧伤、失血等);蛋白合成障碍,如肝细胞病变、肝功能受损等;血浆中水分增加,如静脉注射过多低渗溶液或因各种原因引起的水钠潴留。应结合血清蛋白电泳检测评估血清总蛋白降低的原因,如果血清电泳图确定肾病,同时再进行尿蛋白电泳检测。

3.影响检测的因素

①溶血标本释放出的血红蛋白与双缩脲试剂起反应,使测定结果假性升高,一般血红蛋白每存在 1 g/L,可引起总蛋白测定值增加约 3%。②输右旋糖酐可使测定结果假性升高。③卧位采血时由于有效血浆容量增多,较直立位采血总蛋白浓度可降低 4～8 g/L。④激烈运动后数小时内血清总蛋白浓度可升高 4～8 g/L。

(二)血清白蛋白测定

【方法及参考区间】

溴甲酚绿法/溴甲酚紫法。40～55 g/L。

【临床评价】

急性大量出血或严重烧伤时,血浆大量丢失引起白蛋白浓度急性降低;慢性降低见于肝功能受损、腹腔积液形成、肾病性蛋白尿、恶性肿瘤、甲状腺功能亢进、长期慢性发热等。妊娠晚期血清白蛋白可明显下降,但分娩后迅速恢复正常;极少数先天性白蛋白缺乏症病例,由于白蛋白合成障碍,血清中几乎没有白蛋白,但患者均不出现水肿。白蛋白升高见于严重失水导致的血液浓缩。

（三）血清蛋白电泳

【方法及参考区间】

醋酸纤维素薄膜电泳（丽春红 S 染色）。

白蛋白：55.3％～68.9％。

α_1 球蛋白：1.6％～5.8％。

α_2 球蛋白：5.9％～11.1％。

β 球蛋白：7.9％～13.9％。

γ 球蛋白：11.4％～18.2％。

【临床评价】

血清蛋白电泳主要用于监测单克隆丙种球蛋白病患者。可与免疫蛋白电泳结合诊断单克隆丙种球蛋白病，但不能单独作为诊断单克隆丙种球蛋白病的筛选项目。

根据电泳迁移率把血清蛋白分为白蛋白、α_1 球蛋白、α_2 球蛋白、β 球蛋白、γ 球蛋白 5 条区带。其中，白蛋白几乎占整个血清蛋白的 2/3；α_1 球蛋白区带主要由 α_1-抗胰蛋白酶和血清黏蛋白构成；α_2 球蛋白区带主要由 α_2 巨球蛋白和结合珠蛋白构成；β 球蛋白区带主要含有转铁蛋白和 C_3；γ 球蛋白区带主要由免疫球蛋白构成。

（1）α_1 球蛋白升高见于多种急慢性感染、恶性肿瘤（如宫颈癌）、肾病综合征、弥漫性肝损害；α_1 抗胰蛋白酶缺陷、肝硬化等可引起 α_1 球蛋白水平降低。

（2）α_2 球蛋白可因肾病综合征、感染、恶性肿瘤、烧伤恢复期、血管内溶血，出现 M 蛋白的单克隆 γ 球蛋白血症（多发性骨髓瘤）而升高。降低有时见于糖尿病、胰腺炎患者。

（3）原发性或继发性高脂蛋白血症（尤其是 Ⅱ 型）、单克隆 γ 球蛋白血症（多发性骨髓瘤）、肾病综合征、妊娠等可导致 β 球蛋白升高。降低则见于弥漫性肝损害、低 β 脂蛋白血症。

（4）γ 球蛋白升高见于多克隆免疫球蛋白病、慢性肝病、慢性感染、某些自身免疫疾病，如风湿性关节炎、系统性红斑狼疮等，肝硬化患者可出现 β-γ 桥。γ 球蛋白降低见于遗传性低 γ 球蛋白血症或丙种球蛋白缺乏症。

（5）睾酮使 α_1 球蛋白的水平升高；雌激素、口服避孕药等使 α_1 球蛋白及 β 球蛋白水平升高，天冬酰胺酶使其降低。

（6）一个正常的血清蛋白电泳不能排除疾病的可能性。血清 MPSS/81756 单克隆蛋白研究，其中如果临床上高度怀疑，应结合免疫固定电泳等项目进行诊断。

（四）尿液总蛋白测定

【方法及参考区间】

浊度法、双缩脲法。20～80 mg/24 h（成人），大于 150 mg/24 h 称为蛋白尿。

【临床评价】

正常情况下，分子质量 70 kDa 以上的蛋白质不能通过肾小球滤过膜，而分子质量 10～30 kDa 的低分子蛋白质虽大多可通过滤过膜，但又为近曲小管重吸收，因此健康人尿中的蛋白质含量甚微，成人每天排泄量为 0.02～0.08 g。尿中蛋白质 60％来自血浆，其中 1/3 为白蛋白，2/3 为球蛋白，分子质量为 40～90 kDa；另 40％为泌尿道自身分泌的组织蛋白，如 Tamm-Horsfall 蛋白、黏蛋白、分泌型 IgA。尿中蛋白质含量升高超过正常时称为蛋白尿，可分为生理性与病理性蛋白尿。

病理性蛋白尿指因泌尿系统发生器质性病变,尿蛋白含量持续升高。按其发生机制不同可分为5类。

1.肾小球性蛋白尿

肾小球性蛋白尿由肾小球基底膜发生广泛性器质性病变所致,如急性肾小球肾炎、复发性肾小球肾炎、肾病综合征等。

2.肾小管性蛋白尿

肾小管性蛋白尿见于先天性肾小管疾病(Fanconi 综合征、肾小管性酸中毒、Lowe 病等)与获得性肾小管疾病,包括急性肾衰竭,肾移植排斥反应,急、慢性肾盂肾炎,肾结核,药物引起间质性肾炎等。

3.溢出性蛋白尿

溢出性蛋白尿多见于某些增殖性疾病(如多发性骨髓瘤、巨球蛋白血症、重链病及轻链病等)、溶血时血红蛋白尿、肌肉损伤时肌红蛋白尿等。

4.分泌性尿蛋白

分泌性尿蛋白见于肾小管间质炎症、肿瘤、同种肾移植排斥反应等疾病。

5.组织性蛋白尿

尿中发现某些组织特异性抗原蛋白往往提示某些疾病,如睾丸坏死时尿中出现睾丸抗原,某些肾病综合征尿中可测得肾小球基膜抗原,白血病尿中出现白细胞抗原。

临床上所见的蛋白尿可以是上述的一种或一种以上,如肾小球肾炎后期常为肾小球与肾小管性蛋白尿并存,因此分析蛋白尿的成分,可为鉴别诊断泌尿系统疾病提供理论依据。

除病理性蛋白尿外,还有体位性与功能性蛋白尿。体位性蛋白尿是指由直立位或腰部前突引起的轻度或中度蛋白尿。其特点是夜间尿蛋白定性为阴性,起床活动若干时间后出现蛋白尿,平卧后又转为阴性,此现象常发生于青少年,多为生理性,但有少数为病理性。功能性蛋白尿是指剧烈运动后、发热、低温刺激、神经紧张、交感神经兴奋等导致的暂时性蛋白尿,诱发因素消失后,尿蛋白可迅速消失,多见于青少年。

(五)脑脊液总蛋白测定

【方法及参考区间】

浊度法、双缩脲法。

腰椎穿刺液:150~450 mg/L。

脑池液:100~250 mg/L。

脑室液:50~150 mgL。

【临床评价】

脑脊液中的蛋白质一部分来自血浆中的小分子蛋白质,经血脑屏障的毛细血管内皮细胞孔隙进入脑脊液,以白蛋白为主,不含大分子的球蛋白;另一部分由中枢神经系统自身合成,含量甚微。由于脑脊液自脉络膜产生,在到达脊髓的过程中浓缩,不同部位的蛋白含量有所不同。

(1)脑脊液蛋白质增多:由血脑屏障破坏和中枢神经系统实质炎症引起。由于各种炎症、蛛网膜下腔的脑脊液循环受阻、神经根受压迫,或由于各种肿瘤破坏血脑屏障,血浆蛋白进入病脑脊液而使脑脊液蛋白质明显增多。

(2)纤维薄膜现象：由于脑脊液纤维蛋白原含量增多，静置一定时间后出现纤维薄膜，并无特征性诊断意义，通常以结核性脑膜炎最为常见，其次为化脓性脑膜炎。

(3)分离性蛋白增多：球蛋白增多、白蛋白正常，见于颅脑损伤、急性淋巴脉络脑膜脑炎、中枢神经系统急性炎症及脱髓鞘疾病。白蛋白显著增多、球蛋白正常，见于脑梗死、高血压脑病、椎管内肿瘤等。

(4)蛋白-细胞分离：脑脊液中蛋白质多而细胞数正常的现象，多见于吉兰-巴雷（又称格林-巴利）综合征、椎管内脊髓肿瘤、梗阻性脑积水。

(5)脑脊液蛋白质减少：多见于良性颅内压升高、甲状腺功能亢进、身体极度衰弱和营养不良。

(6)影响因素：阿司匹林、氯丙嗪、丙咪嗪、利多卡因、甲氨蝶呤、新青霉素Ⅰ、吗啡、青霉素、普鲁卡因、非那西丁、链霉素、酪氨酸等使脑脊液中蛋白含量升高。

(六)血清前白蛋白测定

【方法及参考区间】

免疫比浊法。0.19～0.38 g/L。

【临床评价】

(1)前清蛋白(prealbumin，PA)由肝细胞合成，体内半衰期为2 d。血清PA浓度可反映肝脏合成、分泌蛋白质的功能，比白蛋白和转铁蛋白具有更高的敏感性。肝癌、肝硬化、慢性活动性肝炎、阻塞性黄疸患者PA显著降低；营养不良、溃疡性结肠炎、甲状腺功能亢进、烧伤、炎症等患者PA降低。前白蛋白主要用来监测营养状况和肠外营养疗效。血清PA水平升高常见于霍奇金病，肾病综合征患者在得到充足蛋白质食物时PA可轻度升高(机制不明)。

(2)影响因素：口服避孕药、皮质类固醇、促蛋白合成类固醇可使血清PA升高；水杨酸使PA水平降低。

二、其他蛋白质测定

(一)血清黏蛋白测定

【方法及参考区间】

以蛋白质计：0.71～0.87 g/L。

以酪氨酸计：31.1～36.5 mg/L。

【临床评价】

黏蛋白是一种黏多糖与蛋白质分子结合的不均复合蛋白质。升高见于恶性肿瘤(女性生殖器肿瘤为多)、炎症、风湿病、类风湿关节炎、结核、结缔组织病等病理性和组织破坏、分解代谢增加性疾病。降低见于广泛性肝实质病变及内分泌功能障碍等。

血清黏蛋白的连续测定对于同一病例病程的转归(病变的扩大与缩小、肿瘤有无转移、肿瘤手术切除或其他治疗效果)及预后判断有一定的参考价值。

(二)血清 α_1-抗胰蛋白酶测定

【方法及参考区间】

免疫比浊法。0.9～1.8 g/L。

【临床评价】

(1)α$_1$-抗胰蛋白酶是肝细胞合成的一种糖蛋白,在常规蛋白电泳上为 α$_1$-球蛋白的最主要成分,其生物学作用在于抑制胰蛋白酶、糜蛋白酶、透明质酸酶、纤溶酶和弹力蛋白酶等,是广谱的蛋白酶抑制剂。升高见于组织损伤、炎症、恶性肿瘤、妊娠、病毒性肝炎等;降低见于遗传性 α$_1$-AT 缺乏症,以及 α$_1$-AT 缺乏而引起的肝炎、肝硬化、支气管扩张、肺气肿、胰腺纤维化等。对原因不明的肝硬化患者,检测 α$_1$-AT 可协助诊断。

(2)影响因素:妊娠,口服避孕药、IL-1、类固醇治疗使 α$_1$-AT 升高。

(三)血清 α$_2$-巨球蛋白测定

【方法及参考区间】

免疫扩散法。男性为 1.5～3.5 g/L;女性为 1.75～4.20 g/L。

新生儿的参考含量为成人男性的 1.5 倍,13～19 岁时降低至成人水平后稳定,70 岁后升高。

【临床评价】

(1)α$_2$-巨球蛋白在肝细胞和网状内皮系统中合成,其升高常见于肝病(肝硬化,急、慢性肝炎)、糖尿病、雌激素治疗和肾病综合征等。对于肾病综合征患者,α$_2$-MG 升高程度与肾小球损害丢失蛋白的严重程度成比例,严重时 α$_2$-MG 可达血清总蛋白的 1/2。α$_2$-MG 血清水平降低见于严重的急性胰腺炎、胃溃疡患者,以及大量丢失蛋白质的胃肠道疾病、营养不良、血管内弥散性凝血、心脏手术后等。

(2)影响因素:雌激素及其衍生物、口服避孕药可使血清 α$_2$-MG 含量升高;右旋糖酐、链激酶可使其降低。

(四)血清结合珠蛋白测定

【方法及参考区间】

免疫比浊法。0.3～2.0 g/L。

【临床评价】

(1)结合珠蛋白也称为触珠蛋白,由肝合成,在血液中与血红蛋白结合成稳定复合物,阻止血红蛋白从肾小球滤出。临床上测定 Hp 主要用于诊断溶血性贫血。各种溶血性贫血 Hp 含量都明显减少。轻度溶血时,血浆中游离 Hb 全部与 Hp 结合而被清除,血浆中无游离 Hb,仅见 Hp 减少。因此,Hp 降低可作为诊断轻度溶血的一项敏感指标。经常剧烈运动也可能会导致持续的结合珠蛋白含量降低。传染性单核细胞增多症、先天性结合珠蛋白血症等 Hp 可下降或缺如;急、慢性肝细胞疾病 Hp 含量降低,肝外阻塞性黄疸血清中 Hp 含量正常或升高。急性时相反应时血浆结合珠蛋白浓度增加,如感染、烧伤、肾病综合征等。

(2)新生儿血清或血浆标本通常不含结合珠蛋白;新生儿 6 个月达到成人水平。

(3)影响因素:雄激素能促进蛋白质合成代谢,使血清 Hp 含量升高;而右旋糖酐、雌激素、口服避孕药、枸橼酸他莫昔芬使血清中 Hp 降低。

(五)血清铜蓝蛋白测定

【方法及参考区间】

免疫比浊法。

男性:

0～17 岁:140～410 mg/L。

≥18 岁:150～300 mg/L。

女性:

0～17 岁:140～410 mg/L。

≥18 岁:160～450 mg/L。

【临床评价】

(1)铜蓝蛋白(ceruloplasmin,CP)又称为铜氧化酶,由肝脏合成。它是一种急性时相蛋白和转运蛋白。健康人饮食中摄入的铜大部分在肝脏合成铜蓝蛋白。CP 常用于诊断肝豆状核变性,该病 CP 合成代谢能力减低,导致过量的铜沉积于肝及基底核,血清 CP 水平降低。肾病综合征和营养性不良时 CP 降低。胆管排泄铜受阻,如胆汁性肝硬化、胆结石、肿瘤等,CP 升高。CP 是一种亚急性时相反应蛋白,炎症、风湿病、类风湿关节炎、恶性肿瘤、再生障碍性贫血、心肌梗死、手术后等,会使 CP 升高。肝病时铜蓝蛋白的变化规律尚无一致看法。

(2)影响因素:雌激素与含此类激素的避孕药物,卡马西平、盐酸美沙酮、苯巴比妥、苯妥英钠、枸橼酸他莫昔芬等药物可使血清 CP 水平升高;而天冬酰胺酶可使其降低。

(六)血清 β_2 微球蛋白测定

【方法及参考区间】

免疫比浊法。

<60 岁:0.8～2.4 mg/L。

>60 岁:1.1～3.0 mg/L。

【临床评价】

(1)β_2 微球蛋白($\beta_2 M$)是一种分子质量仅为 11 800 Da 的微小蛋白,作为人类白细胞抗原(human leucocyte antigen,HLA)轻链位于有核细胞表面,虽然所有细胞表面均可存在,但其水平主要反映淋巴细胞的增殖或更新。高水平 $\beta_2 M$ 常常由肾脏清除率降低或免疫活性增加所致,前者见于肾功能不全或肾衰,后者见于以下几种情况:①急、慢性炎症,特别是自身免疫性疾病和艾滋病;②对"外来"抗原的应答,如肿瘤(脑肿瘤、胆管癌、肺癌、肝癌等)和移植排斥反应;③B 细胞瘤,如多发性骨髓瘤和 B 细胞淋巴瘤。

(2)影响(生理)因素:妊娠妇女妊娠 20～32 周为成人平均值 8 倍左右,随后逐渐下降,分娩后逐渐降至非孕妇女水平。胎儿血清 $\beta_2 M$ 随胎龄增加而升高,新生儿血清水平为母体的 2 倍左右,出生后 1 周内上升,后逐渐下降,约至 12 岁达到成人水平。

(七)血浆游离血红蛋白测定

【方法及参考区间】

邻甲联苯胺显色法。小于 40 mg/L。

【临床评价】

血浆游离血红蛋白增加是血管内溶血的指征。血浆中血红蛋白量超过血流中结合珠蛋白的结合能力时,血浆游离血红蛋白明显增加,如蚕豆病、阵发性睡眠性血红蛋白尿症、阵发性寒冷性血红蛋白尿、冷凝集素综合征及其他各种微血管性溶血性贫血。血浆游离血红蛋白可由肝脏实质细胞迅速清除,故对慢性血管内溶血没有实际意义,血管外溶血时一般正常。血型不合时输血后游离血红蛋白也会明显增加;自身免疫性溶血性贫血、镰状红细胞贫血及珠蛋白生成障碍性贫血患者血浆游离 Hb 可轻度至中度升高。

(八)肌红蛋白测定

【方法及参考区间】

男性:23～72 μg/L(ng/mL)。

女性:19～51 μg/L(ng/mL)。

男女合计 cutoff 值小于 81 μg/L(ng/mL)。

【临床评价】

(1)肌红蛋白是存在于骨骼肌和心肌细胞中含铁的单链小分子色素蛋白,其功能是储存氧气并促进氧气运转至线粒体进行氧化磷酸化。肌红蛋白的测定对于排除诊断急性心肌梗死非常有价值。胸痛发生后 4 h,如果肌红蛋白浓度没有升高,此后 2 h 复查结果仍不变便可基本排除急性心肌梗死。骨骼肌和心肌损伤时,Mb 极易逸出而升高:一般在胸痛发作后 1～3 h 便能在血液中检测到肌红蛋白浓度的升高,这比其他心肌标志物,如 CK、CK-MB 或肌钙蛋白都更早。肌红蛋白经肾脏清除,肌肉损伤后短时间内可从尿中检出。通过再灌注的治疗,肌红蛋白浓度在 8 h 后达到峰值。而后根据肾脏的清除率,在 16～36 h 很快降至正常水平。再灌注干预治疗成功后,肌红蛋白的浓度会急速升高。

此外,急性心肌梗死后 24 h,肌红蛋白的升高可预示再梗死的发生。

(2)肌红蛋白浓度的升高也可能是肌肉外伤、挤压综合征、肌肉病、肌肉拉伤、挤伤、晕厥和肾衰竭引起的横纹肌溶解、减少和消失等造成的结果。

(3)影响因素:大剂量 6-氨基己酸(20～30 g/24 h)、苯丙胺、两性霉素 B、巴比妥(中毒剂量)、乙醇、甘草、生胃酮、氯化琥珀酰胆碱(特别对儿童)等均可通过生物学影响,使尿 Mb 水平升高。

(九)心肌肌钙蛋白 I 和心肌钙蛋白 T 测定

【参考区间】

健康个体 cTnI(第 99 百分位)浓度因分析方法而异,参考区间为 0.03～0.30 μg/L。

cTnT<0.01 ng/mL。

【临床评价】

心肌肌钙蛋白是心肌组织中一种特有的调节蛋白,严重心肌缺损时释放入血,是反映心肌损伤的血清标志物,如今已逐渐取代过去 10 年中 CK-MB"金标准"的地位。这 2 个指标在患者胸痛发作 3～6 h 后能在血中检测到,在 12～36 h 到达峰值,并在症状出现 8 d 后仍可被检出。其出现的原因可能是心肌梗死、心肌炎、损伤、不稳定心绞痛、心脏手术或其他心脏病变。

肌钙蛋白是目前非常灵敏和特异的心肌损伤标志物。对于评判急性冠状动脉综合征,包括不稳定心绞痛及无 Q 波心肌梗死的患者以后发生心脏病事件和死亡的危险性具有很高的诊断预测价值。

ACC/ECS 提出的重新定义的标准将急性冠脉综合征的患者进行了分类,有缺血症状的心肌梗死都将依据这些标志物在血中浓度的升高而分类。

(1)心肌肌钙蛋白升高的值定为对照组的第 99 百分位值。

(2)临床事件发生后 24 h 内,肌钙蛋白 I 和肌钙蛋白 T 的最高浓度至少 1 次超过决定限(参考对照组第 99 百分位值)。

(3)在第 99 百分位的可接受的不精密度(CV%)必须小于 10%。

伴心肌钙蛋白升高的"非梗死"事件包括:严重心脏病变、长时间过度锻炼、心律失常;机械/热损伤;心肌炎和肾功能损害。

(十)利钠肽 BNP 和 NT-proBNP

【参考区间】

BNP:

<0.1 ng/L(100 pg/mL):基本排除左心室功能异常。

0.1~0.4 ng/L(100~400 pg/mL):左心室功能不全但血容量过多或肺栓塞,可以排除有肺源性心脏病导致呼困难。

>0.4 ng/L(>400 pg/mL):表明有心力衰竭导致呼困难。

NT-proBNP:

<0.125 ng/L(<125 pg/mL):年龄小于 75 岁。

<0.4 ng/L(<400 pg/mL):年龄 75 岁及以上。

【临床评价】

利钠肽是一种神经内分泌激素,在机体中起调节血压、电解质平衡和血流量的作用,而且能通过钠尿排泄和血管舒张作用来抑制肾素-血管紧张素-醛固酮的活性。

测量血清 BNP 或 NT-proBNP 的浓度有助于心力衰竭的诊断。心室利钠肽 BNP 或 NT-proBNP 是公认的一种心脏激素,充血性心力衰竭时按美国纽约心脏病协会分级的严重程度而升高。血中 BNP/NT-proBNP 浓度与左心室末期舒张压力呈正相关,而与左心室功能呈负相关。激素水平的高低可以用来区分急性呼吸困难的患者是由心力衰竭引起,还是由原发性肺部疾病引起,还能了解原发性高血压患者的左心室大小。

检测 BNP 或 NT-proBNP 的升高可以预测心肌梗死后发生心力衰竭和死亡的危险性,以及充血性心力衰竭(CHF)患者活动能力的减退程度。在以下状况下利钠肽水平升高,即心力衰竭、左心室肥大、心脏炎症(心肌炎、心脏移植排斥)、左心室心律失常伴射血分数降低、川崎病、原发性肺动脉高压、急性或慢性肾衰竭、肝硬化伴腹腔积液、类分泌疾病(原发性醛固酮增多症、库欣综合征)、小细胞肺癌等。

(十一)血清转铁蛋白测定

【方法及参考区间】

免疫散射比浊法:

2.0~3.6 g/L:正常。

1.5~<2.0 g/L:轻度营养不良。

1.0~<1.5 g/L:中度营养不良。

<1.0 g/L:严重营养不良。

【临床评价】

(1)转铁蛋白(营养标志物)的主要诊断用途是评价铁的状况,其同样用作蛋白状况的测量指标。转铁蛋白作为铁的传递体,从肝实质细胞和肠上皮细胞等处将铁运送给骨髓的幼红细胞及网织红细胞用于合成血红蛋白。Tf 的产生主要受体内储存铁影响,储存铁降低时,Tf 水平升高;铁过剩,则 Tf 水平降低。Tf 可用于贫血的诊断和治疗的监测,如缺铁性贫血时 Tf 的水平升高,再生障碍性贫血 Tf 正常或低下。某些急性肝炎患者 Tf 升高,慢性肝炎及营养不良时下降。

(2)影响因素:妊娠、口服避孕药、雌激素注射时血浆 Tf 升高。

(十二)血清铁蛋白测定

【方法及参考区间】

免疫比浊法。

儿童:15～120 μg/L。

成人男性:30～300 μg/L。

50 岁以下女性:10～160 μg/L。

50 岁及以上女性:30～300 μg/L。

【临床评价】

铁蛋白是体内储存铁的主要形式。血浆中铁蛋白的浓度和体内储存铁成正比,能够反映体内储存铁量。血清铁蛋白测定是组织铁消耗的最敏感指标。作为急性时相蛋白,其在血浆中的含量常用来评价临床上与铁储存不相关的疾病,如恶性疾病、急慢性炎症、反复输血、慢性肝病。SF 降低是诊断缺铁性贫血的重要指标,当体内储存铁减少时,铁蛋白就开始降低,因此其也是诊断隐性缺铁性贫血的可靠指标。营养不良也会引起铁蛋白降低。

(十三)血清 α_1-酸性糖蛋白测定

【方法及参考区间】

免疫比浊法。0.5～1.2 g/L(50～120 mg/dL)。

【临床评价】

(1)由肝脏合成,是主要的急性时相反应蛋白之一。升高见于感染、恶性肿瘤、类风湿关节炎、系统性红斑狼疮、烧伤、创伤、心肌梗死、剧烈活动和妊娠等。降低见于营养不良、严重肝病、肾病综合征等。

(2)影响因素:α_1-AG 可与某些药物结合,如盐酸普萘洛尔、利多卡因、黄体酮和避孕药等,其通过影响生物途径使血清 α_1-AG 浓度降低,α_1-AC 可干扰药物有效剂量。

(十四)血清视黄醇结合蛋白测定

【方法及参考区间】

免疫比浊法。血清 30～60 mg/L;尿小于 0.5 mg/L。

【临床评价】

视黄醇结合蛋白(retinol-binding protein,RBP)是参与维生素 A 代谢的 7 种蛋白质之一的一种小分子蛋白(分子质量 21 kDa),正常情况下绝大多数 RBP 与前白蛋白结合,半衰期约 12 h;游离形式 RBP 很快由肾小球滤过,在肾小管上皮细胞内降解,半衰期小于 4 h。RBP 升高见于肾脏病患者伴肾近曲小管功能障碍、肾衰竭等,降低见于视网膜病变、病毒性肝炎、肝硬化、肺囊性纤维化、营养不良、甲状腺功能亢进等。

(十五)降钙素原测定

【参考区间】

健康人:小于 0.5 μg/L(ng/mL)。

【临床评价】

在正常代谢情况下,活性降钙素在甲状腺 C 细胞表面分泌,降钙素原蛋白在细胞内水解产生。健康人体 PCT 通常小于 0.1 μg/L(ng/mL)。细菌、真菌、寄生虫和败血症引起严重感染时,PCT 浓度可能超过 500 μg/L。在体内,PCT 分子非常稳定,半衰期为 22~29 h(平均 24 h)。

PCT 表现出以下特性:高浓度 PCT(>2.0 μg/L)表明严重的感染、败血症或多器官功能衰竭综合征;PCT 大于 10 μg/L 发生在严重的败血症和休克患者中。其他各种刺激,包括外科手术过程、多发性外伤等都导致 PCT 血浆浓度升高,但通常小于严重败血症的患者(0.5~2.0 μg/L)。因 PCT 比其他急性相蛋白升高得早,并且半衰期短暂,故很适合监测潜在疾病的进展和判断治疗是否成功,特别是和 C 反应蛋白联合检测特别有效。

(1)早期诊断普通细菌、真菌感染和败血症。

(2)评估严重程度和判断全身感染、败血症、多器官衰竭的预后。

(3)监测如外科手术、多处外伤或急性胰腺炎等高风险患者感染情况。

(4)鉴别诊断全身感染和急性炎症。

(5)鉴别诊断细菌和病毒感染。

(十六)半胱氨酸蛋白酶抑制剂 C 测定

【参考区间】

1~18 岁:0.5~1.3 mg/L。

19~49 岁:0.50~1.15 mg/L。

≥50 岁:0.63~1.44 mg/L。

【临床评价】

半胱氨酸蛋白酶抑制剂 C 是一种低分子蛋白(分子质量 13 300 Da),它的特征为内生率恒定,肾小管不分泌也不重吸收,是一个非常有用的肾小球滤过率和肾脏损伤的标志物。肾小球滤过率减少的患者血清中半胱氨酸蛋白酶抑制剂 C 水平增加。在肾脏疾病患者中,血清半胱氨酸蛋白酶抑制剂 C 和肌酐水平表现出正相关,但比血清肌酐和其他蛋白质有优势,因它不受肌肉质量、日常饮食或急性炎症过程的影响,能比肌酐检测更早显示肾小球滤过率下降。

三、非蛋白含氮类测定

(一)尿素(urea)测定

【方法及参考区间】

脲酶-波氏法。血清:2.86~8.20 mmol/L。

酶偶联速率法。血清:男为 2.3~7.1 mmol/L(6.5~20.0 mg/dL);女为 1.8~6.1 mmol/L(5.0~17.0 mg/dL)。

尿素酶-纳氏试剂显色法。尿:720~1 080 mmol/24 h。

【临床评价】

(1)血清尿素浓度增加受多种因素影响,分生理性和病理性因素。

①生理性因素。

a.高蛋白饮食引起血清尿素浓度和尿液尿素排出量显著升高。

b.男性比女性血清尿素浓度高 0.3～0.5 mmol/L,妊娠妇女比非妊娠妇女低。

②病理性因素。

a.肾前性原因:心脏失代偿期、水源枯竭、摄入量减少、过量的损失、蛋白质的分解代谢增加、高蛋白饮食。

b.肾性:急性肾小球肾炎,慢性肾炎,多囊肾肾脏疾病,肾硬化和肾小管坏死。血尿素和肾小球滤过率之间的关系呈平方双曲线,只有当肾小球滤过率下降超过 50%时,血尿素才开始迅速上升。

c.肾后性疾病:所有类型的尿路梗阻,如结石、前列腺肥大、肿瘤。血尿素浓度结合肌酐浓度的测定可以在一定程度上鉴别肾前性或肾后性氮质血症。

(2)血清尿素减少较少见,常提示严重肝病,如肝炎合并广泛肝坏死。

(3)尿尿素增加见于体内组织分解增加,如高热等。

(4)尿尿素减少见于肾功能障碍、肝脏实质病变。

(5)其他影响因素:氨离子污染使检测结果偏高;溶血干扰测定;血氨升高时,检测结果偏高;青霉素有抑制尿素酶的作用,患者使用青霉素治疗时,不适宜用尿素酶法测定尿尿素。

(二)肌酐测定

【方法及参考区间】

碱性苦味酸法。

血清:男性 62～115 μmol/L;女性 53～97 μmol/L。

尿:男性 8.8～17.6 mmol/24 h;女性 7.0～16.0 mmol/24 h。

肌氨酸氧化酶法。

血清:男性 59～104 μmol/L;女性 45～84 μmol/L。

【临床评价】

血肌酐浓度在一定程度上反映肾小球滤过功能的损害程度。

(1)血清肌酐升高见于肾肌酐排出量减少,如肾衰竭(急性肾炎早期轻度升高,慢性肾炎明显升高,提示预后不良)、尿毒症、重度充血性心力衰竭等;见于体内肌酐生成过多,如巨人症和肢端肥大症等。

(2)血清肌酐减少见于肌肉萎缩患者。

(3)尿肌酐增加多见于伤寒、斑疹伤寒、破伤风及消耗性疾病,还见于甲状腺机能减退、糖尿病等。

(4)尿肌酐减少见于肾功能不全、白血病、肌肉萎缩,以及甲状腺功能亢进、皮肌炎等。

(5)血肌酐浓度与肾小球滤过率之间的关系呈平方双曲线。肾小球滤过率下降到正常的50%以上时,血肌酐才开始迅速上升。血肌酐与性别、肌肉容积有关。妊娠妇女蛋白质合成增加,机体呈正氮平衡,血肌酐浓度可稍低。血肌酐测定对晚期肾脏病的临床意义较大。

此外,婴幼儿血清肌酐超过 40 μmol/L 时,应考虑肾功能不全,必须进一步做肾脏功能检查和评价;成人血清肌酐超过 141 μmol/L 时,应考虑其他肾功能检查,如肌酐清除率试验;血清肌酐高于 530 μmol/L 时,具有重要意义,需及时采取必要的治疗措施。

（三）尿酸测定

【方法及参考区间】

酶偶联测定法。

血清:90～420 μmol/L。

尿:1.5～4.5 mmol/24 h。

尿酸氧化酶紫外法。平均 285.5 μmol/L。

【临床评价】

1.升高

（1）血尿酸测定值升高对于痛风诊断最有价值。

（2）原发性:见于代谢性嘌呤合成过多或嘌呤排泄减少。核酸代谢增加时,如白血病、遗传代谢病、多发性骨髓瘤、真性红细胞增多症,血尿酸值可异常增加。肾功能减退及慢性铅中毒、糖尿病也可使血尿酸升高。

（3）继发性:慢性肾衰竭和肾重吸收增强;药物及毒物所致,如利尿剂、铅中毒等;酸血症,如糖尿病、长期禁食、肥胖等所致的酮症酸中毒或乳酸性酸中毒;肿瘤细胞大量增殖及抗癌药物化疗时引起的核酸转换的增加,最终导致嘌呤代谢增加。尿尿酸增加见于肾小管重吸收障碍,如范科尼综合征、高嘌呤饮食、剧烈运动、组织大量破坏等。

（4）其他:嘌呤代谢中特征性的酶缺乏。

2.减少

（1）血尿酸减少见于恶性贫血复发、乳糜泻及药物治疗,如肾上腺皮质激素、ACTH、阿司匹林、柳酸盐等;严重的肝细胞病变,此时嘌呤合成减少或黄嘌呤氧化酶活力减退。

（2）尿尿酸减少见于肾炎,肾功能不全,痛风发作前期、高糖、高脂肪、低蛋白饮食;肾小管重吸收尿酸功能缺陷,这种肾小管功能缺陷可以是先天性的,也可以是获得性的,包括注射造影剂所致的急性缺陷及长期接触有毒物质的慢性缺陷。

（3）过度使用别嘌醇、促尿酸尿等降低高尿酸血症的药物。

3.其他

血 UA 等于或低于 110 μmol/L,等于或高于 480 μmol/L,应采取诊断措施,鉴别各种疾病;血 UA 等于或高于 640 μmol/L,具有形成肾结石或痛风的高度危险,应及时采取适当的治疗措施。

（四）血氨测定

【方法及参考区间】

酶法。血浆氨浓度为 18～72 μmol/L。

酚-次氯酸盐直接显色法。血浆氨浓度为 24～65 μmol/L。

血浆氨浓度女性比男性低 10%。

【临床评价】

(1)正常情况下,氨在肝脏内转变成尿素。

生理性血氨升高见于进食高蛋白或运动后。静脉血氨高于动脉血。

病理性血氨升高见于重症肝炎、肝肿瘤、肝昏迷、肝性脑病、上消化道出血、有机磷中毒、尿毒症、瑞氏综合征及与鸟氨酸循环有关酶的先天性缺乏,以及某些神经系统损害的疾病等。

(2)氨由肾脏肾小管上皮细胞产生,尿中氨主要以铵盐形式排出体外,是调节电解质平衡的重要功能之一。糖尿病酸中毒、妊娠剧吐、酸性饮食、肝功能障碍时尿氨增加。

(五)血清苯丙氨酸测定

【方法及参考区间】

荧光显色法。成人为 46～109 μmol/L;新生儿为 73～206 μmol/L。

高压液相串联质谱法。

0～31 天:38～137 nmol/mL。

1～24 个月:31～75 nmol/mL。

2～18 岁:26～91 nmol/mL。

≥19 岁:35～85 nmol/mL。

【临床评价】

(1)升高见于高苯丙氨酸血症、苯丙酮尿症、先天性氨基酸代谢障碍性疾病、肝脏疾病、充血性心功能不全、外伤及严重感染。

(2)其他高苯丙氨酸血症,如继发新生儿酪氨酸血症、四氢生物蝶呤缺乏等。

新生儿摄入中等量奶,48 h 后才能进行检测。

(六)血清酪氨酸测定

【方法及参考区间】

高压液相串联质谱法。

0～31 天:55～147 nmol/mL。

1～24 月:22～108 nmol/mL。

2～18 岁:24～115 nmol/mL。

≥19 岁:34～112 nmol/mL。

酪胺氧化酶法。早产婴儿 3.9～13.3 mmol/L;新生儿 0.88～2.04 mmol/L。

【临床评价】

(1)低于正常范围见于苯丙酮尿症、肾功能不全时。

(2)高于正常范围罕见于遗传性高酪氨酸血症、常染色体隐性遗传的遗传性酪氨酸血症及新生儿酪氨酸血症、肝脏疾病、充血性心功能不全。

(七)血清缬氨酸测定

【方法及参考区间】

气相色谱结合质谱分析法。血浆 20～30 mg/L。

【临床评价】

血浆中缬氨酸浓度升高称为高缬氨酸血症。

1.婴幼儿高缬氨酸血症

血浆和尿中缬氨酸浓度升高,但无酮酸尿症,较为罕见。

2.枫糖尿症

枫糖尿症是一种常见的支链氨基酸代谢病,同时可伴有血和尿中的异亮氨酸和亮氨酸浓度升高。

3.糖尿病

降低见于胰岛细胞瘤、肝脏疾病、充血性心功能不全、外伤及严重感染。

(八)血浆亮氨酸、异亮氨酸测定

【方法及参考区间】

气相色谱结合质谱分析法。

亮氨酸:15～30 mg/L。

异亮氨酸:8～15 mg/L。

【临床评价】

血浆中亮氨酸、异亮氨酸浓度升高见于以下几点。

(1)高亮氨酸-异亮氨酸血症,为少见的氨基酸代谢病。

(2)枫糖尿症:血和尿中均有亮氨酸、异亮氨酸及缬氨酸浓度升高。

(3)糖尿病:胰岛细胞瘤、肝脏疾病、充血性心功能不全、外伤及严重感染时降低。

第三节　肝胆疾病的实验室检查

一、肝代谢

肝通过糖原合成与分解、糖异生和其他单糖的转换来维持血糖浓度的恒定;同时,肝可以利用氨基酸合成肝细胞自身的结构蛋白质,还能合成多种血浆蛋白质(白蛋白、纤维蛋白原、凝血酶原及多种血浆蛋白质),其中合成量最多的是白蛋白,其在维持血浆渗透压上起重要作用。肝在脂类的消化、吸收、分解、合成及运输等代谢过程中均起重要作用,肝是合成胆固醇、三酰甘油和磷脂的最重要的器官,同时肝的代谢功能还包括维生素的合成、分解和储存,核酸代谢,激素的生物转化,胆红素和胆酸的代谢。

二、肝的生物转化功能

肝的生物转化过程,通常指在肝细胞的微粒体、线粒体及胞质等处有关酶的催化下,非极性化合物转化为极性基团,脂溶性极强的物质增加水溶性,有利于代谢产物、药物、毒物等从肾和胆道排出。其常分为两相反应:第一相反应包括氧化、还原、水解反应;第二相是结合、甲基化、乙酰化等反应。

三、胆汁酸代谢

胆汁酸在肝细胞内由胆固醇转化生成,在肝细胞内合成的叫初级胆汁酸,其主要成分有胆酸、鹅脱氧胆酸。初级胆汁酸在肠道内经肠内细菌分解作用形成次级胆汁酸,主要成分有脱氧胆酸、少量胆石酸及微量的熊脱氧胆酸。胆汁酸在脂肪的吸收、转运、分泌和调节胆固醇代谢方面起重要作用。胆固醇在肝细胞内转化为初级结合型胆汁酸,随胆汁排入肠道,在协助脂类物质消化吸收的同时,受细菌的作用转变成次级游离胆汁酸。约95%胆汁酸在回肠末端被重吸收经门静脉入肝,在肝细胞内被重新合成为次级结合型胆汁酸,与新合成的初级结合型胆汁酸一同再随胆汁排入小肠,构成胆汁酸的肠肝循环。

肝、胆或肠疾病必然影响胆汁酸代谢,而胆汁酸代谢的异常必然影响到上述脏器的功能及胆固醇代谢的平衡。

四、胆红素代谢

胆红素是各种含血红素蛋白中血色素的分解产物,在血循环中胆红素主要以胆红素-白蛋白复合物的形式存在和运输,除白蛋白外,α_1-球蛋白也可与胆红素结合。胆红素随血液运输到肝后,与 Y 蛋白和 Z 蛋白两种色素受体蛋白结合,并将它运至滑面内质网,在胆红素-尿嘧啶核苷二磷酸葡萄糖醛酸转移酶的催化下,胆红素被转化为单、双葡萄糖醛酸结合胆红素,形成水溶性的结合胆红素,结合胆红素随胆汁进入肠道,在小肠上段被水解而脱下葡萄糖醛酸,还原成尿胆原,大部分随粪便排出,少部分经门静脉回肝,其中大部分被肝细胞摄取,再转变为结合胆红素并再排入肠腔(此为胆红素的肠肝循环),另一部分从门静脉入体循环,进入肾,随尿排出。

凡能引起胆红素生成过多或肝细胞对胆红素的摄取、结合和排泄过程发生障碍等的因素都可使血中胆红素增多,从而出现高胆红素血症。

五、肝胆疾病酶学检查(GPT、GOT、ALP、GGT、ChE)

(一)血清转氨酶及其同工酶

1.方法

用于检测肝细胞损伤程度的主要是 GPT 和 GOT,20 世纪 80 年代至今采用国际临床化学联合会(International Federation of Clinical Chemistry,IFCC)推荐的酶动力学方法。

2.参考值

正常值:GPT<40U/L,GOT<45U/L,GOT/GPT 为 1.15 左右。

3.临床意义

GPT 广泛存在于多种器官中,人体内各器官含量由多到少的排列顺序是肝、肾、心脏、骨骼肌等。GPT 是急性病毒性肝炎最敏感的指标,而 GOT 主要用于诊断 AMI,在肝疾病中,GOT 只是肝炎患者的观察指标。但是 GOT/GPT 比值对判断肝炎的转归特别有价值。

急性肝炎早期,GPT 和 GOT 都迅速升高,高峰可为正常值的 10 倍以上,GPT 的峰值高于 GOT。如果 GPT 下降,与此同时,胆红素却进行性升高,呈现"酶胆分离"现象,此为重症肝炎临终期的表现,预后极差。慢性肝炎、肝硬化时,GOT 升高程度大于 GPT。GOT 有两种同工酶,胞质中的称为胞质 c-GOT,存在于线粒体中的称为线粒体 m-GOT。同工酶可以反映肝损伤病变程度,c-GOT 反映肝的早期损害,m-GPT 反映肝细胞坏死和线粒体被破坏。GOT/GPT 对急、慢性肝炎的诊断和鉴别诊断及判断肝炎的转归有特别的价值,当 GOT/GPT<1 时,

提示急性炎症的早期,肝硬化时 GOT/GPT≥2,肝癌时 GOT/GPT≥3。

(二)碱性磷酸酶(ALP)及其同工酶

1.方法

IFCC 推荐及国内应用较多的是以磷酸对硝基酚为底物,以 2-氨基-2-甲基丙醇为缓冲液体系的酶动力法。对硝基酚磷酸盐在 ALP 的作用下产生对硝基苯酚和磷酸盐,在 405 nm 处检测对硝基苯酚的吸收峰,计算血清 ALP 的浓度。

2.参考值

成人:40~150 U/L。

3.临床意义

ALP 的生理性升高见于妊娠、绝经期及新生儿、儿童、青少年骨骼生长期。临床上测定 ALP 主要用于骨骼、肝胆系统疾病等的诊断和鉴别诊断,尤其是黄疸的鉴别诊断。碱性磷酸酶同工酶的检测对肝外阻塞性黄疸及肝内胆汁淤积性黄疸,原发与继发性肝癌具有鉴别意义。ALP 分为 ALP_1 和 ALP_2 两种亚型。ALP_1 升高可见于肝外胆管梗阻,如转移性肝癌、肝脓肿、肝淤血等,并可伴有 ALP_2 的升高。而肝内胆管梗阻所致胆汁淤积,如原发性肝癌及急性黄疸性肝炎患者,则以 ALP_2 的升高为主,ALP_1 相对减少。

(三)γ-谷氨酰转移酶(GGT 或 γ-GT)及其同工酶

1.方法

目前国内主要采用 IFCC 法和欧洲常规 Szasz 法,二者均是以 γ-谷氨酰-3-羧基-4-对硝基苯胺和双甘肽为底物的酶动力法。GGT 作用于 γ-谷氨酰-3-羧基-4-对硝基苯胺和双甘肽产生 γ-谷氨酰双甘肽和 5-氨基-2-硝酸苯甲酸盐,在 405 nm 处检测吸收峰,计算血清 GGT 的浓度。

2.参考值

男小于 64 U/L,女小于 45 U/L(37℃)(IFCC 法)。

3.临床意义

GGT 是肝胆疾病检出阳性率最高的酶。

用醋酸纤维薄膜电泳可将 GGT 分为 GGT_1、GGT_2、GGT_3 和 GGT_4 四种,健康人只见 GGT_2 和 GGT_3,重症肝胆疾病和肝癌时常有 GGT_1 出现,乙醇性肝坏死、胆总管结石及胰腺炎时常有 GGT_2 增加,GGT_4 与胆红素增加密切相关。

(四)胆碱酯酶

1.方法

胆碱酯酶包括真性胆碱酯酶和假性胆碱酯酶,真性胆碱酯酶也称乙酰胆碱酯酶,临床上常规检查的是假性胆碱酯酶。乙酰胆碱酯酶作用于硫代丁酰胆碱,最后生成 5,5'-二硫双 2-硝基苯甲酸是黄色化合物,动态检测 410 nm 处的最大吸收峰,可得出血清胆碱酯酶的活性。

2.参考值

成人 4 250~12 250 U/L(37 ℃)。

3.临床意义

各种肝病发生时,胆碱酯酶的酶活性下降,可以和胆道疾病相鉴别,同时也是协助有机磷中毒诊断的重要手段。

六、胆红素代谢产物和胆汁酸

(一)胆红素测定

1.方法

IFCC 推荐采用偶氮反应方法测定总胆红素,化学钒酸法也可检测血清总胆红素和结合胆红素。胆红素氧化酶法测定样本和试剂用量少,特异性高,重复性好,但目前还不能准确测定结合胆红素。

2.临床意义

(1)血清胆红素基于化学反应的分类:根据胆红素是否直接与重氮试剂反应分为直接胆红素和间接胆红素。用高效液相色谱法对血清胆红素较准确详细的分类:①α 胆红素,即未结合胆红素,总胆红素是未结合胆红素,这种胆红素有毒性,可引起核黄疸;②β 胆红素,即单葡萄糖醛酸结合胆红素;③γ 胆红素,即双葡萄糖醛酸结合胆红素;④δ 胆红素,即结合胆红素和白蛋白以共价键结合者。

(2)根据血清胆红素分类和参考值,判断黄疸类型和黄疸的程度。当血清中胆红素浓度超过 34.2 μmol/L 时可出现巩膜、皮肤的黄染,称为黄疸;若血清中胆红素浓度高于 17.1 μmol/L 但不超过 34.2 μmol/L 时,肉眼未见黄染,则称为隐性黄疸。黄疸可分为:①溶血性黄疸,血清总胆红素和以间接血清总胆红素增多为主;②肝细胞性黄疸,血清总胆红素、直接胆红素及间接胆红素皆增加,如病毒性肝炎等;③梗阻性黄疸,血清总胆红素以直接胆红素增加为主。

(二)胆汁酸测定

1.方法学评价

血清总胆汁酸的测定是肝疾病的一个敏感指标,推荐使用循环酶法。

2.临床意义

胆汁酸升高见于急性肝炎、慢性活动性肝炎、门-腔静脉旁路的形成、胆汁淤积综合征。

七、肝纤维化标志物(Ⅲ、Ⅳ型胶原等)的测定

通常检测透明质酸、Ⅲ型前胶原 N 末端肽、Ⅳ型胶原、层粘连蛋白、单胺氧化酶(monoamine oxidase,MAO)及脯氨酸羟化酶等肝纤维化的标志物,反映肝纤维化的活动性、相对严重程度、代偿能力、疗效观察及预后等。

测定血中Ⅲ型前胶原肽能反映肝细胞胶原合成量,肝损害的患者血中Ⅲ型前胶原氨基末端肽浓度的动态观察更具有临床意义。Ⅳ型胶原与肝纤维化及肝炎症坏死有关,是纤维形成的活动指标,是主要用于观察肝硬化的指标。急性肝炎时,血清Ⅳ型胶原浓度无显著增加,慢性活动性肝炎、肝硬化、肝细胞癌浓度依次增加。此外,层粘连蛋白和透明质酸的测定对肝纤维也有一定的诊断意义。

八、肝昏迷时的生化变化及血氨测定

(一)生化变化

血氨水平升高;假性神经递质堆积;芳香族氨基酸含量增多,支链氨基酸含量减少;短链脂肪酸含量升高。

（二）血氨测定

①两步法：先从全血中分离出氨，再进行测定，如扩散法（已淘汰）；②一步法：不需从全血中分离出氨，采用干化学法便可直接测定。

九、肝细胞损伤时蛋白质的代谢

双缩脲法是目前推荐检测血清总蛋白的定量方法，而血清白蛋白的定量常采用溴甲酚绿法。血清总蛋白少见于严重的慢性肝病，如慢性肝炎、肝硬化、肝癌等，同时白蛋白减少和球蛋白（主要是球蛋白）增加，A/G 比值下降。血清前白蛋白是肝功能损害的敏感指标。

十、糖代谢异常

肝在调节糖代谢过程中起到关键作用，当肝功能严重损伤时，血糖浓度难以维持正常水平，进食后易出现一过性高血糖，空腹时又易出现低血糖，糖耐量曲线异常。此外，半乳糖代谢是肝特有的，半乳糖清除率检测可反映肝代谢能力，一般用于测定肝血流。

十一、脂代谢异常

肝在脂类的消化、吸收、运输、合成及分解等过程中均起重要作用。在肝细胞损伤时，会出现脂肪肝、酮血症、血浆胆固醇酯/胆固醇的比值下降及血浆脂蛋白电泳谱异常，出现低密蛋白（LDL）积累。在慢性肝内外胆汁淤积的病人，血胆固醇和磷脂明显升高，可出现异常的脂蛋白X（Lp-X）。胆汁排泄障碍可引起脂类消化吸收不良。

十二、急、慢性肝病

1.肝功能组合与筛选肝试验项目

①转氨酶（GPT,GOT）反映肝细胞损；②ChE 或白蛋白代表肝合成功能；③GGT 和 ALP 有助于判断有无肿瘤、再生和胆道通畅情况；④血清总胆红素测定反映肝的排泄功能；⑤麝香草酚浊度试验可粗略提示肝有无炎症等。

2.肝疾病检查项目选择原则

①怀疑急性肝炎：可选择 GPT、GOT、胆汁酸、前白蛋白、血清总胆红素和肝炎病毒标志物；②怀疑慢性肝炎：可选择 GPT、GOT、ALP、GGT、胆汁酸、血清总胆红素和直接胆红素、血清总蛋白、A/G 比值及肝炎病毒标志物；③怀疑原发性肝癌：除检查一般肝功能外，应加查 AFP、ALP、GGT、LDH；④怀疑肝纤维化或肝硬化：除查 GPT、GOT、ALP、GGT、A/G、MAO 等外，应查 DI 型前胶原、IV 型胶原、层粘连蛋白、透明质酸。

第四节　肾功能及早期肾损伤的实验室检查

1.肾小球的滤过功能

肾小球滤过是指当血液流过肾小球毛细血管网时，血浆中的水和小分子溶质通过滤过膜进入肾小囊形成原尿的过程。原尿除不含血细胞和部分血浆蛋白外，其余成分和血浆相同。成人每天生成原尿约 180 L。肾小球的滤过功能是靠滤过膜完成的，滤过膜具有分子大小的筛网选择性屏障和电荷选择性屏障作用。在正常生理条件下，中分子以上的蛋白质绝大部分不能通过滤过膜，少量微量蛋白可以选择性被滤过。

2.肾小管的重吸收功能

肾小管分为:①近曲小管,重吸收最重要的部位,原尿中的葡萄糖、氨基酸、维生素及微量蛋白质,以及 Na^+、K^+、Cl^-、HCO_3^- 等绝大部分在此段重吸收;②髓袢:具有"逆流倍增"的功能,在尿液的浓缩稀释功能中起重要作用;③ST 远曲小管:和集合管继续重吸收部分水和钠,参与机体的体液酸碱调节。

3.肾小管与集合管的排泄功能

肾小管与集合管分别通过 H^+-Na^+ 交换、K^+-Na^+ 交换,NH_3 与 H^+ 结合成 NH_4^+ 排出,实现泌 H^+、泌 K^+、泌 NH_3 的排泄功能,并达到重吸收 $NaHCO_3$ 的作用。

4.肾功能的调节

自身调节、肾神经调节、球管反馈和血管活性物质调节。

(1)自身调节:当肾的灌注压在一定范围内(10.7～24.0 kPa)变化时,肾血流量及肾小球滤过率基本保持不变。

(2)肾神经调节:刺激肾神经可引起入球、出球小动脉收缩,但对入球小动脉作用更为明显,导致肾小球滤过率的下降。

(3)球管反馈:到达远端肾小管起始段,$NaCl$ 发生改变,被致密斑感受,引起该肾单位血管阻力发生变化,以便对更远端的肾小管做更精细调节。

(4)血管活性物质的调节:其中最重要的是抗利尿激素和醛固酮的调节作用。例如,重吸收水分和无机离子的调节功能,保钠排钾。

5.内生肌酐清除率、血清肌酐、尿素和尿酸测定

(1)内生肌酐清除率试验(CCr):较早反映肾功能的损伤和估计肾小球损害程度,参考值为80～120 mL/min。

(2)血清肌酐:测定方法有碱性苦味酸法和肌酐酶法。Jaffé 反应动力学法、酶法的参考值为成人男性 53～108 $\mu mol/L$,成人女性 44～97 $\mu mol/L$,儿童 18～53 $\mu mol/L$。Jaffé 反应终点法的参考值为成人 44～133 $\mu mol/L$,儿童 27～62 $\mu mol/L$。

(3)尿素测定:血中除蛋白质的含氮化合物称为非蛋白氮组分,非蛋白氮中,血尿素氮含量最多。尿素是氨基酸代谢终产物之一,肝内生成的尿素进入血循环后主要通过肾排泄,肾小球滤过率功能减弱时尿素排出受阻,血中尿素浓度升高。

尿素测定方法有二乙酰-肟显色法和酶偶联速率法(尿素酶法),尿素酶法的参考值为Surea 1.8～7.1 mmol/L,Uurea 250～570 mmol/24 h。

(4)尿酸的测定:测定方法为酶偶联测定法,参考值为男性 180～440 $\mu mol/L$,女性 120～320 $\mu mol/L$。尿酸(UA)上升可见于:①肾小球滤过率减退,但血中浓度变化不一定与肾损伤程度平行。②痛风。③核酸代谢亢进,见于白血病,多发性骨髓瘤,真性红细胞增多症等。④高血压、子痫等肾血流量减少的病变,尿酸排泄减少而使血清 UA 升高,但此时 SCr 常无变化。⑤其他,如慢性铅中毒、氯仿中毒及四氯化碳中毒。血清 UA 减低见于肝豆状核变性、严重贫血等。

6.各试验的灵敏性、特异性

肾小球滤过率可作为衡量肾功能的重要标志,临床上主要以某种某些物质的肾清除率来

表示,主要有:①菊粉清除率;②内生肌酐清除率(CCr)。内生肌酐清除率估计肾小球滤过率不如菊粉清除率准确,但由于其测定方法较简单,无副作用,临床较为常用。

7.近端肾小管功能检查

酚红排泄率可作为判断近端小管排泄功能的粗略指标。由于该试验方法不灵敏,目前已被多数医院淘汰。迄今为止尚没有一个令人满意的检查近端肾小管功能的试验。

8.肾浓缩稀释试验

参考值:24 h尿量为1 000~2 000 mL,日间与夜间尿量之比大于2:1,夜间尿比重(SG)大于1.020。肾浓缩减退时,尿浓缩试验异常为肾小管功能开始受损的最早期表现,尿稀释试验异常见于肾小球病变或肾血流量减少,在肾炎少尿、水肿时更为显著,见于慢性肾小球肾炎及慢性肾盂肾炎晚期,高血压肾病失代偿期。

9.尿渗量与血浆渗量渗量

目前普遍采用冰点下降法测定。参考值:尿渗量(Uosm)为600~1 000 mmol/L,平均800 mmol/L,血浆渗量(Posm)为275~305 mmol/L,平均300 mmol/L,Uosm/Posm为(3.0~4.5):1。

Uosm为300 mmol/L时,为等渗尿;Uosm<200 mmol/L,为低渗尿,提示浓缩功能严重受损。Uasm/Posm直接反映重吸收后尿液中溶质的浓缩倍数,此值越高,说明尿浓缩倍数越大,提示远端肾单位对水的回吸收能力越强;此值降低,说明肾浓缩功能减退。急性肾小管坏死(ATN)时此值小于1.2,尿Na^+>20 mmol/L;肾功能衰竭时此值小于1;而小球损伤时(如急性肾小球肾炎)此值大于1.2,尿Na^+<20 mmol/L。

10.自由水清除率

自由水清除率(C_{H_2O})指单位时间内,尿液达到等渗时需从尿液中减去或加入纯水的量。C_{H_2O}正值表示肾稀释能力,负值代表肾浓缩能力。C_{H_2O}持续接近0表示肾不能浓缩或稀释尿液,排出等渗尿,是肾功能严重受损的表现,见于急性肾小管坏死、肾功能不全早期。C_{H_2O}测定有助于鉴别非少尿性肾功能不全和肾外因素的氮质血症,前者C_{H_2O}接近于0,而后者正常。

11.尿微量白蛋白及转铁蛋白

(1)尿微量白蛋白:尿中白蛋白排出量为30~300 mg/24 h,即已超出正常上限(30 mg/24 h),但尚未达临床蛋白尿水平的中间阶段。尿微白蛋白对糖尿病性肾病的早期诊断有重要意义,是高血压性肾损伤的早期标志,可用于妊娠诱发高血度肾损伤的监测。

(2)转铁蛋白:肾小球损伤发生时尿中Tf排出增加。尿中Tf浓度与Alb相比很低,在糖尿病肾病的早期诊断和监测中首选mAlb。

12.尿中有关酶学检查

N-乙酰-β-D-氨基葡萄糖苷酶(N-acetyl-β-D-glucosaminidase,NAG)是肾损伤和抗生素肾毒性反应的良好指标;尿NAG、β-葡萄糖苷酶在诊断尿路感染时价值高;肾移植排斥反应时,溶菌酶、NAG等均有不同程度升高;LDH、ALP可诊断、鉴别诊断肾良性和恶性肿瘤。

13.尿低分子量蛋白

在尿蛋白中把分子量低于50 ku的一组标记称为低分子量蛋白,当近曲小管上皮细胞受损时,正常滤过的蛋白质重吸收发生障碍,尿中低分子量蛋白质排泄增加,称肾小管性蛋白尿。

(1)α_1 微球蛋白($U\alpha_1 m$):低分子量蛋白中首选指标,肾小管吸收功能损伤时 $U\alpha_1 m$ 增加。

(2)尿 β_2 微球蛋白($U\beta_2 m$):主要用于肾小管损伤的监测,肾前性因素增加可见于自身免疫病(SLE、干燥综合征等)、恶性肿瘤(如多发性骨髓瘤、慢性淋巴细胞白血病、消化系及呼吸系恶性肿瘤)。

(3)其他小分子蛋白、溶菌酶、尿蛋白、视黄醇结合蛋白。

第五节　胰腺疾病的实验室检查

1.胰腺的外分泌功能

胰腺的外分泌物总称为胰液,是无色、无臭的碱性液体,pH 值为 7.4～8.4,主要成分为水。其中含有丰富的消化酶和碳酸氢盐等。碳酸氢盐的主要作用是中和胃酸和激活消化酶。消化酶包括淀粉酶、脂肪酶和蛋白酶,主要功能是消化、分解糖类、脂肪和蛋白质类物质。

2.胰腺的外分泌功能

正常时,胰腺所分泌的酶几乎均通过胰液全部进入十二指肠,只有很少一部分进入血液,但血液中相应的酶则不仅源于胰腺,亦可能源于其他组织。某些胰腺疾病可以使这些酶进入血液循环,血液中酶活性升高,检查血液中这些酶的活性对于临床胰腺疾病的诊断具有重要意义。

3.淀粉酶及同工酶测定

(1)淀粉酶:胰淀粉酶由胰腺以活性状态排入消化道,是水解糖类最重要的酶。其作用于 α-1,4 糖苷键,对分支上的 α-1,6 糖苷键无作用,故又称淀粉内切酶,其作用的最适 pH 值为 6.9,可由肾小球滤过,是唯一能在正常时出现于尿中的血浆酶。血清淀粉酶和尿淀粉酶测定是胰腺疾病最常用的实验室诊断方法。血清淀粉酶主要来自胰腺、唾液腺,尿液中的淀粉酶则来自血液。尿淀粉酶水平波动较大,所以用血清淀粉酶检测为好。很多阴离子有激活淀粉酶的作用,其中以 Cl^-、Br^- 为最强。血清三酰甘油、钙离子可以抑制淀粉酶的活性。淀粉酶作为急性胰腺炎诊断的首选指标。血清淀粉酶升高最多见于急性胰腺炎,是急性胰腺炎的重要诊断指标之一,在发病后 2～12 h 活性开始升高,12～72 h 达峰值,3 d 后恢复正常。满性胰腺炎淀粉酶活性可轻度升高或降低,但没有很大的诊断意义。胰腺癌早期淀粉酶活性可见升高。淀粉酶活性中度或轻度升高还可见于一些非胰腺疾病,如腮腺炎、急性腹部疾病(消化性溃疡穿孔、上腹部手术后、机械性肠梗阻、肠系膜血管病变、胆道梗阻及急性胆囊炎等)、服用镇痛药、酒精中毒、肾功能不良及巨淀粉酶血症等情况。

(2)淀粉酶同工酶:①P-同工酶;②S-同工酶。测定淀粉酶同工酶主要用于鉴别诊断:P-同工酶与胰腺疾患有关;S-同工酶与唾液腺或其他组织疾病有关。

(3)淀粉酶清除率与肌酐清除率有一个稳定的比值,可用 Cam/CCr 表示,其参考值为 2%～5%。Cam/CCr 比值比淀粉酶更为灵敏和特异。

4.跋脂肪酶、胰蛋白酶

(1)脂肪酶:血清中的脂肪酶主要来自胰腺,脂肪酶可由肾小球滤过,并被肾小管全部回吸收,所以尿中测不到脂肪酶活性。血清脂肪酶活性测定可用于胰腺疾病诊断,特别是在急性胰腺炎时,发病后 8 h 内血清脂肪酶活性升高,24 h 达峰值,一般持续 8～14 d。脂肪酶活性升高多与淀粉酶并行,但可能开始升高的时间比淀粉酶更早、持续时间更长、升高的程度更大,所以在疾病的后期测定可能更有意义。血清脂肪酶升高还可见于急腹症、慢性肾病等,但患腮腺炎和巨淀粉酶血症时,血清脂肪酶活性不升高,此点与淀粉酶不同,可用于鉴别诊断。

(2)胰蛋白酶:通常以无活性的酶原形式存在,即胰蛋白酶原-1 和胰蛋白酶原-2,它们都储存在酶原颗粒中,在食管神经反射和(或)肠道激素(胆旗收缩肽-胆促胰酶素)的刺激下分泌入肠道,肠液中的肠肽酶可以激活胰蛋白酶,胰蛋白酶本身及组织液亦可使其激活,其亦可被 Ca^{2+}、Mg^{2+} 等离子激活。

5.胰腺功能试验

(1)促胰酶素-促胰液素试验(P-S test):本试验刺激物的主要作用是促使胰腺组织分泌富含碳酸氢盐的电解质溶液,使胰液流出量增加;促使各种胰酶的分泌量和浓度增加。测定刺激物前、后胰液的流出量,碳酸氢盐及酶的浓度和排出量等,从其变化来评价胰腺外分泌功能。从原理上看本试验属于真正的胰腺外分泌功能试验,但因其操作复杂,患者比较痛苦,故很少应用于临床。

(2)对氨基苯甲酸试验(PABA test,BTP test):一个简单易行的胰腺外分泌功能试验,利用胰糜蛋白酶分解所给药物的能力来判断胰腺外分泌功能。给病人口服 N-苯甲酰-L-酪氨酰-对氨基苯甲酸,此药到小肠后被胰糜蛋白酶特异地分解成 Bz-Ty 和对氨基苯甲酸两部分,对氨基苯甲酸被小肠吸收并在肝代谢后经肾从尿中排出,服药后留 6 h 尿,测 6 h 尿内所含对氨基苯甲酸量,计算其占所服药量百分数。胰糜蛋白酶降低主要见于胰腺功能缺损,本试验结果降低可见于慢性胰腺炎、胰腺癌、胰腺部分切除术后等。本试验和 P-S test 有相关性,但病症轻微时不如 P-S test 敏感。抗生素、磺氨类和利尿药等多种药物,以及有些含马尿酸盐前体的食物(如梅子、李子等)可能会干扰测定结果。此外,肠道的吸收和肾排出速度也可以影响测定结果

6.急性胰腺炎的实验室诊断

急性胰腺炎容易与其他急腹症混淆,因为它们均可引起淀粉酶活性升高。当怀疑急性胰腺炎时,除应连续监测淀粉酶外,还应结合临床情况及其他试验,如胰脂肪酶、胰蛋白酶等测定结果做出诊断。

第六节　糖及其代谢产物测定

一、临床常用糖及其代谢物检测指标

(一)葡萄糖测定

【方法及参考区间】

氧化酶法、己糖激酶法。

血:成人为 3.90～6.10 mmol/L,新生儿为 1.11～4.44 mmol/L。

脑脊液:2.5～4.5 mmol/L。

尿:0.1～0.8 mmol/L。<2.8 mmol/24 h时定性阴性。

【临床评价】

1.血糖升高

生理性升高见于餐后1～2 h、摄入高糖食物或情绪紧张肾上腺素分泌增加。病理性升高多见于:①胰岛素分泌不足,临床表现为糖尿病;②使血糖升高的激素分泌增加,如脑垂体功能亢进、肾上腺皮质功能亢进、甲状腺功能亢进、嗜铬细胞瘤、胰岛 α 细胞瘤等;③由于脱水引起血糖轻度升高,如呕吐、腹泻、高热等;④麻醉、窒息、肺炎等急性传染病、癫痫、子痫等由于加速肝糖原分解,也可使血糖升高。

2.血糖降低

生理性降低见于饥饿和剧烈运动后。病理性降低主要见于:①各种原因导致胰岛素分泌过多,如胰岛 β 细胞瘤;②使血糖升高的激素分泌减少,如甲状腺功能不全、肾上腺功能不全、脑垂体恶病质(肿瘤、中毒等);③血糖来源减少,如长期营养不良、急性进行性肝脏疾病(急性肝萎缩、肝炎、肝癌、中毒等)。

3.脑脊液糖升高

脑脊液糖升高见于脑卒中、蛛网膜下腔出血,病毒性脑炎有时升高。

4.脑脊液糖降低

脑脊液糖降低见于急性化脓性脑膜炎、结核性脑膜炎。

5.尿糖升高

尿糖升高最常见于糖尿病及肾性糖尿病等。

6.影响因素

全血样本中葡萄糖在室温条件下每小时酵解 5%,要求采集后尽快离心分离出血浆或血清;采用草酸钾-氟化钠抗凝剂可减少糖酵解。

(二)口服葡萄糖耐量试验

【方法及参考区间】

维持正常饮食与正常生理状况3 d后,于试验前一日晚餐后禁食(8 h以上),采集受试者当日清晨空腹血后,将 75 g 葡萄糖溶于 250 mL 水中,一次服下,服后 1 h、2 h、3 h各采血测葡萄糖浓度,同时留尿标本测尿糖。

参考区间:空腹血糖小于 6.1 mmol/L;餐后 1 h血糖小于 8.9 mmol/L;餐后 2 h血糖小于 7.8 mmol/L;餐后 3 h血糖小于 6.1 mmol/L。

空腹葡萄糖受损:空腹血糖大于等于 6.1 mmol/L,且小于 7.0 mmol/L;餐后 2 h血糖(2 h PG)小于7.8 mmol/L。

葡萄糖耐量受损:餐后 2 h血糖(2hPG)大于等于 7.8 mmol/L,且小于 11.1 mmol/L;空腹血糖小于6.1 mmol/L。

【临床评价】

1.糖耐量减低

糖耐量减低主要见于糖尿病。甲状腺功能亢进、垂体功能亢进、肾上腺功能亢进者都可引起不同程度的糖耐量减低。胰腺炎、胰腺癌时糖耐量可有轻度或中度减低。严重肝病时糖原生成及糖异生作用减弱,空腹血糖可低于正常,但糖耐量峰值血糖可高于正常,显示糖耐量减低。糖原累积病,由于肝脏的糖原含量已饱和,服糖后不能再合成糖原,糖耐量减低。

2.糖耐量增高

空腹血糖值正常或偏低,口服糖后血糖浓度上升不明显,糖耐量曲线平坦,多见于内分泌功能低下,如甲状腺功能低下、肾上腺皮质功能低下和垂体功能低下。少数正常人也可出现糖耐量增高。

3.迟滞性耐量曲线

口服葡萄糖后在正常时间内可恢复到空腹水平,但有一个明显增高的血糖峰值,往往超过 10 mmol/L,可出现暂时性糖尿,这种情况以后可能发展为糖尿病。这种血糖峰值的异常升高可能是胰岛素的延迟作用造成的,更大的可能是葡萄糖在肠内的吸收加速并伴有胃迅速排空的情况。

(三)糖化血红蛋白测定

【方法及参考区间】

一般测 $GHbA_1$ 组分占总血红蛋白的百分比。

高效液相色谱法。$4\% \sim 6\%$。

【临床评价】

糖化血红蛋白由血红蛋白与糖类经酶促结合而成,其反应速度取决于血糖浓度及血糖与血红蛋白的接触时间,因此 $GHbA_1$ 水平与血糖水平、高血糖持续时间呈正相关。糖化血红蛋白的代谢周期与红细胞的寿命基本一致,可反映近 $2 \sim 3$ 个月的平均血糖水平。其主要临床应用价值是作为糖尿病长期病情控制程度的指标,$GHbA_1$ 升高提示近 $2 \sim 3$ 个月糖尿病控制不良。作为糖尿病的预测筛选指标,$GHbA_1 < 6\%$ 基本排除糖尿病;$GHbA_1 > 9\%$,预测糖尿病的灵敏度为 68%,特异性 94%。

(四)糖化血清蛋白测定

【方法及参考区间】

硝基四氮唑蓝还原法。$1.18 \sim 2.20$ mmol/L。

【临床评价】

血葡萄糖与白蛋白及其他血清蛋白分子 N 端的氨基发生非酶促糖化反应形成稳定的酮胺类化合物。其半衰期为 $12 \sim 19$ d,可反映近 $1 \sim 3$ 周内平均血糖水平,与糖化血红蛋白有良好的相关性。本试验不受临时血糖浓度波动的影响,主要用于糖尿病患者血糖控制状况的判定。

(五)乳酸测定

【方法及参考区间】

酶法。$0.50 \sim 1.78$ mmol/L。

【临床评价】

乳酸是糖无氧酵解的终产物,肝外组织产生大量局部无法代谢的乳酸和丙酮酸并进入血循环(每日 $1\,000 \sim 2\,000$ mmol/L),大部分由肝脏代谢,合成肝糖原和葡萄糖,少部分由肾脏排出。生理性乳酸升高见于剧烈运动时。病理性增加是组织缺氧和糖酵解速度增加导致的,如严重缺氧、休克、肌肉痉挛等,肝衰竭也可以引起严重的乳酸中毒。糖尿病酮症酸中毒昏迷患者血中乳酸升高一般不超过 7 mmol/L,而非酮症糖尿病昏迷时血中乳酸明显升高。

标本采集:为保证测试结果准确,应在空腹及休息状态下采血,收集于盛有碘乙酸钠(终浓度 0.5 g/L)的试管内,室温下样本可稳定 2 h;如采用肝素抗凝血,样本必须置于冰水中,并在 1 h 内分离血浆。

(六)丙酮酸测定

【方法及参考区间】

酶法。小于 0.10 mmol/L。

【临床评价】

丙酮酸是糖酵解途径产物,正常情况下通过三羧酸循环氧化成 CO_2 和 H_2O,血内的乳酸/丙酮酸的比值维持在 9 左右。机体组织缺氧可导致三羧酸循环中丙酮酸需氧氧化的障碍。丙酮酸还原成乳酸,该比值上升,缺氧越严重,比值越高。轻微的活动引起乳酸及丙酮酸同时升高,比值不变。维生素 B_1 缺乏时,丙酮酸氧化障碍,血中丙酮酸含量增加。标本采集:空腹,休息状态下取静脉血,采血后应立即分离血清(浆),4 ℃保存。

(七)酮体测定

【方法及参考区间】

乙酰乙酸(AcAc)酶法。小于 0.3 mmol/L。

β-羟丁酸(β-HB)酶法。0.03～0.30 mmol/L。

【临床评价】

酮体由丙酮、乙酰乙酸及 β-羟丁酸组成,主要源于游离脂肪酸在肝脏的氧化代谢产物。酮体增加是机体脂肪动员分解过多的结果,饥饿时酮体是包括脑在内的许多组织的重要能量来源。酮体增高主要见于糖尿病酮症酸中毒、妊娠呕吐、营养不良、长期饥饿、慢性肝细胞损害等也可使酮体增高。

糖尿病酮症酸中毒时,葡萄糖氧化作用障碍,β-HB/AcAc 比值可从正常时的 2∶1 提高到 16∶1;治疗后,随着 β-HB 被氧化生成 AcAc 而降低。仅仅监测 β-HB 可能出现病情好转而 AcAc 继续增加的情况,从而影响病情判断。

标本采集和影响因素:采血后 20 min 内分离血清或血浆,4 ℃下密封可保存 5 d;严重溶血或重度黄疸的样本可导致 β-HB 测定值显著下降。

(八)血清半乳糖测定

【方法及参考区间】

氧化酶法:本法多用于半乳糖耐量试验,方法是受试者经禁食一夜后,次晨取空腹血测定半乳糖作为对照,然后口服半乳糖 40 g(溶于 250 mL 水中),分别于服糖后 30 min、1 h 及 2 h 取血测定半乳糖浓度。麦克拉根(Maclagan)提出的判断标准是将各次测定结果的总和作为一个指数。健康人耐量指数不超过 8.9 mmol/L。

【临床评价】

健康人的血及尿中不含或仅含有微量半乳糖,先天性半乳糖代谢障碍患者的血及尿中可出现半乳糖,甲状腺功能亢进患者及肝病患者耐量指数升高,疾病缓解后指数下降。

(九)血清 1,5-脱水山梨醇测定

【方法及参考区间】

比色法。大于 13 mg/L。

【临床评价】

1,5-AG 是葡萄糖的自然类似物。糖尿病患者 1,5-AG 水平下降,可能是 1,5-AG 与葡萄糖竞争导致的。1,5-AG 与血糖、24 h 尿糖、果糖胺、糖化血红蛋白均呈明显的负相关。1,5-AG 浓度变化敏锐,且不受进食、年龄、性别等因素的影响,可作为糖尿病筛查、诊断和疗效评估的指标。

二、糖化血红蛋白及血糖测定在糖尿病管理中的应用

(一)在糖尿病诊断中的应用

(1)HbA1C≥6.5％:试验应该用美国国家糖化血红蛋白标准化计划组织(NGSP)认证的方法进行,并与糖尿病控制和并发症研究(DCCT)的检测进行标化。

(2)空腹血糖不低于 7.0 mmol/L:空腹的定义是至少 8 h 未摄入热量。

(3)OGTT2 h 血糖不低于 11.1 mmol/L:试验应按 WHO 的标准进行,用 75 g 无水葡萄糖溶于水作为糖负荷。

(4)有高血糖的典型症状或高血糖危象的患者,随机血糖不低于 11.1 mmol/L。

满足上述任何一条,即可诊断糖尿病,但如患者无明确的高血糖症状,结果应重复检测以确认。

(二)在无症状患者中进行糖尿病筛查

(1)无症状的成人,如超重或肥胖(BMI≥25 kg/m²)并有一个以上其他糖尿病危险因素,应即刻开始筛查糖尿病并评估未来发生糖尿病的风险;没有上述危险因素的人群,应从 45 岁开始筛查;如果检查结果正常,至少每 3 年复查 1 次。

(2)筛查试验包括:HbA1C、空腹血糖或 2 h 血糖(75 g OGTT)。

(3)对于已经明确糖尿病风险增加的人群,应进一步评估并治疗其他心血管疾病危险因素。

(三)预防/延缓 2 型糖尿病

(1)对于糖耐量异常、空腹血糖受损或 HbA1C 在 5.7％～6.4％的患者,应减轻体重7％,增加体力活动(每周进行至少 150 min 中等强度的体力活动)并进行定期随访咨询。

(2)对于糖耐量异常、空腹血糖受损或 HbA1C 在 5.7％～6.4％,且 BMI＞35 kg/m²,年龄低于 60 岁或曾经患有妊娠糖尿病的妇女,可以考虑使用二甲双胍治疗预防 2 型糖尿病。

(四)糖尿病血糖控制目标

(1)证据显示 HbA1C 控制在 7％或以下可减少糖尿病微血管并发症,如果在诊断糖尿病后立即治疗,可以减少远期大血管疾病的患者概率。因此,合理的 HbA1C 控制目标是低于7％。如果无明显的低血糖或其他治疗不良反应,并且糖尿病病程较短、预期寿命较长且无明显心血管并发症,建议制定更严格的 HbA1C 控制目标(如＜6.5％);对于有严重低血糖病史、预期寿命有限、有晚期微血管或大血管病并发症、有较多的伴发病及糖尿病病程较长的患者,尽管实施了糖尿病自我管理教育、合理的血糖监测,应用了包括胰岛素在内的多种有效的降糖药物,而血糖仍难达标者,建议制定较宽松的 HbAIC 目标(如＜8％)。

(2)HbA1C 监测频率:对于治疗达标(血糖控制稳定)的患者,每年应该至少进行两次 HbA1C 检测;对更改治疗方案或血糖控制未达标患者,应每年进行四次 HbA1C 检测;即时应用 HbA1C 检测有助于及时更改治疗方案。

第五章　临床免疫学检验

第一节　免疫球蛋白及补体

一、免疫球蛋白 G(IgG)

【检验方法】

免疫比浊法。

【检验标本】

静脉血。

【送检要求】

抽取静脉血 2 mL 注入干燥试管送检,可与 IgA、IgM 同测。

【检验部门】

生化室。

【参考区间】

8~16 g/L。

【临床意义】

1.IgG 升高

IgG 升高见于 IgG 型多发性骨髓瘤、系统性红斑狼疮、类风湿关节炎、慢性活动性肝炎、某些感染性疾病。

2.IgG 降低

IgG 降低见于非 IgG 型多发性骨髓瘤、重链病、轻链病、肾病综合征、某些肿瘤、某些白血病、原发性无丙种球蛋白血症、继发性免疫缺陷病。

二、免疫球蛋白 A(IgA)

【检验方法】

免疫比浊法。

【检验标本】

静脉血。

【送检要求】

抽取静脉血 2 mL 注入干燥试管送检,可与 IgG、IgM 同测。

【检验部门】

生化室。

【参考区间】

0.50～3.38 g/L。

【临床意义】

1.IgA 升高

IgA 升高见于 IgA 型多发性骨髓瘤、系统性红斑狼疮、类风湿关节炎、肝硬化、某些感染性疾病、湿疹等。

2.IgA 降低

IgA 降低见于非 IgA 型多发性骨髓瘤、重链病、轻链病、自身免疫性疾病。

三、免疫球蛋白 M(IgM)

【检验方法】

免疫比浊法。

【检验标本】

静脉血。

【送检要求】

抽取静脉血 2 mL 注入干燥试管送检,可与 IgG、IgA 同测。

【检验部门】

生化室。

【参考区间】

0.5～2.2 g/L。

【临床意义】

1.IgM 升高

IgM 升高见于多发性骨髓瘤、巨球蛋白血症、类风湿关节炎、肝脏病、某些感染,脐血中 IgM 升高是胎儿宫内感染的标志。

2.IgM 降低

IgM 降低见于原发性无丙种球蛋白血症。

四、补体 C_3 测定

【检验方法】

免疫比浊法。

【检验标本】

静脉血。

【送检要求】

抽取静脉血 2 mL 注入干燥试管送检,可与 C_4 同测。

【检验部门】

生化室。

【参考区间】

0.8～1.6 g/L。

【临床意义】

1.补体 C_3 升高

补体 C_3 升高见于某些急性炎症或传染病早期,如疟疾、结核病、伤寒、麻疹、流行性脑脊髓膜炎、肿瘤、结缔组织病。

2.补体 C_3 降低

补体 C_3 降低见于急慢性肾小球肾炎、亚急性心内膜炎、系统性红斑狼疮、肝疾病。

五、补体 C_4 测定

【检验方法】

免疫比浊法。

【检验标本】

静脉血。

【送检要求】

抽取静脉血 2 mL 注入干燥试管送检,可与 C_3 同测。

【检验部门】

生化室。

【参考区间】

$0.1\sim0.4$ g/L。

【临床意义】

1.补体 C_4 升高

补体 C_4 升高见于多发性骨髓瘤(比正常值大 8 倍)、风湿热急性期、结节性动脉周围炎、皮肌炎、心肌梗死。

2.补体 C_4 降低

补体 C_4 降低见于流行性出血热低血压期及少尿期(C_4 下降程度反映病情轻重)、系统性红斑狼疮、类风湿关节炎等。

第二节　自身抗体测定

一、类风湿因子(RF)

【检验方法】

胶乳增强免疫比浊法。

【检验标本】

静脉血。

【送检要求】

抽取静脉血 2 mL 注入干燥试管送检。

【检验部门】

免疫室。

【参考区间】

0～20 U/mL。

【临床意义】

RF 是一种以变性 IgG 为靶抗原的自身抗体。类风湿关节炎患者 RF 阳性率可达 80%，其他疾病如皮肌炎、硬皮病、恶性贫血、自身免疫性溶血性贫血、慢性活动性肝炎亦可出现60%～80%的阳性率。故本试验的特异性诊断不理想,只可作为类风湿关节炎及自身免疫疾病的筛选方法。

二、抗链球菌溶血素 O 试验(ASO)

【检验方法】

胶乳增强免疫比浊法。

【检验标本】

静脉血。

【送检要求】

抽取静脉血 2 mL 注入干燥试管送检。

【检验部门】

免疫室。

【参考区间】

0～200 U/mL。

【临床意义】

ASO 升高见于风湿热、急性肾小球肾炎、结节性红斑狼疮、猩红热、扁桃体炎等与溶血性链球菌感染有关的疾病。

三、抗双链 DNA 测定(Anti-dsDNA)

【检验方法】

金标法。

【检验标本】

静脉血。

【送检要求】

抽取静脉血 2 mL 注入干燥试管送检。

【检验部门】

免疫室。

【参考区间】

阴性。

【临床意义】

双链 DNA(ds-DNA)是细胞核中许多抗原成分中的一种。由于抗双链 DNA 抗体对 SLE

有较高的敏感性,并且早于临床复发出现在血液循环中,抗 ds-DNA 抗体已成为 SLE 的诊断标准之一。在干燥综合征、混合性结缔组织病、进行性全身硬化症等自身免疫性疾病中也会出现 ds-DNA 抗体阳性。

四、抗 ENA 抗体

【检验方法】

免疫斑点法。

【检验标本】

静脉血。

【送检要求】

抽取静脉血 2 mL 注入干燥试管送检。

【检验部门】

免疫室。

【参考区间】

阴性。

【临床意义】

抗可溶性抗原(extractable nuclear antigen,ENA)是可提取核抗原的总称,检测抗 ENA 抗体谱在协助诊断和鉴别诊断自身免疫性疾病方面具有重要的临床意义。

(1)抗 Sm 抗体和抗 ds-DNA 一样,对 SLE 有高度特异性,且无论是否为活动期,抗 Sm 均可阳性,可作为 SLE 的标志性抗体。但 SLE 患者中抗 Sm 阳性仅占 30％左右,故抗 Sm 阴性时不能排除 SLE 诊断。

(2)抗核 RNP(nRNP)自身抗体在多种风湿病患者血中均可检出,但抗体滴度通常较低,患者的阳性率为 30％～50％;进行性全身性硬化症(PSS)患者中其阳性率为 25％～30％。在混合性结缔组织病(MCTD)患者血中可检出高滴度的抗 UlnRNP 抗体,检出率可达 100％。

(3)抗 SS-A/Ro 抗体最常见于干燥综合征(SS),阳性率 40％～95％,也见于 SLE(20％～60％)及原发性胆汁性肝硬化(20％)。

(4)抗 SS-B/La 抗体几乎仅见于女性患者(男∶女为 1∶29),可出现在 SS(40％～90％)及 SLE(10％～20％)患者中。

(5)抗 Scl-70 抗体主要见于 PSS 的弥漫型,是该病的标志性抗体,其阳性率 25％～70％。

(6)抗 Jo-1 抗体是肺病相关肌炎的标志性抗体。

(7)抗 Rib 抗体主要见于 SEL 患者,阳性率为 10％～40％。

五、抗核抗体(ANA)

【检验方法】

ELISA 法。

【检验标本】

静脉血。

【送检要求】

抽取静脉血 2 mL 注入干燥试管,避免溶血,及时送检。

【检验部门】

免疫室。

【参考区间】

阴性。

【临床意义】

ANA 是活动性 SLE 非常敏感的参数,阳性率高于 99%。ANA 阴性基本上可排除 SLE。但 ANA 并非 SLE 所特异的,在其他多种自身免疫性疾病中可查及,如系统性硬化症、药物性 SLE、干燥综合征、风湿性关节炎等。

六、抗心磷脂抗体(ACA)

【检验方法】

ELISA 法。

【检验标本】

静脉血。

【送检要求】

抽取静脉血 2 mL 注入干燥试管送检。

【检验部门】

免疫室。

【参考区间】

阴性。

【临床意义】

健康人血液里无自身心磷脂的抗体。当它出现时,常见于某些因素引起的自身免疫性疾病,如多发性动脉血栓形成、习惯性流产、胎死宫内、神经精神症状、血小板减少等。急性期为 IgM 抗体,慢性期为 IgG 抗体。另外,抗磷脂综合征患者服用肠溶阿司匹林进行治疗时,ACA 可作为疗效观察指标。ACA 也是心肌疾病的一个参考指标。

七、抗角蛋白抗体(AKA)

【检验方法】

间接荧光免疫法。

【检验标本】

静脉血。

【送检要求】

抽取静脉血 3 mL 注入干燥试管送检。

【参考区间】

阴性。

【临床意义】

AKA 见于类风湿关节炎早期,是诊断和判断预后的指标之一,甚至在临床表现前出现。

八、抗环瓜氨酸肽抗体（CCP）

【检验方法】

酶联免疫法。

【检验标本】

静脉血。

【送检要求】

抽取静脉血 3 mL 注入干燥试管送检。

【参考区间】

阴性。

【临床意义】

抗 CCP 抗体是类风湿（RA）的特异性标志物,早期诊断及监控类风湿关节炎,与侵袭性关节破坏相关。在临床上,联合检测抗 CCP 抗体和 RF 对 RA 的诊断及预后有重要意义。

九、抗中性粒细胞胞质抗体（ANCA）

【检验方法】

免疫印迹法。

【检验标本】

静脉血。

【送检要求】

抽取静脉血 3 mL 注入干燥试管送检。

【参考区间】

阴性。

【临床意义】

ANCA 对系统性血管炎、炎症性肠病等疾病的诊断与鉴别诊断具有重要意义,被认为是原发性小血管炎的特异性血清标志物。最常见的疾病,如韦格纳肉芽肿病、原发性局灶性节段坏死性肾小球肾炎、新月体性肾小球肾炎、结节性多动脉炎等均可检出 ANCA。

十、抗线粒体抗体（AMA）

【检验方法】

间接荧光免疫法。

【检验标本】

静脉血。

【送检要求】

抽取静脉血 3 mL 注入干燥试管送检。

【参考区间】

阴性。

【临床意义】

AMA 可辅助临床诊断原发性胆汁性肝硬化。对于原发性胆汁性肝硬化（PBC）的特异性和敏感性均超过 95%,超过 95% 的患者均可出现 AMA。PBC 常伴有高滴度的 AMA,病程早期就出现 AMA 是本病的特点。如果 AMA 出现阳性的高滴度，即使无 PBC 的症状及生化异常，也强烈提示为 PBC，建议列为高危人群，应该定期进行复查，在可能的情况下，可进行肝穿刺病检。

十一、抗精子抗体（As-Ab）

【检验方法】

ELISA 法。

【检验标本】

血清、精液、宫颈黏液。

【送检要求】

抽取静脉血 2 mL 注入干燥试管送检，收集精液小瓶内送检，或用棉拭子取宫颈黏液浸入 0.5 mL 生理盐水中送检。

【检验部门】

免疫室。

【参考区间】

阴性。

【临床意义】

抗精子抗体存在于男性精液、女性宫颈黏液或男女血液中。体内存在抗精子抗体可导致不育，因为 As-Ab 对精子有制动和细胞毒作用。治疗使其转阴后，有些患者可恢复生育能力。

十二、抗甲状腺球蛋白抗体（TG-Ab）

【检验方法】

抗原抗体结合率。

【检验标本】

静脉血。

【送检要求】

抽取静脉血 2 mL 注入干燥试管送检。

【检验部门】

免疫室。

【参考区间】

<30%。

【临床意义】

桥本甲状腺炎、原发性甲状腺功能减退症患者血清中均有高效价抗 TG 自体抗体，尤以甲状腺炎患者检出率为高，可为 90%～95%。甲状腺抗体的检测可以代替甲状腺活检，以区别桥本甲状腺炎和单纯性甲状腺肿、甲状腺瘤等非自身免疫性疾病。另有文献报道，40 岁以上妇女抗 TG 检出率可达 18%，并认为这可能是自身免疫性甲状腺病的早期反应。

十三、抗甲状腺微粒体抗体（TM-Ab）

【检验方法】

抗原抗体结合率。

【检验标本】

静脉血。

【送检要求】

抽取静脉血 2 mL 注入干燥试管送检。

【检验部门】

免疫室。

【参考区间】

<20%。

【临床意义】

TM-Ab 与 TG-Ab 大致相同,阳性者主要见于桥本甲状腺炎、原发性甲状腺功能减退症患者。某些患者 TG-Ab 阴性,但 TM-Ab 阳性,故两种抗体同时测定可提高甲状腺自身抗体检出水平。

十四、促甲状腺素受体抗体(TRAb)

【检验方法】

酶联免疫法。

【检验标本】

静脉血。

【送检要求】

抽取静脉血 3 mL 注入干燥试管送检。

【检验部门】

免疫室。

【参考区间】

≤1.75 U/L。

【临床意义】

(1)有助于甲状腺功能亢进的分型:Graves 甲状腺功能亢进的抗体阳性率高,其他病引起的甲状腺功能亢进多为阴性。

(2)甲亢治疗监测:判断疗效及预后,提示免疫缓解与否的参考指标。

十五、抗人绒毛膜促性腺激素抗体(HCG-Ab)

【检验方法】

ELISA 法。

【检验标本】

血清、精液、宫颈黏液。

【送检要求】

抽取静脉血 2 mL 注入干燥试管送检,收集精液于小瓶内送检,用棉拭子取宫颈黏液浸入 0.5 mL 生理盐水中送检。

【检验部门】

免疫室。

【参考区间】

阴性。

【临床意义】

某些不孕症与患者体内出现的抗 HCG 抗体密切相关,HCG 在配子着床和维持妊娠中起重要作用,而抗 HCG 抗体可灭活 HCG,导致流产。抗 HCG 抗体可作为某些免疫不孕患者的一个辅助诊断指标。

十六、抗卵巢抗体(Ao-Ab)

【检验方法】

ELISA 法。

【检验标本】

血清、宫颈黏液。

【送检要求】

抽取静脉血 2 mL 注入干燥试管送检,或用棉拭子取宫颈黏液浸入 0.5 mL 生理盐水中送检。

【检验部门】

免疫室。

【参考区间】

阴性。

【临床意义】

抗卵巢抗体是位于卵巢颗粒细胞、卵母细胞、黄体细胞和间质细胞内的自身抗体。该类患者卵巢抗原作为卵巢抗体的靶抗原,发生抗原抗体反应,可引起卵母细胞变异和数量减少,加速卵泡闭锁和卵子退化,影响排卵和卵子质量,引起不孕。抗卵巢抗体还与自身免疫病理反应关系密切,它的存在还可以影响卵巢功能,有显著的抗生育效应。多次穿刺取卵患者、B 超监测无排卵者抗卵巢抗体多为阳性。

十七、抗子宫内膜抗体(EmAb)

【检验方法】

ELISA 法。

【检验标本】

血清、宫颈黏液。

【送检要求】

抽取静脉血 2 mL 注入干燥试管送检,用棉拭子取宫颈黏液浸入 0.5 mL 生理盐水中送检。

【检验部门】

免疫室。

【参考区间】

阴性。

【临床意义】

子宫内膜抗体是子宫内膜异位症患者受到异位内膜的刺激,或由经血逆流等因素引起的免疫应答紊乱而产生的一种自身抗体,并与子宫内膜中靶抗原结合,在补体参与下,引起子宫内膜免疫病理损伤,影响孕卵着床,也容易导致早期流产。该项目可为不孕及流产的免疫因素诊断提供一个特异性的参考指标。

十八、抗卵子透明带抗体(AZP-Ab)

【检验方法】

ELISA 法。

【检验标本】

静脉血。

【送检要求】

抽取静脉血 2 mL 注入干燥试管送检。

【检验部门】

免疫室。

【参考区间】

阴性。

【临床意义】

抗卵子透明带抗体可破坏包有透明带的卵子和受精卵,并可遮盖透明带表面的精子受体,抑制精子吸附,阻止精子与卵子结合。阳性见于女性不孕症。

十九、封闭抗体(APLA)

【检验方法】

酶联免疫法。

【检验标本】

静脉血。

【送检要求】

抽取空腹静脉血 3 mL 置于真空干燥管内送检。

【参考区间】

阳性。

【临床意义】

对自然流产的患者在主动免疫治疗前后进行检测,根据患者体内封闭抗体的变化来判断淋巴细胞免疫治疗的效果。对于反复性(3 个月内)不明原因流产患者,先进行 APLA 检查,如果 APLA 阴性,则采用淋巴细胞主动免疫疗法。免疫疗法疗程结束后复查 APLA,如 APLA 转为阳性,则可计划受孕;如 APLA 仍为阴性,则需继续治疗,直至 APAL 转为阳性,再考虑受孕。

二十、甲状腺过氧化物酶抗体(TPOAb)

【检验方法】

化学发光法。

【检验标本】

静脉血。

【送检要求】

抽取静脉血 2 mL 注入干燥试管送检。

【检验部门】

免疫室。

【参考区间】

<34 U/mL。

【临床意义】

血清中 TPO 抗体增加对许多甲状腺疾病的评估都十分有用。90％以上的桥本甲状腺炎病人 TPO 抗体增加,抗体增加的量与病情严重程度无相关性,增加的抗体随病程延长或药物治疗而转为阴性,如果抗体再度升高,有复发可能性。先天性甲状腺功能低下、产后甲状腺炎、萎缩性甲状腺炎及部分结节性甲状腺囊肿患者的 TPO 抗体也有增加。

二十一、抗胰岛细胞抗体(ICA)

【检验方法】

间接免疫荧光法。

【检验标本】

静脉血。

【送检要求】

抽取静脉血 2 mL 注入干燥试管送检。

【检验部门】

免疫室。

【参考区间】

阴性。

【临床意义】

ICA 检测对胰岛素依赖性糖尿病(IDDM)与非胰岛素依赖性糖尿病(NIDDM)患者的鉴别诊断有一定价值。IDDM 血清中存在 ICA,早期 IDDM 患者(多为青少年)ICA 阳性率可达85％;随病程的延长,ICA 检出率下降,病程达 10 年时,该抗体阳性率不到 10％。NIDDM 患者阳性率仅为 6.2％。

二十二、抗胰岛素抗体(IAA)

【检验方法】

ELISA 法。

【检验标本】

静脉血。

【送检要求】

抽取静脉血 2 mL 注入干燥试管送检。

【检验部门】

免疫室。

【参考区间】

阴性。

【临床意义】

20%～50%初诊及未经治疗的1型糖尿病患者存在IAA,31%的抗胰岛细胞抗体(ICA)的阳性个体能同时检测出IAA,IAA和ICA同时存在的个体很可能发展成1型糖尿病。因此,体外检测循环的抗胰岛素自身抗体可用于诊断1型糖尿病和预测1型糖尿病的危险性。

第三节　激素及其代谢产物的免疫学检验

一、促甲状腺素(TSH)

【检验方法】

化学发光法。

【检验标本】

静脉血。

【送检要求】

抽取静脉血3 mL注入干燥试管送检,一般与T_4、T_3同时测定。

【检验部门】

内分泌室。

【参考区间】

0.6～4.5 ng/mL。

【临床意义】

升高见于原发性甲状腺功能低下,其增加值与甲状腺功能低下的程度成正比;亦可见于局限性垂体小腺瘤、缺碘性甲状腺肿及服用抗甲状腺药品(丙硫氧嘧啶)。

二、总甲状腺素(T_4)

【检验方法】

化学发光法。

【检验标本】

静脉血。

【送检要求】

抽取静脉血3 mL注入干燥试管送检,一般与TSH、T_3同时测定。

【检验部门】

内分泌室。

【参考区间】

78.38～157.40 nmol/mL。

【临床意义】

1. T_4 升高

T_4 升高见于甲状腺功能亢进症、高 TBG（甲状腺结合球蛋白）血症、结节性毒性甲状腺肿、亚急性甲状腺炎、局限性垂体小腺瘤、妊娠。某些药物可导致其水平升高，如雌激素、避孕药、右旋甲状腺素、促甲状腺激素等。

2. T_4 降低

T_4 降低见于甲状腺功能减退症、低 TBG 血症、垂体功能减退症、剧烈活动等。某些药物可导致其水平降低，如苯妥英钠、睾酮、皮质类固醇。

三、总三碘甲状腺原氨酸（T_3）

【检验方法】

化学发光法。

【检验标本】

静脉血。

【送检要求】

抽取静脉血 3 mL 注入干燥试管送检，一般与 TSH、T_4 同时测定。

【检验部门】

内分泌室。

【参考区间】

1.34～2.73 nmol/mL。

【临床意义】

较 T_4 更敏感，特别是对诊断 T_3 性甲状腺功能亢进症有特异性。

1. T_3 升高

T_3 升高见于甲状腺功能亢进症、高 TBG 血症，服用甲状腺制剂可使结果升高。

2. T_3 降低

T_3 降低见于甲状腺功能减退症、低 TBG 血症，服用普萘洛尔、肾上腺糖皮质激素、造影剂可使 T_3 降低。

四、游离三碘甲状腺原氨酸（FT_3）

【检验方法】

化学发光法。

【检验标本】

静脉血。

【送检要求】

抽取静脉血 2 mL 注入干燥试管送检，与 FT_4 同时测定。

【检验部门】

内分泌室。

【参考区间】

3.67～10.43 pmol/L。

【临床意义】

临床意义同 T_3，但较 T_3 敏感且不受结合蛋白影响(血液循环中 FT_3 占总 T_3 的 0.5%，是真正具有生物活性的部分)。

五、游离甲状腺素(FT_4)

【检验方法】

化学发光法。

【检验标本】

静脉血。

【送检要求】

抽取静脉血 2 mL 注入干燥试管送检，与 FT_3 同时测定。

【检验部门】

内分泌室。

【参考区间】

7.86～14.41 pmol/L。

【临床意义】

临床意义与 T_4 基本相同，但不受结合蛋白影响，且较 T_4 敏感(血液循环中 FT_4 占总 T_4 的 0.03%)。

六、促卵泡激素(FSH)

【检验方法】

化学发光法。

【检验标本】

静脉血。

【送检要求】

抽取静脉血 3 mL 注入干燥试管送检，一般与 LH、PRL、黄体酮、E_2、E_3 同时测定。

【检验部门】

内分泌室。

【参考区间】

男性：1.27～19.26 U/L。

正常月经女性：

卵泡期：3.85～8.78 U/L。

排卵期：4.54～22.51 U/L。

黄体期：1.79～5.12 U/L。

绝经期：16.7～113.6 U/L。

【临床意义】

1.FSH 升高

FSH 升高见于原发性性腺功能减退症、卵巢或睾丸发育不全、绝经后等。

2.FSH 降低

FSH 降低见于腺垂体功能减退、不育等。

七、促黄体生成素（LH）

【检验方法】

化学发光法。

【检验标本】

静脉血。

【送检要求】

抽取静脉血 3 mL 注入干燥试管送检，一般与 FSH、PRL、黄体酮、E_2、E_3 同时测定。

【检验部门】

内分泌室。

【参考区间】

男性（50 岁）：1.24～8.52 U/L。

正常月经女性：

卵泡期：2.12～10.89 U/L。

排卵期：19.18～103.00 U/L。

黄体期：1.20～12.86 U/L。

多数绝经期：10.87～58.60 U/L。

【临床意义】

1.LH 升高

LH 升高见于卵巢切除、提早绝经、卵巢发育不全、初期睾丸衰退、曲细精管发育不全、睾丸切除、无睾丸、睾丸发育不全等。

2.LH 降低

LH 降低见于腺垂体功能减退、黄体功能不全、口服避孕药后。测定血清 LH 峰值是预测排卵的最有效方法，通常与 FSH 同时测定。

八、雌二醇（E_2）

【检验方法】

化学发光法。

【检验标本】

静脉血。

【送检要求】

抽取静脉血 3 mL 注入干燥试管送检，一般与 FSH、LH、PRL、黄体酮、E_3 同时测定。

【检验部门】

内分泌室。

【参考区间】

男性：20～75 ng/L。

正常月经女性:

卵泡期:24~114 ng/L。

黄体期:80~273 ng/L。

绝经期:20~88 ng/L。

【临床意义】

1.E_2 升高

E_2 升高见于妊娠、多胎妊娠、卵巢癌、男性乳房发育等。

2.E_2 降低

E_2 降低见于卵巢功能不全、绝经期综合征、服用避孕药。

九、雌三醇(E_3)

【检验方法】

化学发光法。

【检验标本】

静脉血。

【送检要求】

抽取静脉血 3 mL 注入干燥试管送检,一般与 FSH、LH、PRL、黄体酮、E_2 同时测定。

【检验部门】

内分泌室。

【参考区间】

男性及未孕妇女小于 7 nmol/L(2 ng/mL)。

【临床意义】

E_3 主要用于高危妊娠监测,妊娠后 3 个月时,血 E_3 急剧减少 $30\% \sim 40\%$,提示胎盘功能减退;急剧减少 50% 以上,提示胎盘功能显著减退。

十、黄体酮

【检验方法】

化学发光法。

【检验标本】

静脉血。

【送检要求】

抽取静脉血 3 mL 注入干燥试管送检,一般与 FSH、LH、PRL、E_2、E_3 同时测定。

【检验部门】

内分泌室。

【参考区间】

男性:0.10~0.84 μg/L。

女性:

卵泡期:3.31～1.52 μg/L。

黄体期:5.16～18.56 μg/L。

绝经期:小于 0.10～0.78 μg/L。

【临床意义】

1.黄体酮增加

黄体酮增加见于先天性肾上腺皮质增生、库欣综合征、葡萄胎等。

2.黄体酮减少

黄体酮减少见于流产、妊娠高血压综合征、无脑儿畸胎妊娠、胎儿宫内死亡、腺垂体功能减退症、绒毛膜上皮癌、黄体功能不全等。

十一、泌乳素(PRL)

【检验方法】

化学发光法。

【检验标本】

静脉血。

【送检要求】

抽取静脉血 3 mL 注入干燥试管送检,与 LH、FSH、黄体酮、E_2、E_3 同时测定。

【检验部门】

内分泌室。

【参考区间】

男性:2.64～13.13 μg/L。

女性:

<50 岁:3.34～26.72 μg/L。

≥50 岁:2.74～19.64 μg/L。

【临床意义】

1.PRL 升高

PRL 升高见于妊娠、哺乳、恶性肿瘤(下丘脑垂体)、产后闭经泌乳综合征、甲状腺功能减退症、乳腺癌、多囊性卵巢、某些药物的影响(雌性激素、避孕药等)。

2.PRL 降低

PRL 降低见于腺垂体功能减退症、单纯性 PRL 分泌缺乏症。

十二、睾酮(testosterone)

【检验方法】

化学发光法。

【检验标本】

静脉血。

【送检要求】

抽取静脉血 3 mL 注入干燥试管送检,与 LH、PRL、FSH、E_2、E_3 同时测定。

【检验部门】

内分泌室。

【参考区间】

男性:1.75～7.80 μg/L。

女性:小于 0.10～0.75 μg/L。

【临床意义】

1.睾酮升高

睾酮升高见于先天性肾上腺皮质增生、库欣综合征、睾丸或卵巢肿瘤、女性多毛症、应用雄性激素等。

2.睾酮降低

睾酮降低见于腺垂体功能减退症、先天性睾丸发育不良、阳痿等。

十三、胰岛素(INS)

【检验方法】

化学发光法。

【检验标本】

静脉血。

【送检要求】

抽取静脉血 2 mL 注入干燥试管送检,一般与 C-肽同时测定。

【检验部门】

内分泌室。

【参考区间】

13～161 pmol/L。

【临床意义】

1.INS 升高

INS 升高见于胰岛细胞瘤、嗜铬细胞瘤、甲状腺功能亢进症、肥胖症、胰岛素自身免疫综合征。

2.INS 降低

INS 降低见于糖尿病、胰腺炎、胰切除术后、腺垂体功能减退等。

十四、C-肽(CP)

【检验方法】

化学发光法。

【检验标本】

静脉血。

【送检要求】

抽取静脉血 2 mL 注入干燥试管送检,一般与 INS 同时测定。

【检验部门】

内分泌室。

【参考区间】

2.5~10.5 ng/mL。

【临床意义】

C-肽测定的临床意义同胰岛素,但其对糖尿病治疗措施的选择有参考价值。如非胰岛素依赖型糖尿病病人(NIDDM)胰岛素受体不足,或亲和力降低,或存在胰岛素抗体等,应用胰岛素并无效果,因为这种病人 C-肽不降低(反映胰岛素分泌并不缺少);若为胰岛素依赖型糖尿病病人(IDDM),则血浆 C-肽含量降低,应用胰岛素治疗有效。

十五、人绒毛膜促性腺激素(HCG)

【检验方法】

化学发光法。

【检验标本】

静脉血。

【送检要求】

抽取静脉血 2 mL 注入干燥试管送检。

【检验部门】

内分泌室。

【参考区间】

健康男性:小于 0.50~2.67 U/L。

健康女性:小于 0.50~2.90 U/L。

妊娠妇女:

0.2~<1.0 周:5~50 U/L。

≥1~<2 周:50~500 U/L。

≥2~<3 周:100~5 000 U/L。

≥3~<4 周:500~10 000 U/L。

≥4~<5 周:1 000~50 000 U/L。

≥5~<6 周:10 000~100 000 U/L。

≥6~<8 周:15 000~200 000 U/L。

≥8~<12 周:10 000~100 000 U/L。

【临床意义】

HCG 在月经延期 3 d 左右便可检测出,妊娠 8~12 周血中浓度达高峰,可超过 10 000 U/L,此后逐渐下降,18 周降至 12 000~28 000 U/L,直至分娩后 4 d 达正常水平。因此,HCG 可用于诊断早孕及宫外孕,进行先兆流产的动态观察及判断预后,还可作为孕期的监护观察指标。此外,HCG 也可用于绒癌、恶性葡萄胎等,作为辅助诊断及治疗后随访的观察指标。男性非精原细胞的睾丸肿瘤患者血中 HCG 值也很高(升高率为 48%~86%),故测定 HCG 亦可作为睾丸肿瘤高危人群(隐睾、睾丸肿瘤患者单卵孪生兄弟)的筛查试验。

十六、骨钙素

【检验方法】

放射免疫法。

【检验标本】

静脉血。

【送检要求】

抽取静脉血 2 mL 注入干燥试管送检,避免溶血。

【检验部门】

内分泌室。

【参考区间】

1.8～8.4 ng/mL。

【临床意义】

血清骨钙素是骨形成的标志物,当骨代谢活跃时,血清骨钙素升高,如甲状旁腺功能亢进症、肢端肥大症、佩吉特病、癌伴骨转移。在甲状腺功能低下和糖皮质激素治疗时,血清骨钙素降低。骨钙素测定还能用作骨质疏松症治疗疗效监测指标。

十七、血清降钙素原(PCT)

【检验方法】

免疫比浊法。

【检验标本】

静脉血。

【送检要求】

抽取静脉血 2 mL 注入干燥试管送检。

【检验部门】

生化室。

【参考区间】

<1.5 μg/L。

【临床意义】

降钙素原(PCT)是降钙素前体物,且无激素活性,含 116 个氨基酸残基,由 N 末端、降钙素、C 末端三部分组成。PCT 是细菌感染所致的急性重症全身性炎症反应的良好指标,且不受体内激素水平的影响,在体内半衰期为 25～30 h。在生理状态下,PCT 由甲状腺 C 细胞或其他内分泌细胞产生;在病理状态下(主要是细菌感染),产生 PCT 的主要部位为肝脏,外周血单核细胞、脾、肺或神经内分泌细胞也是产生 PCT 的主要场所。内毒素、细胞因子可直接刺激PCT 释放。

PCT 作为一种新的、具有创新意义的严重细菌感染等疾病的实验指标,大大提高了临床诊断的准确性,为重症监护、放化疗、服用免疫制剂或器官移植等患者合并发热时提供了极其重要的鉴别诊断依据,为进一步的检查和治疗提供了临床依据。

(1)对脓毒症做早期诊断,PCT 血清浓度与细菌感染和脓毒症严重程度成正比。

（2）对系统或软组织严重感染（腹膜炎或软组织感染等）做早期诊断,在系统炎症情况下,PCT 浓度明显升高并持续上升。

（3）细菌感染和非细菌性炎症反应的鉴别诊断,如自身免疫性疾病患者 PCT 血清浓度轻度升高,但并发感染的病人血清 PCT 浓度明显升高。

（4）细菌感染和病毒感染的鉴别诊断（脑脊髓膜炎等）能够诊断性地区分细菌感染与病毒感染。

（5）器官移植术后鉴别诊断,细菌、病毒、真菌感染是器官移植的常见并发症。由于排斥反应的影响,传统感染诊断出现困难,PCT 能特异性地鉴别诊断器官移植感染。

（6）对高危感染者进行连续监测（重症监护室、器官移植术后等）。

（7）对上述疾病严重程度及其预后的判断和疗效评价。

十八、甲状旁腺激素（PTH）

【检验方法】

化学发光法。

【检验标本】

静脉血。

【送检要求】

抽取静脉血 2 mL 注入干燥试管送检,避免溶血。

【检验部门】

内分泌室。

【参考区间】

1.30～7.33 pmol。

【临床意义】

PTH 是细胞外液钙浓度控制的主要因素,其通过减少肾脏钙排出和加速骨骼储存钙释放,使血钙升高。血钙浓度升高会抑制 PTH 分泌。检测血清中 PTH 主要用于原发性甲状旁腺功能亢进症的诊断,由肾衰竭引起的继发性甲状旁腺功能亢进症的确诊,高钙血症的鉴别诊断,非甲状旁腺恶性肿瘤引起的高钙血症的鉴别诊断等。

十九、皮质醇

【检验方法】

化学发光法。

【检验标本】

静脉血。

【送检要求】

抽取静脉血 3 mL 置于真空干燥管内送检。

【检验部门】

免疫室。

【参考区间】

上午:138～690 nmol/L。

下午:69～345 nmol/L。

【临床意义】

(1)皮质醇升高或节律异常见于皮质醇增多症、高皮质醇结合球蛋白血症、肾上腺癌、垂体促肾上腺皮质激素瘤、异位促肾上腺皮质激素综合征、休克或严重创伤所引起的应激反应等。其他因素如肥胖、肝硬化、妊娠等亦可使其升高。

(2)降低见肾上腺皮质功能低下、毒性弥漫性甲状腺肿、家族性皮质醇结合球蛋白缺陷症。

(3)单纯性肥胖会使 17-OHCS 增加,但皮质醇在正常范围内。

二十、尿 17-羟皮质类固醇(17-OHCS)

【检验方法】

色谱法。

【检验标本】

尿液。

【送检要求】

以 3～5 mL 浓盐酸防腐,留取 24 h 尿液,计尿总量,取 10 mL 尿液送检(留样前服用中药、四环素、维生素 B_2、降压药及地西泮对结果有影响,应避免)。

【检验部门】

生化室。

【参考区间】

男性:3～10 mg/24 h。

女性:2～8 mg/24 h。

【临床意义】

(1)增加见于肾上腺功能亢进症,如库欣综合征、肾上腺皮质瘤及双侧增生、肥胖和甲状腺功能亢进症等,其中以肾上腺皮质肿瘤增生最为显著。

(2)减少见于肾上腺皮质功能不全,如艾迪生病和希恩综合征,以及某些慢性病,如肝病、结核病等。在注射 ACTH 后,健康人和皮质腺癌、双侧增生患者,尿液中 17-羟皮质类固醇可显著增加;而肾上腺皮质功能减退症和肾上腺癌患者,则变动不明显。

二十一、尿 17-酮类固醇(17-KS)

【检验方法】

色谱法。

【检验标本】

尿液。

【送检要求】

以 3～5 mL 浓盐酸防腐,留取 24 h 尿液,计尿总量,取 10 mL 尿液送检(留样前服用中药、四环素、维生素 B_2、降压药及地西泮对结果有影响,应避免)。

【检验部门】

生化室。

【参考区间】

男性:10~25 mg/24 h。

女性:6~14 mg/24 h。

【临床意义】

(1)17-KS 增多见于肾上腺皮质功能亢进、增生、肿瘤及垂体肿瘤、肢端肥大症、睾丸间质细胞瘤、肾上腺性异常症(如性早熟、先天性肾上腺增生所致女性假两性畸形)。

(2)17-KS 减少见于肾上腺皮质功能减退,如艾迪生病、希恩综合征、垂体功能减退症、性腺功能减退症、慢性疾病、肝硬化。

二十二、降钙素(CT)

【检验方法】

化学发光法。

【检验标本】

静脉血。

【送检要求】

抽取空腹静脉血 3 mL 置于真空干燥管内送检。

【检验部门】

免疫室。

【参考区间】

男性:0~2.46 pmol/L。

女性:0~1.46 pmol/L。

【临床意义】

(1)升高见于孕妇、儿童,以及甲状旁腺功能亢进症、血促胃液过多、肾衰竭、慢性炎症、髓状甲状腺癌、甲状腺降钙素分泌细胞癌、白血病、骨髓外骨髓增生症、肺癌、乳腺癌患者,还可用于监测疗效和癌症复发。

(2)降低见于甲状腺切除病人。

二十三、氨基末端脑钠肽前体(NT-proBNP)

【检验方法】

双抗体夹心法。

【检验标本】

静脉血。

【送检要求】

抽取静脉血 3 mL 注入干燥试管送检。

【检验部门】

生化室。

【参考区间】

<125 pg/mL(表 5-1)。

表 5-1　氨基末端脑钠肽前体的临床判定

	排除心力衰竭	诊断心力衰竭
门诊	＜125 pg/mL	＞125 pg/mL 怀疑心力衰竭,进一步做心动超声或其他检查排除心力衰竭
急症	＜300 pg/mL	＜50 岁,＞450 pg/mL; 50～75 岁,＞900 pg/mL; ＞75 岁,＞1 800 pg/mL 怀疑心力衰竭,进一步做心动超声或其他检查排除心力衰竭

【临床意义】

氨基末端脑钠肽前体是排除和诊断心力衰竭的量化指标。NT-proBNP 水平与心力衰竭的严重程度相关,NT-proBNP 水平越高,病变越严重,预后也越差;NT-proBNP 有利于在早期阶段或病变轻微阶段发现心力衰竭;NT-proBNP 可以区分无症状或症状轻微的心力衰竭患者(NYHA Ⅰ级和Ⅱ级)与非心力衰竭患者。

二十四、25 羟基维生素 D[25(OH)D]

【检验方法】

酶联免疫法。

【检验标本】

静脉血。

【送检要求】

抽取静脉血 3 mL 注入干燥试管送检。

【送检部门】

免疫室。

【临床意义】

(1)检测体内 25(OH)D 水平,有效预防维生素 D 不足或缺乏。

(2)诊断特异性紊乱(骨软化、近前端肌病、维生素 D 中毒)。

(3)佝偻病的鉴别诊断及治疗监测。

(4)各种相关疾病的病理学探究及风险评定(骨质疏松、跌倒、骨折、肿瘤、1 型和 2 型糖尿病、多发性硬化症、风湿性关节炎等)。

(5)联合其他骨标志物监测骨疾病治疗疗效。

二十五、1,25-二羟维生素 D

【检验方法】

酶联免疫法。

【检验标本】

静脉血。

【送检要求】

抽取静脉血 3 mL 注入干燥试管送检。

【送检部门】

免疫室。

【临床意义】

(1)检测体内活性维生素 D 水平,用于评价钙吸收水平。

(2)用于诊断临床紊乱,包括维生素 D 依赖型佝偻病 I 型和 II 型、妊娠后期维生素 D 缺乏、肿瘤性高钙血症、慢性肾功能不全、重症维生素 D 缺乏、甲状旁腺功能减退症、肿瘤性低磷血症性骨软化症、摄入钙过剩等。

(3)联合其他骨标志物监测骨疾病治疗疗效。

第四节　移植免疫测定

一、人类白细胞抗原

人类白细胞抗原是由 HLA 主要组织相容性复合体编码产生的抗原,存在于人类白细胞膜上,它是一种与其他组织细胞(肾、脾、肺、心、精子、皮肤等)共有的同种抗原。

(一)HLA 基因复合体分类

HLA 基因复合体位于人第 6 对染色体短臂上,已知共有 6 个座位,即 HLA-A、HLA-B、HLA-C、HLA-DR、HLA-DQ、HLA-DP。每个座位上的 HLA 基因均可编码一种特定的抗原成分。HLA-A、HLA-B、HLA-C 座位上的基因编码的抗原成分称为 I 类抗原,存在于所有有核细胞的膜上,以淋巴细胞上的抗原密度最大。 I 类抗原是组织排斥反应的主要抗原,可用血清学方法进行分型。 II 类抗原由 HLA-DR、HLA-DQ、HLA-DP 基因编码,主要表达在 B 细胞、巨噬细胞和其他抗原呈递细胞上,与免疫应答及免疫调节有关。

(二)HLA 抗原分型方法

1.血清学分型法

血清学分型主要对 I 类抗原及 II 类抗原中的 DR 和 DQ 抗原分型。其常用经国际会议公认的微量淋巴细胞毒试验,故此类抗原称为 SD 抗原。

2.细胞学分型法

细胞学分型法用于鉴定 II 类抗原中的 DP 抗原。其常用混合淋巴细胞培养法,故此类抗原称为 LD 抗原。

3.DNA 分型法

近年来随着分子生物学技术的发展,又产生了对 HLA 基因进行的核苷酸顺序分析。

(三)HLA 在医学上的意义

1.HLA 与肾移植的关系

医学界普遍认为 HLA-DR 和 D 抗原最为重要,HLA-B 和 HLA-A 抗原次之。一般国外实验室在肾移植中只检测 HLA-A、HLA-B、HLA-C 及 HLA-DR 抗原,但在活体亲缘肾移植、骨髓移植中,还必须进行 HLA-D 抗原配型。同种移植物的排斥反应与供体带有受体体内所缺乏的组织相容性抗原有关。

(1)HLA-A、HLA-B抗原与肾移植的关系:家庭内移植肾的存活率与HLA-A、HLA-B抗原配合密切相关。由于遗传连锁,HLA-A、HLA-B抗原相同,有时HLA-D或HLA-DR抗原有可能相同,故血缘肾HLA-A、HLA-B配对,要显著优于无关者相配。在进行同种异体肾移植时,一般认为HLA-A和HLA-B抗原相配的肾移植,其存活率要明显高于不相配的。对再次肾移植和已产生了抗白细胞抗体的患者来说,选择4个或3个HLA-A、HLA-B抗原相配的供体更具有临床价值。

(2)HLA-DR抗原与肾移植的关系:进行同种异体移植时,HLA-DR抗原配型结果全配对的移植肾均有良好的肾功能。

(3)HLA-D抗原与肾移植的关系:HLA-D位点的重要性不仅在肾移植,而且在皮肤、骨髓等同种移植中都得到了证明。

2.HLA分型与疾病的关联

大量资料表明HLA抗原与某些疾病,特别是某些病因不明的疾病之间关联非常明显。如关节强直性脊椎炎、乳糜泻、牛皮癣、类风湿关节炎、慢性活动性肝炎患者中HLA抗原频率与健康人群相比有明显的升高。

HLA抗原与某些癌肿有关,如鼻咽癌、食管癌等。HLA抗原与疾病关联的确切原因目前尚不清楚,一定的HLA抗原和一定的疾病易感性基因相关联。

3.HLA定型在人类进化及法医中的意义

HLA分型的研究提供不同种族进化的信息。HLA系统的多态性给组织器官移植带来了许多困难。然而,极高的多态性可以作为鉴定血缘关系的遗传标志。

4.HLA抗原与输血的关系

溶血性输血反应主要由红细胞抗原不合引起,在一些非溶血性反应中,如发热、寒战、荨麻疹,部分由白细胞抗体引起。当供者血清中含有白细胞抗体或受者血清中含有白细胞抗体时,均会产生反应。前者称间接反应,后者称直接反应。

一般这种输血反应较轻微且能恢复,但在极个别情况下也能发生严重反应,因此,输血前常规做白细胞抗体测定,可减少非溶血性输血反应。

二、移植免疫检验

(一)交叉试验——受体抗供体淋巴细胞毒抗体试验和淋巴细胞混合培养试验

【方法及参考区间】

淋巴细胞毒性试验:

试管法,小于等于10%可移植。

微板法,小于等于20%可移植。

淋巴细胞混合培养试验:有亲缘关系的呈弱阳性反应,组织抗原性差异大的呈强阳性反应。

【临床评价】

(1)检测受体血清中有无抗供体淋巴细胞毒抗体(特别是多次输血者)为移植前供体选择的重要试验。如结果阳性会导致超急性排斥反应,为移植的禁忌。

(2)试管法增加10%或微板法增加20%,根据临床考虑;试管法增加20%一般不考虑移植,超过 50％不宜进行,否则可能发生超急性排斥反应。

有文献报道淋巴细胞毒性试验测定 HLA 抗原与供体相同,淋巴细胞混合培养试验也呈阴性,但移植后 16 d 仍然发生中度的急性排斥反应,因此,现有体外检查法还不能完全测出人体的组织相容性抗原。

(二)自发性淋巴母细胞毒生成试验

【方法及参考区间】

3HTdR 掺入法:用均相法测量的样品的放射量为$(4\ 303\pm1\ 254)$dpm/10^6 个单个核细胞(dmp:每个标本平均每分钟蜕变数)。

【临床评价】

(1)移植患者在稳定状态时,在正常范围内或轻度升高。急性排斥早期或症状较明显时,超过或小于正常均值 2 个标准差。移植前后检测,便于比较分析。

(2)急性白血病、系统性红斑狼疮等自身免疫疾病时掺入量增加,而缓解时掺入量接近正常。

(3)假阳性见于大量皮质激素冲击后,继发病毒和细菌感染时,血液透析、输血后及白细胞减少症的恢复期等。假阴性较少见,一般见于应用大剂量免疫抑制剂后。

(三)白细胞移动抑制试验

【方法及参考区间】

移动指数为 1.0 ± 0.3。

【临床评价】

(1)移动指数在正常范围内时,说明受体处于稳定状态。

(2)移动指数显著增大(>1.30)时,提示受体对移植物处于轻度敏感状态。

(3)当高浓度抗原发生抑制、低浓度抗原在正常范围内时,说明受体对移植物处于中度敏感状态,可能是排斥反应的早期或有排斥的趋势。

(4)当高、低浓度抗原均发生抑制时,表明机体处在高敏感状态,常与急性排斥反应有关,可比临床症状早 1～7 d 出现。

(5)移动指数持续低下可能与不可逆排斥有关。

(四)淋巴细胞介导细胞毒性试验

【方法参考区间】

51Cr 释放法:51Cr 自然释放率小于 15％,健康人淋巴细胞释放率小于 5％,特异性释放率大于 10％为阳性。

【临床评价】

(1)51Cr 自然释放率一般应在 15％以下,健康人淋巴细胞释放率在 5％以内,特异性释放率达 10％时才有显著性差异。

(2)在同种异体移植时,凡受体淋巴细胞对供体淋巴细胞发生细胞毒阳性反应,称直接淋巴细胞介导的阳性反应,提示患者已对供体的抗原发生过敏反应,移植时易发生早期剧烈排斥反应,移植肾丧失率高,骨髓移植也不能成功。因此,本试验亦可列为移植前选择供体试验之一。用已经在体外与供者淋巴细胞混合培养的患者淋巴细胞攻击供体淋巴细胞,称为间接细胞介导的细胞毒试验。此试验的阳性程度与移植后体内急性排斥反应的程度和频率密切相关,应选用间接细胞毒阴性或反应低的供体。

(3)移植后直接淋巴细胞介导的细胞毒试验阳性,常与移植肾急性排斥反应密切相关,可作为免疫监视的特异指标。

(五)HLA DNA 分型

【临床评价】

通过 PCR 技术对于 HLA-Ⅱ类基因进行分型是近年新发展的一种技术,又称基因配型。其主要测定位点 DRB1、DRB3、DRB5、DQA1、DQB1、DPA1、DPB1 等,根据扩增结果确定基因型,然后选择供、受体。根据基因配型相合器官移植的 5 年生存率明显高于配型不合者。

(六)可溶性抗 HLA 抗体

【方法参考区间】

ELISA 法。

根据血清中 sHLA-IgG 的百分率,将致敏程度分为 4 级:不超过 10% 为未致敏(阴性);不超过 50% 为轻度致敏;不超过 80% 为中度致敏;高于 80% 为高度致敏。

【临床评价】

根据器官共享联合网络(UNOS)的统计,影响移植肾长期存活的因素按程度排序依次为群体反应性抗体、HLA-B 及 DR 的错配、移植次数、移植前输血、供者年龄和种族差异。肾移植受者在接受了 HLA 不同的供肾后,体内产生抗 HLA 抗体而处于致敏状态。致敏不但与急性排斥有关,而且与慢性排斥反应及长期存活具有明显的相关性。sHLA-IgG 对同种心、肾移植长期存活率存在明显的影响,术后 1 年若 sHLA-IgC 阳性,移植肾的 5 年存活率为 53%,而阴性者的存活率为 70%。经常检测移植患者的 sHLA-IgC 具有重要的临床价值,可作为评价受者免疫状态的一项指标。由于高度致敏与移植肾功能受损有关,受检者若处于高度致敏状态,应严密监测移植肾功能,必要时调整免疫抑制剂或采取去除抗体的措施,如血浆置换、免疫吸附等。

(七)巨细胞病毒(CMV)-PP65 抗原

【方法参考区间】

免疫过氧化物酶法。正常阴性。

【临床评价】

巨细胞病毒(CMV)感染是肾移植术后最初 3 个月最主要的感染并发症及死亡原因。早期诊断和及时预防性抗病毒治疗是降低移植术后 CMV 感染发病率和病死率的关键。CMV 感染的临床表现没有特异性,诊断主要依据实验室检查。病毒培养敏感度低,技术要求高,耗时长,抗 CMV 血清学检查方法简单,但 CMV-IgM 在原发性感染早期不出现,CMV-IgC 在继发性感染中只有升高 4 倍以上才有意义。肾移植受者使用强免疫抑制剂,CMV 抗体产生常延迟或缺乏会影响阳性检出率,定性 CMV-DNAPCR 检测假阳性率高,缺乏定量指标。应用免疫组织化学法对感染细胞进行染色测定 CMV-PP65 抗原,其特异性和敏感性高,在 90% 以上,6 h 可获结果,最早在感染后数小时即可检出,为抗病毒治疗提供了可靠的依据,并可确定抗病毒治疗的疗程。

测定移植术后受者外周血白细胞 CMV-PP65 抗原,术后 3 个月内每周检测 1 次。

第五节 感染性疾病的免疫学检验

一、艾滋病

艾滋病的全称是"获得性免疫缺陷综合征",是由人类免疫缺陷病毒(HIV)引起的、在全球范围内传播的严重传染病。病毒特异性地侵犯 $CD4^+$ T 淋巴细胞,致机体细胞免疫受损。其在临床上初始表现为无症状,继而发展为持续性全身淋巴肿大综合征和艾滋病相关综合征,最终并发各种严重机会性感染和恶性肿瘤成为 AIDS,有极高死亡率。目前我国 HIV 感染每年增长较快,传播途径有性接触、静脉吸毒、血液等。一旦感染平均发病时间为 8 年,发病后若无积极治疗,一般于 2 年内病故。

【主要实验室检查】

1.血常规

血常规可有不同程度的贫血,白细胞计数减少,多在 $4\times10^9/L$ 以下。分类可见中性粒细胞增加,核左移,少数为粒细胞减少。淋巴细胞明显减少,常低于 $1.0\times10^9/L$,可见浆细胞样淋巴细胞和含空泡的单核细胞。淋巴细胞亚群检查十分重要,T 淋巴细胞减少,$CD4^+$ T 淋巴细胞下降[正常$(0.8\sim1.2)\times10^9/L$],$CD4^+/CD8^+<1.0$(正常 $1.75\sim2.10$)。血小板一般无变化,但也可明显减少。

2.生化检查

HIV 感染引起 AIDS 后可引起全身呼吸系统、消化系统、神经系统、泌尿系统、血液系统、心血管系统、皮肤黏膜感染。因此,可发现与以上系统相关的各种生化指标异常,如 GPT、GOT、γ-GT 升高,胆红素升高,低蛋白、低脂,电解质紊乱,低钠、低钾、低氯,血肌酐、尿素氮可升高。

3.一般免疫学检查

免疫球蛋白、免疫复合物(如 C1q 等)、多种自身抗体(如抗核抗体、抗线粒体抗体、抗平滑肌抗体等)可阳性。淋巴细胞转化率减低,迟发型变态反应皮试阴性。由 T 细胞产生的白介素-2 和 γ-干扰素减少。

4.血清学检测抗-HIV

血清学检测抗-HIV 一般分为筛选和确认两级检测。酶免疫方法或荧光免疫方法可以初筛抗-HIV,阳性者进行确认试验,目前蛋白印迹(WB)阳性者可确认 HIV 感染。

5.病原检测

(1)HIV:使用免疫学方法可测定 P24 抗原。HIV-RNA 可通过用 RT-PCR 等方法从外周单个核细胞或组织细胞中查到。其定量检测可用于筛选治疗方案、监测疗效、评估预后。使用诸多分子生物学方法可确定 HIV 耐药变异株的存在和亚型。

(2)机会性感染病原:呼吸系统感染中常见卡氏肺孢子虫、结核杆菌、巨细胞病毒、单纯疱疹病毒、军团菌、弓形虫、隐球菌、鸟分枝杆菌、念珠菌等病原。可使用以上病原的传统分离鉴定方法及分子生物学方法检出。消化系统感染中疱疹病毒、隐孢子虫、鸟分枝杆菌等侵犯胃肠道可引起腹泻,内镜活检标本及粪便可进行病原分离鉴定。神经系统感染时可见巨细胞病毒、隐球菌、弓形虫、美国线虫引起的脑炎,可从脑脊液中检测出各种病原。心血管系统感染,可由病毒、原虫、细菌、真菌等引起心肌炎,可对相应病原进行分离鉴定。

【相关检查项目】

1.胸片

可发现呼吸系统感染。

2.B超检查

了解身体各个部位病变(感染和肿瘤)情况。

3.胃肠镜检查

有助于确认消化系统感染及其他炎症。

4.CT及MRI检查

对各系统感染及肿瘤发生可进行细微检查和确认。

5.其他

根据感染发生部位不同还可进行超声心动、血管造影、肌肉活检等检测。

【方法评价】

HIV感染可用病毒抗体(抗HIV)免疫方法筛出并由免疫印迹(WB)确认。AIDS的发生是以$CD4^+T$细胞减少、体重下降、机会感染、神经系统症状及肿瘤出现来确诊的,在诊断中可辅以各种器械及影像学检查进行确诊。

二、结核病

结核分枝杆菌是结核病的主要致病菌,可侵及全身各器官,肺结核是结核病最常见的临床类型,痰结核菌阳性患者是肺结核的重要传染源。感染结核菌后是否发病取决于感染菌量和宿主抵抗力,免疫功能低下人群,如AIDS、糖尿病、硅肺及使用免疫抑制剂治疗者均为结核菌易感人群。结核病的病例复杂多样,以渗出病变为主,或以增殖病变为主,或以干酪坏死为主的混合病变,在病变中均见有纤维化和钙化。其临床症状轻重不一,表现复杂,会造成诊断上的困难。本节中结核病实验室检查将重点以肺结核为例,叙述实验室指标,兼顾常见肺外结核感染。

(一)肺结核病

【主要实验室检查】

1.血常规

轻者正常,严重者可贫血;白细胞计数减少,淋巴细胞相对升高;血小板正常。

2.红细胞沉降率

活动性病变时,常见红细胞沉降增快。

3.结核抗体检测

抗结核抗体阳性对痰菌阴性及肺外结核患者的感染情况有辅助诊断价值。

4.结核菌检测

(1)痰涂片染色法显微镜检查:染色有Z-N法抗酸染色及荧光染色,均可定量。Z-N法(3~9)条/100视野(+)、荧光染色(10~99)条/50视野(+)。每种方法可根据菌量发报告(＋～＋＋＋＋)。此法还用于支气管肺泡灌洗液及儿童胃液检测。

(2)培养法:常用改良罗氏培基,4～6周报结果。另有各种液体培养基(包括^{14}C标记、变色系统、ESP等方法),1～3周可获结果。

(3)结核杆菌核酸检测:PCR法、探针法等可快速、敏感、特异地检出结核菌,但技术上存在假阴性、假阳性问题,需要注意。

(4)结核菌耐药基因检测:使用分子生物学方法可以检测到结核菌各种耐药基因。47％～58％耐异烟肼(INA)菌株存在RatG基因突变,21％～28％存在菌株inhA基因突变,10％存在ahpC基因突变;90％～95％耐利福平(RFP)菌株存在rpoB基因突变;链霉素(SM)耐药与细菌株16S rRNA和rspL基因突变有关;耐氟喹诺酮类耐药菌株与gyrA和gyrB基因突变有关。72％耐吡嗪酰胺(PZA)的菌株与pncA基因突变有关。

(5)T-SPOT.TB:结核感染T细胞斑点检测试验,是近年新出现的结核菌特异性检测试验,其原理为利用γ-干扰素释放试验,以结核菌特异抗原为靶标并结合酶联免疫斑点技术的扩大效应。其阳性率为82％～94％,阴性预测值接近100％。

【相关检查项目】

1.结核菌素试验

PPD试验,有辅助诊断价值。

2.胸部X线检查

胸部X线检查可以确定肺内病变部位的范围和类型,可以确诊结核胸膜炎。

3.CT及胸部断层摄影

CT及胸部断层摄影有助于细微病变的发现及识别。

4.纤维支气管镜检查

纤维支气管镜检查对支气管结核、肺结核可行病理活检取材及病原学取材检测,还可在肺泡灌洗的同时进行取材检测。

5.肺活检

除支纤镜外还可进行浅表淋巴结、经皮取材活检。

【方法评价】

结核病检查的关键是病原确认,传统方法仍在临床中应用,分子生物学方法的介入使结核菌检出更加快速,使阳性率得以提高,对测定耐药株有重要的临床应用价值。由于结核菌传染性强,检测时应特别注意生物安全,要达到相应工作级别。其他检查手段在结核诊疗中也起重要作用,如不能确诊而高度可疑者,临床可进行实验性治疗。

(二)肺外结核

常见的肺外结核有淋巴结核、肠结核、腹腔结核、泌尿生殖道结核及结核性脑膜炎。结核菌检测需要于相应部位合理取材(如泌尿道结核应取中段尿,结核性脑膜炎应取材脑脊液等),菌株检测方法与肺结核相同。另外,可结合不同感染部位增加相应的实验室检查。例如,泌尿道结核应做尿常规,可发现蛋白与红、白细胞及管型;结核性脑膜炎应检查脑脊液,可发现糖降低、蛋白增加;腹腔结核可发现血性,腹水渗出液中ADA升高。相关检查可据感染部位不同来选用不同的方法:肠结核可做肠镜并取病理标本与炎性肠病鉴别;泌尿生殖道结核可进行相应部位造影以发现病变;结核性脑膜炎可行脑 CT;腹腔及肠结核可做腹部 CT 以辅助诊断。

三、败血症

败血症是指致病菌(细菌和真菌)侵入血循环,在血液中繁殖,产生毒素,引起一系列感染和毒血症表现。主要临床表现为寒战、高热、皮疹、脾大,部分患者有迁徙性病灶。外周血白细胞和中性粒细胞明显升高。患者可出现感染性休克、弥漫性血管内凝血(DIC)、急性呼吸窘迫综合征(ARDS)和多脏器功能衰竭。该病主要发生于免疫功能低下的病患(如艾滋病、肝硬化、糖尿病等患者),使用免疫抑制剂者及各种导管者(特别是静脉导管者),一旦发病得不到及时救治,将有 30%~40% 的病死率。

【主要实验室检查】

1.血常规

外周血白细胞数量明显升高,可为 $(10\sim30)\times10^9/L$,中性粒细胞明显增加伴核左移,白细胞内可见中毒颗粒。机体反应差者或少数革兰氏阴性杆菌(G^-)败血症者白细胞总数可不升高或降低,但中性粒细胞常升高。血小板减少或进行性减少者要注意并发 DIC。

2.尿常规

可有尿蛋白。尿中可见红、白细胞及管型。

3.红细胞沉降率

高热时常增快。

4.凝血检查

发生 DIC 时早期 PT 可升高,晚期时延长。纤维蛋白原(FIB)明显降低,纤维蛋白降解产物(FDP 等)明显升高。3P 试验为阳性。

5.生化检查

在合并 ARDS 时血气分析可发现血氧饱和度降低。合并多脏器功能衰竭时肝脏酶类 GPT、GOT、ALP、γ-GT、LDH 均可升高;有黄疸时胆红素可升高;血清蛋白及脂类均下降。肾功能衰竭时肌酐和尿素均可升高。心功能衰竭时 BNP 明显升高,还可出现电解质紊乱。

6.免疫检查

CRP 及血清降钙素均可升高。

7.病原学检查

细菌可见革兰氏阳性菌(G^+)(主要有金黄色葡萄球菌、凝固酶阴性葡萄球菌、肠球菌,还可有单核细胞性李斯特菌等);革兰氏阴性菌(G^-)(主要有大肠埃希菌、鼠伤寒沙门菌、肺炎克雷伯菌、假单胞菌、变形杆菌、肠杆菌、不动杆菌、沙雷菌等);厌氧菌,占 5%~10%,以脆弱拟杆菌和消化链球菌最常见;真菌以白色念珠菌最常见,其次为曲霉菌和毛霉菌。以上病原可通过血培养分离后鉴定。必要时骨髓、尿、便、脑脊液、胸腹水、伤口分泌物、脓液、下呼吸道分泌物等标本可进行细菌培养,阳性结果必须做药敏试验。

8.G 和 GM 试验

辅助真菌诊断,阳性时结合临床考虑真菌感染。

【相关检查项目】

1.X 线检查

呼吸系统感染时可做胸片。

2.CT 检查

CT 检查是获得高清晰度影像学依据,可结合临床表现选取合适部位进行 CT 检查。

3.心电图检查

败血症影响心率和心功能不全时应做心电图检查。

4.B 超检查

B 超检查可确定脾大情况,并可根据迁徙灶不同考虑做头颅、胸、腹部及盆腔 B 超。

【方法评估】

治疗败血症最重要的是通过病原学检查,尽量明确病原微生物的种类和药敏结果,以利临床治疗。对于各种严重的 DIC、ARDS、MOF 者应注意监测,及早发现,及时救治。

四、流行性脑脊髓膜炎

流行性脑脊髓膜炎,简称"流脑",是由脑膜炎球菌引起的急性呼吸道传染病。冬、春季多发,儿童发病率高,是常见的是化脓性脑膜炎。临床主要为高热、脑膜刺激征、皮肤黏膜瘀点或瘀斑、脑膜呈化脓性改变。严重者表现为脑膜脑炎和(或)败血症休克,可引起死亡。

【主要实验室检查】

1.血常规

白细胞计数多明显升高,可为$(10 \sim 20) \times 10^9/L$。分类时中性粒细胞明显升高,可在 80% 以上,可见核左移及白细胞内中毒颗粒。血小板减少,合并 DIC 时更明显。

2.尿常规

高热时常有蛋白尿,可见红细胞及管型。

3.脑脊液检查

脑脊液检查是明确诊断的重要方法。脑脊液呈米汤样浑浊,白细胞明显升高,在 $1\,000 \times 10^6/L$ 以上,以多核细胞为主。

4.生化检查

蛋白明显升高,糖及氯化物明显降低。

5.细菌学检查

细菌学检查是确诊本病的关键。直接细菌涂片染色,取材:①脑脊液离心沉淀物。②刺破皮肤瘀点取少量组织液涂片,革兰氏染色后检测。可见 G^- 双球菌,细菌阳性率为 60% ~ 80%。另可做细菌培养,取材与直接涂片相同;因病原易自溶,标本采集后应及时送检。阳性者应做药敏,为临床选药提供依据。

6.免疫学检测

(1)特异性抗原检测:乳胶凝集或对流免疫电泳可查出患者早期血或脑脊液中细菌抗原,阳性率可达 85%。也可使用葡萄球菌 A 蛋白协同试验、ELA、免疫荧光法测定抗原。以上检测特异、敏感、快速,有助于早期诊断。

(2)特异性抗体检测:EIA 或 RIA 法,可测出患者血清中特异性抗体,阳性率 70%。但由于抗体在感染 10 d 后才会出现,不能用于早期诊断。

【相关检查项目】

(1)头颅 CT 有助于脑炎诊断。

(2)如有休克或 DIC 时应做相关实验室检查。

【方法评价】

在流脑流行季节,最重要的是通过病原学检查及早确诊。对暴发者合并感染休克及 DIC 者及时进行相关检查,控制病情发展以减少病死率。

五、伤寒和副伤寒

(一)伤寒

伤寒是由伤寒沙门菌经消化道入侵所致的急性传染病,它的病理特点为全身菌血症和毒血症引起单核巨噬细胞增生性反应,致肠道淋巴组织发生明显炎症、坏死和溃疡。一般病程为 2～3 个月。临床表现为持续发热,全身及消化道出现中毒症状,相对缓脉,皮肤蔷薇疹,肝脾肿大,白细胞计数减少。典型经过为初期、极期、缓解期、恢复期四期。其临床可分为普通型、轻型、逍遥型、迁徙型及暴发型五型。该病另一特点为复发和再燃。严重时可并发肠出血、肠穿孔、支气管炎和肺炎、中毒性心肌炎和中毒性肝炎等。临床上有一定的死亡率。

【主要实验室检查】

1.血常规

白细胞计数可减少,常为 $(3～5)×10^9/L$。白细胞分类中,中性粒细胞减少伴核左移,嗜酸性粒细胞减少或消失,可随病情转移恢复,但伤寒复发时会再度出现以上白细胞病理表现。患者如有肠出血或属于迁徙型,则可见贫血。

2.尿常规

有蛋白尿,一般为轻、中度,也可见少量管型。

3.细菌培养

细菌培养是确诊的主要指标。阳性时可获得 G^- 性伤寒杆菌,如培养阳性应做药敏试验。如合并呼吸道炎症应做痰培养以期发现其他致病菌。伤寒细菌培养的取材很重要,可有以下 6 种取材方式。

(1)血培养:病程 1～2 周,阳性率为 80%～90%,第 3 周后降至 50%,以后更低。取血应为高热前及治疗给药前。

(2)蔷薇疹吸取物培养:病程 1～2 周时为出疹极期,可针刺取组织、吸取物做培养,可获阳性结果。

(3)骨髓培养:骨髓中巨噬细胞可吞噬伤寒杆菌,可在病程 3～4 周获阳性结果,特别适合于临床高度可疑且血培养阴性者取材,阳性结果可确诊。

(4)尿培养:病程 3～4 周可呈伤寒杆菌阳性结果。

(5)粪培养:病程 3～4 周可呈伤寒杆菌阳性结果。

(6)胆汁培养:患者临床不典型者,特别是迁徙型,常可在胆汁内得到细菌培养阳性结果。

4.分子生物学病原学检查

可用 PCR 方法扩增到伤寒菌核酸序列,有助于临床确诊。

5.免疫学检查

(1)肥达反应:用伤寒菌体抗原"O"及伤寒鞭毛抗原"H"与患者血清做凝集反应,作为伤寒的特异性辅助诊断指标。其反应多于病程第1周末出现,其后逐渐增多,持续整个病程,鞭毛抗原可持续更长时间。因此,作为诊断指标,菌体及鞭毛抗原必须同时出现,阳性率达70%。伤寒抗体效价"O"抗原大于等于1:80,"H"≥1:160时有诊断价值。同一患者双份血清抗体效价有4倍升高也可诊断。

(2)其他免疫检查:伤寒抗原或抗体检测,可使用 EIA 法,乳胶凝集试验、间接血凝试验(HIA)、间接免疫荧光(IFAT)等方法进行检测。特异性 IgM 抗体为阳性有助于早期诊断。

6.生化检查

合并中毒性肝炎时可有肝功能异常,常见 GPT/GOT 升高,偶见胆红素升高。

【相关检查项目】

1.X 线检查

怀疑支气管肺炎时可拍胸片证实,有肠穿孔时可见腹腔游离气体。

2.心电图检查

中毒性心肌炎时心电图可见 PR 间期延长,T 波及 ST 段下降。

3.B 超检查

B 超可发现肝脾肿大。

【方法评价】

伤寒及副伤寒实验室检查中最重要的是病原学确认,血培养及肥达反应是最重要的标志,有确诊价值。其他相关检查主要用于各种严重合并症的诊断和辅助诊断。

(二)副伤寒

副伤寒是分别由甲型、乙型和丙型副伤寒沙门菌引起的 3 种急性经消化道入侵的急性传染病,分别称为副伤寒甲、乙、丙。副伤寒甲和乙症状与伤寒类似,但病情较轻;副伤寒甲型病程约为 3 周,乙型病程约为 2 周;副伤寒丙型表现为较轻伤寒,也可表现为急性胃肠炎,重者也有脓毒血症。临床上副伤寒皮疹较伤寒多且色深,中毒症状轻而胃肠道症状明显,肠道病变浅,因而严重并发症也少见。

【主要实验室检查】

1.血常规

同伤寒。

2.尿常规

同伤寒。

3.细菌培养

取材同伤寒,因病程较轻,一般在患者发热期前或用药治疗前取血。

4.分子生物学病原学检查

可用 PCR 扩增方法分别检测副伤寒甲、乙、丙的核酸。

5.免疫学检查

(1)肥达反应方法与伤寒相同,但抗原及判断指标不同。副伤寒甲存在 8 个噬菌体型,副伤寒乙有 60 个噬菌体型,副伤寒丙也有多个噬菌体型。3 种菌有共同菌体抗原"O"和特异性鞭毛抗原"A""B""C"。感染者确诊需同时产生菌体抗原及某种鞭毛抗原阳性,且抗体效价升高不低于 1:80,或急性期和恢复期双份血清抗体滴度升高不低于 4 倍。

(2)副伤寒免疫学其他检查副伤寒抗原或抗体检测的方法学与伤寒相同,可有多种方法,但试剂的内容不同,分别适于 3 种副伤寒检测,有助于鉴别 3 种副伤寒。

6.生化检查

同伤寒。

【相关检查项目】

同伤寒。

【方法评价】

同伤寒。

六、流行性出血热

流行性出血热又称肾病综合征出血热,是由汉坦病毒引起的急性传染病,鼠为主要传染源。本病临床三大特征为发热、出血、肾损伤。严重者可休克死亡。病程经过典型者有发热期、低血压休克期、少尿期、多尿期和恢复期等。病程 1~3 个月,肾功能完全恢复则需要更长时间。我国是高发疫区,全世界病毒可分 5 型,我国目前仅发现 1、2 型感染。临床上根据发热程度、中毒症状、出血和肾功能情况又可分为轻型、中型、重型、危重型、非典型。该病易出现严重并发症,如内脏出血、中枢神经系统症状、肺水肿、继发感染、主要脏器损伤、高血容量综合征等,并发症是引起本病死亡的主要原因。

【主要实验室检查】

1.血常规

与一般病毒性传染病不同,该病白细胞在发病 2~3 d 可逐渐升高,可高于 $15×10^9/L$。白细胞分类,早期中性粒细胞增多,以后淋巴细胞升高,可出现非典型淋巴细胞。血小板减少,低于 $100×10^9/L$。疾病早期血容量不足,血液浓缩,血红蛋白及红细胞增加。

2.尿常规

外观可见小片膜状物,由尿蛋白及脱落上皮细胞组成。蛋白尿严重,多为＋＋＋~＋＋＋＋,镜下常见管型、红细胞及巨大融合细胞,从中可检出病毒抗原。

3.生化检查

肝功能异常,血 GPT 升高,有时有胆红素升高。肾功明显异常,常有血尿素及肌酐升高,休克及少尿期可有酸中毒和电解质紊乱,也可有低钾、低钠、低氯。少尿期多为高血钾。

4.凝血功能检查

PT 延长常超出正常对照 3 s,纤维蛋白小于 1.5 g/L,应考虑 DIC,并进一步做确认试验(3P 试验阳性及 PT 延长)。纤维蛋白降解物升高(FDP)时,DIC 可能进入纤溶亢进期。

5.免疫学检查

免疫学检查是本病确诊的重要指标。早期患者尿沉渣及尿融合细胞中可检出病毒抗原。而血清中出现特异性 IgG 抗体有确诊价值,可使用 EIA、IFA 等方法。病程早期可阳性,IgM:IgG 抗体大于 1:40 有诊断价值。

6.分子生物学检查

使用 RT-PCR 方法,测到血中汉坦病毒 RNA 便可确诊并分型。

【相关检查项目】

1.X 线检查

胸部 X 线检查可见肺水肿、淤血及胸腔积液。

2.心电图检查

可检测到心律失常、心肌损害及电解质紊乱引起的高钾或低钾性的心电图变化。

【方法评价】

流行性出血热的确诊主要靠免疫学或分子生物学检测,确认汉坦病毒的存在是关键。另外,临床三大症状及对应的血常规、尿常规及凝血功能检查对疾病分期及临床分型有重要参考意义,其他检查有辅助诊断价值。

七、霍乱

霍乱是霍乱弧菌引起的急性肠道传染病。该病是我国甲类传染病 2 号,故又简称"02",呈世界流行的趋势。其主要临床症状由霍乱弧菌产生的霍乱毒素所致,主要表现为米泔水样腹泻,便次不太多,但便量大,易很快导致脱水,重者可出现电解质紊乱、酸中毒、循环衰竭。临床经过泻吐期、脱水虚脱期及反应恢复期三期。严重者占 2%,中等重者占 5%,轻症者占18%,无症状占 75%。重者可因感染休克、脱水,甚至因急性肾小管坏死引起急性肾功能衰竭。

【主要实验室检查】

1.血常规

血常规可见血浆比重、血细胞比容升高,也可见白细胞计数升高。无症状和轻型症者可正常。

2.尿常规

尿常规常可见尿比重升高。

3.生化检验

生化检验可出现电解质紊乱、低钾、低钠、低氯。常见 CO_2CP 升高,出现酸中毒。

4.便常规

水样,一般无炎症细胞。重者可见较多白细胞,每高倍视野不少于 15 个,达到菌痢的诊断标准。

5.便细菌检查

(1)便镜检及制动试验:暗视野显微镜下不时有小亮点划过视野,判为动力阳性,证明标本中有弧菌(但不一定确定为霍乱弧菌)。如滴加诊断血清后在上述镜下,小亮点划过消失为制动试验阳性,提示有霍乱弧菌。其分群可根据诊断血清特异性而定,常用 O_1 群及 O_{139} 群,应分别报告。如穿梭运动亮点继续存在,称为不凝集弧菌,并证明其既非 O_1 型也非 O_{139} 型。理论上认为霍乱患者粪便中应有 $10^{6\sim9}$ CFU/mL 细菌,但实际工作中细菌数量并不多,故对此试验敏感性有较大影响,致使阳性率不高。

(2)霍乱弧菌培养:将粪标本接种于碱性蛋白胨水中孵育 6~8 h,取培养液表面部分接种于庆大霉素和 TCBS 琼脂。霍乱弧菌生长较快,直径 2~3 mm,无色半透明,在庆大霉素琼脂上中心略显灰黑点,TCBS 琼脂上有黄色扁平、稍隆起、光滑且湿润的菌落。O_1 群与 O_{139} 群在琼脂上表现相同。如有可疑菌落直接与诊断血清做玻片凝集,阳性时可确诊,然后再与因子血清做玻片凝集可确定血清型。

(3)免疫荧光菌球法:将便标本直接接种于蛋白胨水中,蛋白胨水中有标记的 O_1 群或 O_{139} 群抗体,37 ℃孵育 4～6 h,取培养液或其沉淀物,在荧光显微镜下检测,如见到荧光菌球,为试验阳性,作为可疑诊断。再将沉淀物接种于选择性培养基分离霍乱弧菌以供确诊。

(4)免疫菌球染色法方法:同(3),只是抗体不标记荧光素,而用美兰染色,普通光学镜观察,阳性后仍需接种分离而确诊。

(5)葡萄球菌 A 蛋白(SPA)协同凝集试验:将粪标本接种于碱性蛋白胨水中,37 ℃孵育 6～8 h。取培养物与 SPA 诊断试剂做玻片凝集试验。如为＋＋时,将培养物在酒精灯上煮沸,再重复一次凝集试验,仍为＋＋时,视为阳性,认为可疑诊断。将培养物接种于培基,培养结果阳性可确诊。

【方法评价】

霍乱与其他急性腹泻患者的鉴别依靠便培养阳性。免疫荧光法或 SPA 法初步试验阳性仅为可疑诊断,仍要靠培养阳性确诊。故除细菌培养外的方法仅可作为筛选信息,不能确诊。霍乱与产肠毒素细菌致腹泻,特别是一些侵袭性细菌引起的症状在临床表现上难以区别,确诊一定要根据霍乱弧菌培养阳性来鉴别。

八、细菌性痢疾

细菌性痢疾是志贺菌(又称痢疾杆菌)引起的常见肠道传染病。其病理特点是浅表性溃疡结肠炎。临床特征是全身中毒症状及肠道的痢疾三联征,便次多但量少的黏液血或脓血便、痉挛性腹痛、里急后重。临床表现为普遍型、轻型、中毒型、休克型、脑型及混合型,后四种属严重型,可有一定死亡率。菌痢治疗不当可转变为慢性,慢性中又可分迁延型、急性发作型和隐匿型。

【主要实验室检查】

1.血常规

急性期末梢血白细胞和中性粒细胞数轻度或中度增多,但也有总数正常者。个别有类白血病样反应。慢性菌痢患者可有贫血。

2.便常规

便常规多为稀便带少许黏液,典型者黏液血便或脓血便。镜下可见多种细胞。每高倍镜视野白细胞计数超过 15 个,并有少许红细胞。此诊断方法的特异性及敏感性均不高,常有误诊菌痢者。有时有侵袭肠道的其他病原菌,如沙门菌、弯曲菌或肠侵袭性大肠埃希杆菌等;志贺菌培养阴性,也有虽然白细胞计数不够确诊标准,却培养出志贺菌阳性的情况。

3.便培养

便培养是确诊菌痢的依据。提高阳性检出率需注意以下几点:①粪标本要新鲜,如不能马上送检,应将标本放于有保鲜作用的 Carry-Blair 培养基内或放于甘油盐水缓冲液保存培养基内;②标本要尽量在抗菌药应用前留取;③标本要挑取黏液带血或脓血部分,以保证质量;④为获得阳性结果,最好多次培养;⑤操作时最好把标本接种在多个培养基内,常使用 SS 培养基加麦康凯培养基(或中国蓝培养基)。

4.STX检测

志贺菌有不同菌体抗原,可分A、B、C、D 4个群,共47个血清型。A群为痢疾志贺菌,12个血清型;B群为福氏志贺菌,16个血清型;C群为鲍氏志贺菌,18个血清型;D群为宋内志贺菌,1个血清型。在我国主要为A群及D群。STX使用单克隆抗体捕捉法EIA检测STX,A群患者中有80%患者粪便中可检测出STX,B群中有近20%测出STX。目前用于临床的快速诊断法仍在研究中。

5.慢性菌痢的药敏试验

进行有针对性的治疗前,如果便培养阳性,应做药敏试验,以便取得较好药效。

【相关检查项目】

1.肠镜

诊断慢性菌痢时,为与结、直肠癌区别,可做乙状结肠镜和活检。

2.X线钡灌肠

诊断慢性菌痢时,对于不适宜做乙状结肠镜者,可使用钡灌肠鉴别诊断。

【方法评价】

细菌性痢疾确诊完全依赖于便培养的细菌学检查,慢性时药敏有助于提供治疗依据。一般肠道门诊可进行便常规,先考虑其拟诊再治疗,待病原确诊后再调整用药。

九、阿米巴病

阿米巴病是溶组织阿米巴原虫感染所引起的全身性疾病。阿米巴病分肠阿米巴病和肠外阿米巴病(如阿米巴性肝脓肿)。前者以主要症状为腹痛、腹泻、排暗红或紫红色带腐臭味脓血便的阿米巴痢疾为代表;后者以主要临床症状为发热、肝区痛、肝大压痛的阿米巴性肝脓肿为代表。该病的确认以其临床特点及在粪便中找到阿米巴滋养体或免疫学检查阳性结果为依据。阿米巴病是我国常见的原虫病之一。

(一)阿米巴肠病

阿米巴肠病是指阿米巴原虫寄生于人的结肠而引起的肠道感染,WHO将其分为无症状带囊者、非菌痢性阿米巴结肠炎(包括急性、暴发性及慢性)、阿米巴瘤及阿米巴性阑尾炎等六种类型。临床上根据病程又可分为急性、暴发性和慢性三种。本病的重要合并症为肠外阿米巴病,特别是阿米巴性肝脓肿最为常见。

【主要实验室检查】

1.血常规

患者白细胞计数正常或轻度增多,嗜酸性细胞正常或稍高。慢性者可有贫血。血小板一般正常。

2.便常规

粪便常为带黏液或脓血的大便,暗红色果酱样并常有腐臭味。在带血部位取材涂片检查可找到溶组织内阿米巴的滋养体。其胞浆内可见被吞噬的红细胞。在慢性患者及孢子携带者粪便中可发现阿米巴孢子,用碘染方法可见到其核。

3.免疫学检查

①血清抗体方法为 CFT、IHAT、IFAT、EIA 等,对诊断有辅助意义;②阿米巴抗原,使用 EIA 夹心法可测到粪便标本中抗原,滋养体阳性率几乎达 100%,包囊阳性率仅 66.7%。酶标试验在肠寄生虫病鉴别诊断中为特异性、敏感性均较好的方法,它可捕获患者粪便中的溶组织酶,红色为阳性,与镜检相比,其阳性率为 87.5%,而其他寄生虫感染均为阴性。

【相关检查项目】

1.乙状结肠镜或纤维结肠镜

乙状结肠镜或纤维结肠镜可直接观察到溃疡,在溃疡处取材的涂片易找到滋养体,也可做活检。对临床疑诊而粪便阴性者有较大价值。

2.钡灌肠 X 线检查

钡灌肠 X 线检查有一定参考价值。

【方法评价】

阿米巴肠病的确诊依靠抗原,粪便取材简便、直接,虽有较高阳性率,但仍有漏检。使用肠镜取材可增加阳性率。

(二)阿米巴性肝脓肿

阿米巴性肝脓肿是阿米巴肠病最常见的肠外合并症。患阿米巴肠病时滋养体经门脉血流达肝脏,引起肝细胞坏死并形成脓肿,肝病变常于肠病变后不久发生,但也可在患阿米巴肠病后数月或数年才发生。本病临床起病缓慢,主要症状为发热、肝区痛、消瘦、食欲不振等,发热以弛张热及间歇热常见,有时压迫肺,有呼吸道症状。可合并细菌感染或穿破的并发症而引起肺脓肿及膈下脓肿。

【主要实验室检查】

1.血常规

白细胞计数正常或稍高,明显高者常合并细菌感染。红细胞沉降率增快。

2.生化检查

血清 GPT、GOT、ALP 及 γ-GT 常升高,胆碱酯酶活性常降低。

3.胆汁检查

胆汁引流液检查有时可见阿米巴滋养体,此时可以确诊。

4.免疫学检查

①特异抗体:同阿米巴病,但抗体阳性率更高。②特异抗原:应用 EIA 法可查到血清中的循环抗原(CAg^+),对本病早期诊断与疗效评估有价值。

5.分子生物学检查

用 PCR 法检查脓汁,可扩增到阿米巴原虫特异性基因片段,对确诊有重要价值。

【相关检查项目】

1.超声检查

目前应用普遍的重要的无损检查,可确定脓肿的位置、大小及数目。约 85% 在右叶,多为单发。

2.X 线检查

胸部见右下膈抬高,膈肌运动受限,右侧胸腔积液或右肺底炎症浸润。腹平片可见肝大。

3.放射核素扫描

^{99}TD 肝显像可见肝内大片低密度区,边缘模糊。较超声更敏感。

4.PET-CT 及 MRI 检查

PET-CT 及 MRI 检查均可见肝内病变,在与肝包虫、肝癌、大囊肿等鉴别上有价值。

5.肝穿刺

肝穿刺可在超声定位下进行,典型脓液为巧克力色,镜下可找到滋养体。

【方法评价】

根据病史及症状,如长期发热、肝大有限局压痛等考虑阿米巴性肝脓肿,B 超发现脓肿有助确诊。免疫学指标阳性即可考虑诊断,脓液中找到阿米巴滋养体可确诊。

十、疟疾

疟疾是因疟原虫寄生于人体而发生的寄生虫病,临床以发冷、发热、贫血、肝脾肿大为主要特征。疟疾是世界上感染人类最多,也是危害最严重的寄生虫病,疟原虫有四种,疟疾依潜伏期不同临床分为:间日疟、恶性疟、三日疟、卵型疟等型,临床典型表现为发冷、发热、出汗三个阶段,还有脑型、厥冷型、急性肾功能不全型和肺水肿型等重症(或称凶险型疟疾)。全球约40%人口处于疟疾威胁下,每年 5 亿多人患病,200 多万人死于该病。我国属流行区。

【主要实验室检查】

1.血常规

患者末梢血白细胞正常或仅轻度升高,分类无明显变化或单核细胞增多。疟疾久发,可引起血细胞减少和贫血。出现黑尿热合并症,可有急性贫血。

2.血涂片查疟原虫

瑞氏或吉姆萨染色对血涂片进行检查,如首次未查到疟原虫,患者可在 4 h 后重复检查。每次血涂片检查应不少于 100 个显微镜视野。

3.血清循环抗原检测

血清循环抗原检测有一定诊断价值,目前正从科研进入临床应用中。

4.分子生物学法检查

用 PCR 扩增试验可及时使患者获得确诊。有时利用间日疟及卵形的疟原虫的不同,引入设计多重 PCR,减少确诊时间,还可查氯喹的耐药基因。

5.血清抗体检测

血清抗体于感染一定时间后产生,早期诊断无价值,多用于流行病调查。

6.其他

①尿常规,黑尿热时可有血红蛋白尿。②血肌酐大于 265 μmol/L,特别是输液后仍不能改善循环血容量者,考虑急性肾功能不全型疟疾。③肺功能检查,COPD 表现考虑肺水肿型疟疾。④胆红素,黑尿热时可升高。

【相关检查项目】

1.胸部 X 线片

胸部 X 线片可有阴影,肺水征有助肺水肿型诊断。

2.脑部 X 线片

脑部 X 线片可有出血,水肿可协助脑型诊断。

【方法评价】

疟疾的确诊依靠血中查到疟原虫。因凶险型疟疾有较高死亡率,所以应尽早发现迹象,尽早确诊,挽救生命。

十一、性传播疾病

性传播疾病指不同病原通过性接触途径传播的疾病,主要有淋病、沙眼衣原体感染、梅毒、艾滋病等。艾滋病已在前面章节专门介绍,本节仅讨论常见的几种性传播疾病:淋病、沙眼衣原体感染及梅毒。

(一)淋病

淋病是由奈瑟菌属淋病双球菌感染引起的性传播疾病,较易通过性接触传播。其症状在成人以泌尿生殖道局部表现为主,泌尿感染症状可表现为发热、尿急、尿频、尿痛及生殖道脓性分泌物;新生儿则以经产道时感染眼结膜致新生儿淋菌性结膜炎为特点,可引起失明。

【主要实验室检查】

1.血常规

一般白细胞正常或轻度升高。红系及血小板正常。

2.尿常规

尿蛋白+,有红、白细胞及管型。

3.病原微生物检查

(1)生殖道脓性分泌物涂片镜检和培养:革兰氏染色可见肾性 G⁻ 性双球菌。培养时可获得纯培养菌落,治疗后则不易检出阳性细菌。镜下如见淋菌在白细胞内被吞噬则更有价值。若无脓性分泌物,也可尿沉渣涂片及培养,但阳性率不高。

(2)分子生物学检测:淋球菌 PCR 试剂是较早开发的品种,已应用于临床,可独立,也可是沙淋双检试剂盒,其核酸片段扩增阳性有确诊价值。

【方法评价】

临床较多用 PCR 方法。欲获得高阳性率,取材是关键,脓性分泌物阳性率较高,尿沉渣要差一些。未开展 PCR 方法单位可使用涂片镜检。必要时进行培养(如司法鉴定)。

(二)沙眼衣原体泌尿生殖道炎

沙眼衣原体为最常见的致病衣原体,可引起沙眼及泌尿生殖道炎症。泌尿生殖道炎时分泌物较稀薄,但可有泌尿生殖道症状(疼痛、灼热感等),也可合并淋球菌感染或单独致病。

【主要实验室检查】

1.血常规

一般正常。

2.尿常规

尿常规可有少量蛋白,有红、白细胞及管型。

3.病原微生物检查

(1)分子生物学检查:因衣原体较小,只能做组织培养,故 PCR 已成为临床检查常规方法。可与淋球菌双检,也可单独检出。因衣原体必须生长在细胞内,故取材时一定要取到感染的上皮细胞,拭子取材要深入泌尿生殖道并旋转取材,否则不易获得阳性结果。尿沉渣检查阳性率不高。

(2)衣原体抗体检测:阳性有辅助诊断价值。

【方法评价】

沙眼衣原体是常见泌尿生殖系感染病原,因其培养较难,故主要以 PCR 方法检出,阳性率依赖合理取材,只有取到感染的上皮细胞才可获阳性结果。

(三)梅毒

梅毒是以由梅毒螺旋体(又称苍白密螺旋体)引起的生殖道感染为主要表现的全身性疾病。病原螺旋体的形态为长 5～15 mm,宽 0.1～0.2 mm,两端尖直,有 8～14 个呈锐角的弯曲而规则螺旋,有活动性。其抗原成分较复杂,有特异性耐热多糖抗原、非特异性心磷脂和类脂抗原、特异性不耐热蛋白质等。梅毒临床表现也较复杂。感染时间在 2 年内称早期梅毒,包括一期、二期。早期潜伏梅毒可发展延伸至潜伏(隐性)梅毒。一期临床特征为硬下疳及腹股沟淋巴结肿大,一般 1 个月左右。早期潜伏梅毒特征为无症状,一般持续 1 年。二期时致病原扩散至血,出现皮疹、骨骼、内脏及神经系统损伤,可经 3 周～3 个月自愈;潜伏(隐性)梅毒,早潜梅毒超过1年进入此期,可持续多年或终身。病期超过 2 年进入晚期梅毒(也称第三期),临床上以树胶样肿为特征,可并发心血管梅毒、中枢神经系统梅毒、骨质严重破坏等。我国在成立初期经"扫黄"运动,使梅毒得到有效控制。2005 年后梅毒又有复燃趋势,目前已成为输血筛查的必查项目之一。梅毒的临床检测应引起足够的重视。

【主要实验室检查】

1.梅毒螺旋体检查

取新鲜皮损及少量组织液,压片,暗视野镜下见活动特征性螺旋体,可确诊。

2.直接荧光抗体试验

取样同上,也可取淋巴结,涂片丙酮固定,用 FITC 标记的抗梅毒螺旋体单抗染色,在荧光镜下可见特异性荧光螺旋体。

以上两方法均直接查螺旋体,一般在二期以内应用。

3.PCR 法核酸测定

目前有 MGB-Taqman 探针技术,选梅毒螺旋体特异性抗原序列为探针和引物。阳性者可确诊。

4.血清学试验

(1)非密螺旋体试验(NTrAT)以非特异性脂抗原为试剂:①不加热血清反应素试验(USR);②快速血浆反应素试验(RPR);③甲苯胺红不加热血清试验(TRUST)。以上方法均操作简便,结果回报迅速,可用于筛查。

(2)密螺旋体试验(TpAT)以特异性抗原为试剂:①梅毒螺旋体血凝试验(THIA);②梅毒螺旋体颗粒凝集试验(TPPA);③梅毒螺旋体 EIA(TP-EIA);④金标记免疫层析;⑤荧光密螺旋体吸收试验(FTA-ABS)。以上试验一般用于鉴别 NtrAT 试验是否为真阳性。

【相关检查项目】

1.心电图检查

心电图对诊断心血管损害有价值。

2.脑 X 线及 CT 影像检查

脑 X 线及 CT 影像检查对诊断神经系统损害有价值。

3.X 线骨骼检查

X 线骨骼检查对诊断晚期有价值。

【方法评价】

根据病史提供可疑感染,早期主要依赖典型临床表现,实验室检查可提供确诊依据。其抗体检测方法众多,敏感性、特异性有异,因不同时期患者和试剂因素,血清学检测有一定假阳性率。可选用筛后确认,确认试验仍可疑,可选不同方法再确认或用 PCR 法进一步验证。阳性结果的解释必须结合病史及临床情况,不能仅将检验作为唯一指标。

第六章　临床微生物学检验

第一节　常见标本采集及运送

标本的正确采集、运送是检验结果准确、及时的基础，实验室工作人员不应接收标识错误（如容器标签与患者申请单信息不符、未贴标签）及不合格的标本。

以下为不合格标本，应拒收：①含甲醛等固定液（除外检测寄生虫卵和原虫的粪便标本）；②Foley 导尿管头；③送检时间延迟，或转送温度不适合；④容器不适合或泄漏，有明显污染；⑤标本量不足；⑥拭子干涸，或同一拭子申请细菌、结核、真菌、病毒等多项检测；⑦同一部位一天内重复送检相同检测项目（血培养除外，艰难梭菌毒素检测可留取 1～2 份标本）；⑧女性宫颈、阴道、肛隐窝标本革兰氏染色检查淋病奈瑟球菌；⑨痰液、粪便（艰难梭菌培养除外）、中段尿或导尿、环境标本、支气管灌洗液、褥疮溃疡（活检组织除外）、呕吐物、渗出物、胃灌洗液（婴儿除外）、口/鼻/咽/阴道或前列腺分泌物、回肠或结肠造口拭子、瘘管或肠内容物厌氧菌培养；⑩痰拭子检测抗酸杆菌和真菌、24 h 尿或痰抗酸杆菌或真菌培养。

一、眼

(一)结膜

【采集方法】

使用两个拭子（以无菌生理盐水预湿）分别在左、右眼结膜滚动，标本采集完毕，立即接种血平板和巧克力平板，并涂玻片（1～2 cm）。左、右眼拭子勿交叉，平板、玻片亦需标明左右眼。

【注意事项】

(1)应在麻醉药使用前采集。

(2)建议床边接种。运送时间：平板不超过 15 min，室温；拭子不超过 2 h，室温。保存时间：不超过 24 h，室温。

(3)即使只有单眼感染，也应尽可能留取双眼结膜标本，以未感染眼培养结果作为对照（固有菌群），将其与感染眼比较。若费用限制，涂片革兰氏染色检查，有助于解释培养结果。

(二)角膜

【采集方法】

眼科医生用无菌刮刀刮取溃疡或病变处，立即接种含 10% 羊血的脑心浸液培养基、巧克力平板和含抗菌药物的真菌培养基，并涂玻片 2 张。

【注意事项】

建议床边接种。运送时间：不超过 15 min，室温。保存时间：不超过 24 h，室温。

二、耳

(一)内耳

【采集方法】

鼓膜穿刺术仅用于复杂性、复发性或慢性迁延性中耳炎。

鼓膜完整:肥皂水清洗耳道,注射器抽吸取样(中耳炎)。

鼓膜破损:使用柔软拭子在耳窥器下采集。

标本置于无菌试管、转运拭子或厌氧转运系统中运送。

【注意事项】

(1)喉或鼻咽拭子不足以诊断中耳炎,不应送检。

(2)运送时间:不超过 2 h,室温。保存时间:不超过 24 h,室温。

(二)外耳

【采集方法】

用湿润拭子清除耳道碎屑及痂皮后,使用转运拭子在外耳道用力旋转采集标本。

【注意事项】

(1)应用力旋转拭子采集标本,否则可能漏检链球菌蜂窝组织炎。

(2)运送时间:不超过 2 h,室温。保存时间:不超过 24 h,4 ℃。

三、消化道

(一)牙龈及牙周

【采集方法】

彻底清除牙龈和牙齿表面的唾液与碎屑后,使用牙用洁刮器采集龈下病变标本置于厌氧转运系统中。以相同方法采集标本进行涂片检查。

【注意事项】

(1)牙龈、牙周、根尖周主要病原菌为厌氧菌,包括放线菌、各种链球菌和革兰氏阴性杆菌。

(2)运送时间:不超过 2 h,室温。保存时间:不超过 24 h,室温。

(二)胃液

【采集方法】

患者早晨进食前卧床采集:插入鼻胃管至胃,使用 25～50 mL 冷却无菌蒸馏水灌洗。灌洗液置于无菌容器中。

【注意事项】

(1)常用于分枝杆菌检测。标本采集后应立即送检,因分枝杆菌在胃灌洗液中会迅速死亡。

(2)运送时间:不超过 15 min,室温,或 1 h 内使用中和液(如碳酸氢钠)中和。保存时间:不超过24 h,4 ℃。

(三)粪便

【采集方法】

1.常规培养

采集大于 2 g 粪便置于洁净广口容器中,1 h 内送至实验室,或置于 Cary-Blair 运送培养基中送检。

2.梭状芽孢杆菌检测

采集大于 5 mL 黏性软便或稀便置于无菌广口容器中。

3.大肠杆菌 O157:H7

采集大于 2 g 稀便或血便置于无菌广口容器或 Cary-Blair 运送培养基中。

【注意事项】

1.常规培养

(1)住院时间超过 3 d 或入院诊断非胃肠炎者,通常不做常规培养,应考虑梭状芽孢杆菌检测。除婴儿外不推荐用拭子留取标本。

(2)运送时间:不超过 1 h,室温;运送培养基不超过 24 h,室温。保存时间:不超过 24 h,温度为 4 ℃;运送培养基不超过 48 h,室温或 4 ℃。

2.梭状芽孢杆菌检测

(1)适应证:每 24 h 腹泻或软便不少于 5 次的患者。

(2)运送时间:不超过 1 h,室温;或 1~24 h,4 ℃;或大于 24 h,-20 ℃或以下。

(3)保存时间:培养,2 d,4 ℃;毒素检测,3 d,4 ℃,或-70 ℃保存更长时间。

(4)标本保存于-20 ℃或以上,毒素快速失活,导致假阴性。

3.大肠杆菌 O157∶H7

(1)腹部痉挛患者在发病 6 h 内留取标本送检,阳性率更高。

(2)运送时间:不超过 1 h,室温;运送培养基不超过 24 h,室温或 4 ℃。保存时间:不超过 24 h,4 ℃;运送培养基不超过 24 h,室温。

(四)直肠拭子

【采集方法】

转运拭子小心经肛门括约肌,在肛隐窝处轻轻旋转取样。拭子应能采到粪便。

【注意事项】

(1)可用于检测淋病奈瑟球菌、志贺菌、空肠弯曲菌、单纯疱疹病毒、B 群链球菌和其他 β-溶血性链球菌(携带者),或无法留取粪便的患者。

(2)运送时间:不超过 2 h,室温。保存时间:不超过 24 h,室温。

(五)瘘管

【采集方法】

用无菌生理盐水清洗或 70%乙醇消毒,切开引流或挤压排出脓液,使用转运拭子采集标本。2 个拭子采集标本,分别用于培养和涂片。

【注意事项】

运送时间:不超过 2 h,室温。保存时间:不超过 24 h,室温。

四、呼吸道

(一)上呼吸道

1.口

【采集方法】

清除口腔病变表面的分泌物和碎屑后,使用转运拭子在病变处用力旋转。注意避开正常组织。

【注意事项】

(1)浅表组织标本不可用于细菌检测,应选择活检或针吸标本。

(2)运送时间:不超过 2 h,室温。保存时间:不超过 24 h,室温。

2.鼻

【采集方法】

用无菌生理盐水湿润的转运拭子插入鼻孔 1～2 cm,用力旋转取样。

【注意事项】

(1)前鼻黏膜标本用于检测葡萄球菌携带或鼻腔病变。

(2)运送时间:不超过 2 h,室温。保存时间:不超过 24 h,室温。

3.鼻咽

【采集方法】

用无菌拭子或转运拭子经鼻轻轻插入鼻咽后部,慢慢旋转 5 s,吸收分泌物。建议床边接种,或使用转运拭子采集标本,并立即送至实验室。

【注意事项】

运送时间:平板不超过 15 min,室温;转运拭子不超过 2 h,室温。保存时间:不超过 24 h,室温。

4.喉

【采集方法】

用压舌板压舌,使用转运拭子从咽后壁、扁桃体和炎症部位采样。拭子不可触碰口腔黏膜和舌。

【注意事项】

(1)咽拭子不可用于会厌炎患者诊断。

(2)检测淋病奈瑟球菌的拭子应置于含木炭运送培养基中,储存时间不超过 12 h。

(3)运送时间:不超过 2 h,室温。保存时间:不超过 24 h,室温。

(二)下呼吸道

1.支气管肺泡灌洗液、支气管刷或灌洗液、气管抽吸液

【采集方法】

灌洗液或抽吸液(大于 1 mL)置于无菌容器内。

支气管刷置于含有 1 mL 生理盐水的无菌容器内。

【注意事项】

(1)肺泡灌洗液定量分析需采集 40～80 mL 液体,大于 1 mL 置于无菌容器中。

(2)支气管刷定量分析需将毛刷置于含 1 mL 盐水的无菌容器中。

(3)运送时间:不超过 2 h,室温。保存时间:不超过 24 h,4 ℃。

2.痰

【采集方法】

让患者用温开水清洗或漱口,去除口腔正常菌群,指导患者从肺深部咳出痰液而非唾液,置于无菌容器中。痰液量大于 1 mL。

【注意事项】

(1)不能咳痰的儿科患者,应抽吸采集标本。

(2)合格的标本应不超过 10 个鳞状上皮细胞/LPF。若白细胞数小于 10/LPF,鳞状上皮细胞数大于 25/LPF,则为不合格标本,应拒收。

(3)运送时间:不超过 2 h,室温。保存时间:不超过 24 h,4 ℃。

3.诱导痰

【采集方法】

刷完牙龈及舌头,用温开水清洗或漱口后,喷雾器雾化吸入 3%～10% 无菌生理盐水约 25 mL。诱导痰(大于 1 mL)置于无菌容器中。

【注意事项】

(1)不能咳痰的儿科患者,应抽吸采集标本。

(2)合格的标本应不超过 10 个鳞状上皮细胞/LPF。若白细胞数小于 10/LPF,鳞状上皮细胞数大于 25/LPF,则为不合格标本,应拒收。

(3)运送时间:不超过 2 h,室温。保存时间:不超过 24 h,室温。

五、泌尿生殖道

(一)尿液

1.中段尿

【采集方法】

应在使用抗生素前采集标本。最好采集早晨第一次尿液。使用中性肥皂水和无菌水清洁外阴及尿道口。女性分开阴唇排尿,男性翻转包皮排尿,弃前段尿,留中段尿(不少于 1 mL)于无菌广口容器。

【注意事项】

(1)女性尿标本检测沙眼衣原体 DNA 敏感性低于男性。尿液对细胞株有毒性,不宜进行衣原体培养。男性尿液的第一部分用于核酸杂交试验(DNA 探针试验)和核酸扩增试验,标本采集时间应距上次排尿至少 2 h。

(2)运送时间:不超过 2 h,室温。保存时间:不超过 24 h,4 ℃。

2.导尿

【采集方法】

用肥皂水和无菌水彻底清洁尿道口,用湿纱布擦干。以无菌操作法将导管插入膀胱,弃去前段尿液约 15 mL 后,留取尿液于无菌容器。

【注意事项】

(1)导管插入可能使尿道菌群进入膀胱,增加医院感染机会。

(2)运送时间:不超过 2 h,室温。保存时间:不超过 24 h,4 ℃。

3.导管尿

【采集方法】

用 70% 乙醇消毒导管采样处,注射器穿刺采集尿液 5～10 mL,置于无菌容器中。

【注意事项】

(1)留置导尿管的患者膀胱内常存在细菌,出现临床症状时才需送检标本检查。

(2)运送时间:不超过 2 h,室温。保存时间:不超过 24 h,4 ℃。

(二)羊膜

【采集方法】

羊膜穿刺或剖宫产手术时采集标本(不少于 1 mL),置于厌氧转运系统中。

【注意事项】

(1)不可用拭子或经阴道抽吸采集标本,因为标本可能被阴道菌群污染。

(2)所采集的标本可用于淋病奈瑟球菌检测。

(3)运送时间:不超过 2 h,室温。保存时间:不超过 24 h,室温。

(三)宫颈

【采集方法】

在内窥器下(不使用润滑剂)清除宫颈表面的黏液和分泌物后,用转运拭子轻轻从宫颈管处取样。

【注意事项】

(1)可用于检测沙眼衣原体和淋病奈瑟球菌。

(2)运送时间:不超过 2 h,室温。保存时间:不超过 24 h,室温。

(四)后穹隆穿刺

【采集方法】

抽吸超过 1 mL 标本,置于厌氧转运系统中运送。

【注意事项】

(1)有助于诊断盆腔炎。

(2)运送时间:不超过 2 h,室温。保存时间:不超过 24 h,室温。

(五)阴道

【采集方法】

清除阴道分泌物后,再用转运拭子或移液管留取阴道壁黏膜的分泌物。如需涂片,另用拭子采集标本。

【注意事项】

(1)若是子宫内避孕器,需将整个避孕器置于无菌容器中,室温运送。

(2)临床怀疑细菌性阴道炎时,推荐涂片,不做培养。

(3)酵母菌感染较常见。

(4)出现溃疡时,应考虑梅毒、软性下疳或生殖器疱疹。

(5)运送时间:不超过 2 h,室温。保存时间:不超过 24 h,室温。

(六)尿道

【采集方法】

至少排尿 1 h 后取样。

清除尿道口渗出物后,女性按摩耻骨联合,用转运拭子留取分泌物;男性按摩尿道,用转运拭子插入尿道 2~4 cm,旋转拭子,至少停留 2 s,充分吸收。

【注意事项】

(1)未获得标本的女性,用肥皂清水和聚维酮碘冲洗尿道周围,转运拭子插入尿道2~4 cm后,旋转拭子,停留至少2 s吸收分泌物。

(2)运送时间:不超过2 h,室温。保存时间:不超过24 h,室温。

(七)前列腺

【采集方法】

用肥皂水清洗尿道口,经直肠按摩前列腺,用转运拭子或无菌管从尿道收集标本(大于1 mL)。

【注意事项】

(1)前列腺分泌物病原菌检测可通过按摩前后尿液定量培养获得结果。

(2)可采集精液培养。

(3)不推荐用于淋病检测,但可用于诊断某些慢性尿道感染,如滴虫病。

(4)运送时间:不超过2 h,室温。保存时间:不超过24 h,室温。

六、皮肤及软组织

(一)组织

【采集方法】

外科手术或皮肤活检采集的标本置于无菌容器或厌氧转运系统中。滴加少许无菌盐水,以保持小样本组织湿润。

【注意事项】

(1)尽可能采集大块组织,标本大于1 cm无须滴加无菌盐水。

(2)标本足量时,应留取一部分,冻存于-70 ℃以备后续检测。

(3)定量检测需1 cm³的组织样本。

(4)运送时间:不超过15 min,室温。保存时间:不超过24 h,室温。

(二)表浅伤口

【采集方法】

用70%乙醇或无菌生理盐水彻底清创后,用无菌注射器抽吸或转运拭子采集伤口基底部或边缘部标本。

【注意事项】

(1)组织或抽吸物标本优于拭子标本。

(2)首选组织标本,如必须用拭子,则应采集2份拭子,分别用于涂片和培养。

(3)运送时间:不超过2 h,室温。保存时间:不超过24 h,室温。

(三)深部脓肿

【采集方法】

用70%乙醇或无菌生理盐水彻底清创后,用无菌注射器抽吸深部脓液(不少于1 mL),置于厌氧转运系统中。

【注意事项】

(1)病变或脓肿基底部的标本最具诊断价值。

(2)采集标本时,可能污染与感染无关的定植菌,应注意无菌操作。

(3)运送时间:不超过 2 h,室温。保存时间:不超过 24 h,室温。

(四)压疮溃疡

【采集方法】

用无菌生理盐水清创后,采集活检组织标本。若无法获取活检标本,可自溃疡基底部抽吸标本,置于无菌试管(需氧)或厌氧转运系统(组织)中。勿选择拭子标本。

【注意事项】

(1)压疮溃疡拭子不能提供临床信息,故应选择活检组织或抽吸标本。

(2)运送时间:不超过 2 h,室温。保存时间:不超过 24 h,室温。

(五)烧伤

【采集方法】

用 70％乙醇溶液或无菌生理盐水彻底清创后,采集伤口基底部或边缘部标本置于无菌容器中,或用转运拭子采集标本。

【注意事项】

(1)定量培养可能没有价值,因为烧伤表面样本培养易误导临床诊断。若确实需要定量培养,最好采集 3～4 mm 组织标本。

(2)只需进行需氧培养。

(3)运送、保存时间:不超过 24 h,室温。

(六)皮肤真菌感染

【采集方法】

1.皮肤

用 70％乙醇溶液消毒,待干,用无菌手术刀轻轻刮取感染皮肤边缘的皮屑,以不出血为度。刮取物放入无菌容器或两个清洁玻片送检。

2.头发

用无菌镊子采集完整、感染的头发至少 10～12 根置于无菌容器中。

【注意事项】

(1)湿片镜检:将标本置于洁净玻片上,加 10％～20％KOH 溶液 1～3 滴,盖玻片覆盖后在酒精灯上微微加热,使被检组织中的角质软化,轻压盖玻片,使标本变薄透明,然后镜下观察。

(2)采集头发标本时,在刮擦损伤的同时,如有头皮屑,应一并采集。

(3)运送时间:不超过 2 h,室温。保存时间:不超过 24 h,室温。

(七)指(趾)真菌感染

【采集方法】

用 70％乙醇溶液纱布消毒指(趾)甲表面,用无菌手术刀刮去病甲上层,再刮取正常甲与病甲交界处、贴近甲床部的甲屑,置于清洁容器中送检。

【注意事项】

(1)需用解剖刀将指甲标本切成小碎片,再接种于沙氏培养基(SDA)。接种时,轻压标本,使其进入琼脂,以保证标本充分接触培养基。

(2)运送时间:不超过 2 h,室温。保存时间:不超过 24 h,室温。

(八)藏毛囊肿

【采集方法】

用 70%乙醇溶液或无菌生理盐水彻底清创后,用无菌注射器穿刺抽吸深部脓液置于厌氧转运系统中,或用转运拭子采集伤口基底部渗出物。

【注意事项】

(1)组织或抽吸液优于拭子标本。若必须使用拭子,应采集 2 个,分别用于涂片和培养。

(2)病变或囊肿基底部的样本最具有诊断价值。

(3)运送时间:不超过 2 h,室温。保存时间:不超过 24 h,室温。

七、无菌体液

(一)血液及骨髓

【采集方法】

1.培养瓶消毒

用 70%异丙醇溶液消毒培养瓶塞 60 s,待干。

2.静脉穿刺部位消毒

严格按照皮肤消毒步骤操作(乙醇—碘酊—乙醇)。

3.采血时机

在寒战出现时或发热初期采集最佳。

4.采血量

婴幼儿 1~5 mL/瓶(不超过总血量的 1%);成人 8~10 mL/瓶,建议 24 h 内从不同部位采集 3 套血培养(每套包括需氧、厌氧血培养各一瓶)。

5.骨髓不少于 1 mL

需彻底消毒,因许多微生物,尤其是葡萄球菌属,通常存在于皮肤表面或近表层,易造成标本污染。禁止触摸穿刺部位,除非戴无菌手套。

【注意事项】

(1)急性发热期:10 min 内从不同部位采集 2 套(抗菌药物使用前)。

(2)非急性病:24 h 内从不同部位采集 2~4 套(间隔不少于 3 h,抗菌药物使用前)。

(3)急性心内膜炎:2 h 内从不同部位采集 3 套(抗菌药物使用前)。

(4)不明原因发热:24 h 内,从不同部位采集 2~4 套,如 48 h 内为阴性,需再采集 2~3 套。

(5)常规的骨髓细菌培养临床价值有限。然而,怀疑系统性组织胞浆菌病和其他真菌性感染、粟粒型结核、布鲁菌病时推荐骨髓培养。

(6)运送时间:不超过 2 h,室温,禁止冷藏。保存时间:不超过 2 h,室温,禁止冷藏。

(二)脑脊液

【采集方法】

消毒穿刺部位,穿刺针缓慢刺入 L_3—L_4、L_4—L_5 或 L_5—S_1 间隙,到达蛛网膜下腔时抽出针芯,采集脑脊液 3 管,1~2 mL/管,抗酸杆菌不少于 5 mL。

【注意事项】

(1)应同时采集血培养。

(2)如只能采集 1 管脑脊液标本,应先送微生物实验室。

(3)脑脓肿穿刺或活检有助于检测厌氧菌或寄生虫。

(4)运送时间:细菌不超过 15 min,室温,禁止冷藏。保存时间:不超过 2 h,室温。

(三)其他

其他无菌体液包括胸腔积液、腹腔积液、关节液、心包积液、羊水、穿刺液、胆汁等。

【采集方法】

彻底消毒皮肤,经皮穿刺抽吸或手术采集标本于厌氧转运系统、无菌容器或血培养瓶,立即送检。细菌大于 1 mL。标本量应尽可能大。

不可使用拭子留取标本。

【注意事项】

(1)羊水和后穹隆穿刺液应使用厌氧转运系统运送,革兰氏染色前无须离心,其他体液标本在革兰氏染色前均需离心。

(2)心包积液应考虑病毒,尤其是柯萨奇病毒感染。

(3)运送时间:不超过 15 min,室温。保存时间:不超过 24 h,室温。心包积液和真菌培养的体液不超过24 h,4 ℃。

第二节　临床标本细菌培养

一、血液标本细菌培养

【检验方法】

常规培养。

【检验标本】

静脉血。

【送检要求】

无菌采集静脉血 10 mL 立即注入专用血培养瓶(含 50 mL 培养液),轻摇混匀送检。

【检验部门】

微生物室。

【参考区间】

无菌生长。

血培养常见分离菌:

革兰氏阳性菌:葡萄球菌、草绿色链球菌、肠球菌、肺炎链球菌及流感嗜血杆菌等。

革兰氏阴性菌:大肠埃希菌、肺炎克雷伯菌、铜绿假单胞菌等。

【注意事项】

一般应在病人治疗前、发热初期或高峰时采集血标本。

【临床意义】

通过检出并鉴定细菌或真菌,帮助诊断菌血症、败血症、人造瓣膜感染及化脓性血栓性静脉炎。

二、尿液标本细菌培养

【检验方法】

常规培养、特殊培养。

【检验标本】

清洁中段尿、导尿管导尿、耻骨上膀胱穿刺尿。

【送检要求】

2 h 内送至实验室,如不能及时送检,须置于 4 ℃冰箱中保存(小于 24 h)。

【检验部门】

微生物室。

【参考区间】

无菌生长。

尿培养常见病原菌:

(1)革兰氏阳性菌:金黄色葡萄球菌、肠球菌、A 群链球菌、腐生葡萄球菌、表皮葡萄球菌、结核分枝杆菌等。

(2)革兰氏阴性菌:大肠埃希菌、变形杆菌、肺炎克雷伯菌、产气肠杆菌、沙门菌属、铜绿假单胞菌、沙雷菌、淋球菌等。

【临床意义】

健康人的尿液是无菌的,而外尿道可存在正常寄居菌群。尿液标本的细菌学检验可以反映肾脏、膀胱及尿道的炎症变化。一般认为,尿标本中革兰氏阴性杆菌菌落计数大于10^5 cfu/mL,革兰氏阳性球菌计数大于 10^4 cfu/mL 方有诊断意义。

三、粪便标本细菌培养

【检验方法】

常规培养。

【检验标本】

粪便。

【送检要求】

挑取黏液脓血便盛于无菌容器内送检或肛拭子法采集。

【检验部门】

微生物室。

【参考区间】

无沙门菌及志贺菌等致病菌生长。

肠道致病菌主要有沙门菌及志贺菌属、大肠埃希菌(ETEC、EPEC、EIEC、EHEC)、霍乱弧菌、小肠结肠耶尔森菌、副溶血性弧菌、空肠弯曲菌、葡萄球菌、艰难梭菌、真菌等9种。

【临床意义】

在健康人肠道内寄居有大量的厌氧菌和需氧菌,一般不引起疾病。一旦肠道发生病理改变时,其可侵入病变部位而引起疾病。

四、脑脊液标本细菌培养

【检验方法】

常规培养。

【检验标本】

脑脊液。

【送检要求】

临床医生穿刺取脑脊液1 mL盛于无菌试管中,立即送检。

【检验部门】

微生物室。

【参考区间】

无菌生长。

【临床意义】

健康人的脑脊液是无菌的,故在脑脊液中检出的细菌(排除标本污染),应视作致病菌。引起脑脊液感染的常见微生物有脑膜炎球菌、流感嗜血杆菌、新型隐球菌和结核分枝杆菌等。

五、上呼吸道标本细菌培养

【检验方法】

常规培养。

【检验标本】

鼻、咽、喉拭子。

【送检要求】

采集鼻、咽、喉拭子,置于无菌试管中立即送检。

【检验部门】

微生物室。

【参考区间】

健康人的上呼吸道中有许多共生菌存在。

【临床意义】

因鼻、咽、喉拭子都是有菌的,分离出病原菌时须根据病原微生物特点、检出量及患者临床症状综合分析。急性咽炎是上呼吸道最常见的炎症,主要由A群链球菌、病毒及白喉杆菌感染引起。急性细菌性鼻炎、鼻前庭炎、鼻腔疖肿、鼻中隔脓肿、鼻窦炎等的主要病原菌是金黄色葡萄球菌、溶血性链球菌、肺炎链球菌和流感嗜血杆菌等。百日咳是一种急性呼吸道感染性疾病,发病初期,百日咳鲍特菌检出率高。

六、下呼吸道标本细菌培养

【检验方法】

常规培养。

【检验标本】

痰液。

【送检要求】

清晨漱口后,气管深部咳痰,留取第二口痰液,置于无菌容器内立即送检。

【检验部门】

微生物室。

【参考区间】

无病原菌生长。

【临床意义】

其主要用于确定肺炎病因,其中社区获得性肺炎最常由肺炎链球菌引起,葡萄球菌性肺炎多由金黄色葡萄球菌引起,流感嗜血杆菌引的肺炎占 12%～15%。医院获得性肺炎常见病原菌一半以上是革兰氏阴性菌,主要有铜绿假单胞菌、大肠埃希菌、肺炎克雷伯菌、沙雷菌属和肠杆菌属、不动杆菌属、流感嗜血杆菌等,革兰氏阳性菌则主要是金黄色葡萄球菌、表皮葡萄球菌等。

七、脓液及创伤分泌物标本细菌培养

【检验方法】

常规培养。

【检验标本】

分泌物。

【送检要求】

穿刺抽取,或用无菌棉拭子采取脓汁或分泌物置于无菌试管中送检。

【检验部门】

微生物室。

【参考区间】

无病原菌生长。

【临床意义】

从脓液或创伤分泌物中能够查出的细菌种类甚多,某些化脓性感染常为多种细菌引起的混合感染。外伤、手术及烧伤感染、骨髓炎、脓肿等常可分离出病原菌。

八、穿刺液标本细菌培养

【检验方法】

常规培养。

【检验标本】

穿刺液。

【送检要求】

无菌穿刺抽取胸腔积液、腹水、关节液等置于无菌试管中送检。

【检验部门】

微生物室。

【参考区间】

无病原菌生长。

【临床意义】

凡于穿刺液中查出的细菌,都可视为穿刺部位炎症的病原菌。胸膜炎以结核杆菌感染最为多见,腹膜炎除结核杆菌感染外,大多为大肠埃希菌、粪肠球菌等混合感染。

九、生殖道分泌物细菌培养

【检验方法】

常规培养。

【检验标本】

分泌物。

【送检要求】

男性:将尿道拭子或前列腺液收集于无菌试管内送检。

女性:用无菌棉拭子采集阴道、子宫颈分泌物置于无菌试管内送检。

【检验部门】

微生物室。

【参考区间】

无病原菌生长。

【临床意义】

健康的内生殖器应是无菌的,而外生殖器可有多种细菌(葡萄球菌、大肠埃希菌、变形杆菌、双歧杆菌等)。泌尿生殖道感染及前列腺炎时,可检出相应的病原菌。

十、细菌对抗生素敏感试验

【检验方法】

琼脂扩散法或稀释法。

【检验标本】

各类标本。

【检验部门】

微生物室。

【临床意义】

其主要目的是为临床提供疗效最好的抗菌药物。

药敏试验中常用的名词如下。

1.敏感

采用常规剂量和用药途径,某种抗菌药在机体内可达到治疗浓度。

2.中度敏感

通过提高某种抗菌药物的剂量,细菌生长可被抑制。

3.耐药

被测菌株所引起的感染不能用该抗菌药物治愈。

4.最低抑菌浓度(MIC)

抗菌药物能够抑制细菌生长所需要的最低浓度。

十一、超广谱 β-内酰胺酶试验

超广谱 β-内酰胺酶(ESBL)是一类水解相当广泛的 β-内酰胺酶,不仅能水解青霉素和一、二代头孢菌素,还能水解三代头孢菌素及单环 β-内酰胺类,给临床治疗带来相当大的困难。

1.ESBL 的基本概念

(1)ESBL 主要由克雷伯菌属和大肠埃希菌等肠杆菌科细菌产生。

(2)在体外试验中,可使三代头孢菌素和氨曲南的抑菌圈缩小,但不一定在耐药范围内。

(3)加入克拉维酸可使其抑菌圈扩大。

(4)临床上对 β 内酰胺类药物(包括青霉素和头孢菌素)耐药,但对碳青霉烯和头孢烯类药物敏感。

2.ESBL 的测定方法

(1)纸片扩散初筛和确证试验:按《抗菌药物敏感性试验执行标准》(第二十二版资料增刊)要求纸片扩散初筛与确证试验见表 6-1。

表 6-1 纸片扩散法测定大肠埃希菌和克雷伯菌的初筛与确证试验

方法	初筛试验	表型确证试验
培养基	M-H 琼基	M-H 琼基
抗菌药物浓度	肺炎克雷伯菌、产酸克雷伯菌和大肠埃希菌: 头孢泊肟酯 10 μg 或头孢他啶 30 μg 或氨曲南 30 μg 或头孢噻肟钠 30 μg 或头孢曲松钠 30 μg(使用一种以上药物将会提高检测敏感性)	头孢他啶 30 μg 头孢他啶/克拉维酸 30/10 μg 和头孢噻肟钠 30 μg 头孢噻肟钠/克拉维酸 30/10 μg(确证试验同时使用头孢噻肟钠和头孢他啶,单独和联合克拉维酸的复合制剂)
接种物	遵照标准纸片扩散法	遵照标准纸片扩散法
孵育条件	(35±2)℃;空气环境	(35±2)℃;空气环境
孵育时间	16~18 h	16~18 h
结果判读	肺炎克雷伯菌、产酸克雷伯菌和大肠埃希菌: 头孢泊肟酯抑菌圈直径不超过 17 mm; 头孢他啶抑菌圈直径不超过 22 mm; 氨曲南抑菌圈直径不超过 27 mm; 头孢噻肟钠抑菌圈直径不超过 27 mm; 头孢曲松钠抑菌圈直径不超过 25 mm; 上述抑菌圈直径提示菌株可能产 ESBL	两种药物中有任何一种,在加克拉维酸后,抑菌圈直径与不加克拉维酸的抑菌圈相比,增大值不小于 5 mm 时,判定产 ESBL(例如,头孢他啶的抑菌圈＝16 mm;头孢他啶/克拉维酸的抑菌圈＝21 mm)

续表

方法	初筛试验	表型确证试验
QC 推荐	当执行 ESBL 筛选试验时,肺炎克雷伯菌 ATCC® 700603 作为补充 QC 菌株(如用于培训、能力或试验评价)。肺炎克雷伯 ATCC® 700603 或大肠埃希菌 ATCC® 25922 任一株菌,可用于常规 QC(如每周或每天) 大肠埃希菌 ATCC® 25922; 肺炎克雷伯菌 ATCC® 700603; 头孢泊肟酯抑菌圈直径 9～16 mm; 头孢他啶抑菌圈直径 10～18 mm; 氨曲南抑菌圈直径 9～17 mm; 头孢噻肟钠抑菌圈直径 17～25 mm; 头孢曲松钠抑菌圈直径 16～24 mm	当执行 ESBL 确证试验时,应将肺炎克雷伯 ATCC® 700603 和大肠埃希菌 ATCC® 25922 用于常规试验(如每周或每天) QC 允许范围: 大肠埃希菌 ATCC® 25922:所测试药物联合克拉维酸后的抑菌圈直径与单独药物抑菌圈直径相比,增大值不超过 2 mm。肺炎克雷伯菌 ATCC® 700603:头孢他啶/克拉维酸抑菌圈直径增大不小于 5 mm,头孢噻肟钠/克拉维酸抑菌圈直径增大不小于 3 mm

注:ATCC,美国模式菌种保藏所;CAMHB,调节阳离子的 Mueller-Hinton 琼脂;ESBL,超广谱 β-内酰胺酶;MHA,Mueller-Hinton 琼脂;MIC,最低抑菌浓度;PK-PD,药代动力学药效学;QC,质量控制。

(2)肉汤稀释法初筛和确证试验:按《抗菌药物敏感性试验执行标准》(第二十二版资料增刊)要求,肉汤微量稀释法测定大肠埃希菌和克雷伯菌的初筛与确证试验见表 6-2。

(3)ESBL 测定意义:产 ESBL 是革兰氏阴性杆菌对三代头孢菌素及氨曲南等耐药的主要机制,且携带产 ESBL 耐药基因的质粒往往还带有氨基糖苷类、氟喹诺酮类的耐药基因,从而形成多重耐药。因此,临床实验室早期检测产酶菌对指导临床用药,采取有效措施减少和控制医院感染有重要意义(表 6-2)。

表 6-2　肉汤稀释法测定大肠埃希菌和克雷伯菌的初筛与确证试验

方法	初筛试验	表型确证试验
培养基	CAMHB	CAMHB
药物纸片与浓度	肺炎克雷伯菌、产酸克雷伯菌和大肠埃希菌: 头孢泊肟酯 4 μg/mL 或头孢他啶 1 μg/mL 或氨曲南 1 μg/mL 或头孢噻肟钠 1 μg/mL 或头孢曲松钠 1 μg/mL 或(使用一种以上药物进行筛选将会提高检测敏感性)	头孢他啶 0.25～128.00 μg/mL; 头孢他啶/克拉维酸 0.25/4～128.00/4 μg/mL 和头孢噻肟钠 0.25～64.00 μg/mL; 头孢噻肟钠/克拉维酸 0.25/4～64.00/4 μg(确证试验同时使用两种头孢噻肟钠和头孢他啶,单独和联合克拉维酸的复合制剂)
接种物	遵照标准纸片扩散法	遵照标准纸片扩散法
孵育条件	(35±2) ℃;空气环境	(35±2) ℃;空气环境
孵育时间	16～20 h	16～20 h

方法	初筛试验	表型确证试验
结果判读	在高于或等于上述筛选浓度生长时可提示菌株产生 ESBL(例如,大肠埃希菌,肺炎克雷伯菌、产酸克雷伯菌 MIC≥8 μg/mL,或头孢他啶、氨曲南、头孢噻肟钠或头孢曲松钠 MIC≥2 μg/mL)	与克拉维酸联合的药物 MIC 相对单独药物 MIC 减低不少于 3 个倍比稀释度＝ESBL(例如,头孢他啶 MIC＝8 μg/mL,头孢他啶/克拉维酸 MIC＝1 μg/mL)
QC 推荐	当执行 ESBL 筛选试验时,肺炎克雷伯菌 ATCC® 700603 作为补充 QC 菌株(如用于培训、能力或试验评价)。肺炎克雷伯 ATCC® 700603 或大肠埃希菌 ATCC® 25922 任一株菌,可用于常规 QC(如每周或每天) 大肠埃希菌 ATCC® 25922＝不生长; 肺炎克雷伯菌 ATCC® 700603＝生长; 头孢泊肟酯 MIC≥8 μg/mL; 头孢他啶 MIC≥2 μg/mL; 氨曲南 MIC≥2 μg/mL; 头孢噻肟钠 MIC≥2 μg/mL; 头孢曲松钠 MIC≥2 μg/mL	当执行 ESBL 确证试验时,应将肺炎克雷伯 ATCC® 700603 和大肠埃希菌 ATCC® 25922 应被用于常规试验(如每周或每天) QC 允许范围: 大肠埃希菌 ATCC® 25922:与克拉维酸联合的药物 MIC 相对单独药物 MIC 减低小于 3 个二倍稀释浓度。肺炎克雷伯菌 ATCC® 700603:与克拉维酸联合的药物 MIC 相对单独药物 MIC 减低不少于 3 个倍比稀释浓度

注:ATCC,美国模式菌种保藏所;CAMHB,调节阳离子的 Mueller-Hinton 琼脂;ESBL,超广谱 β-内酰胺酶;MHA, Mueller-Hinton 琼脂;MIC,最低抑菌浓度;PK-PD,药代动力学-药效学;QC,质量控制。

十二、耐甲氧西林葡萄球菌检测

耐甲氧西林葡萄球菌(MRS)是引起临床感染的常见病原菌,也是引起医院内感染的重要病原菌之一,其耐药特点是在耐受甲氧西林的同时,还对临床广泛应用的多种抗生素呈现耐药,因而该菌所致的感染已成为临床治疗的一大问题。MRS 测定方法很多,本节只介绍纸片扩散法和微量肉汤稀释法。

1.纸片扩散法

纸片扩散法是检测 MRS 可靠的方法之一。培养基为含 2%NaCl 的 M-H 琼脂,接种物为直接菌悬液,挑选来自过夜的琼脂平板培养物,制备被检菌株悬液,调整至 0.5 麦氏比浊管浊度,具体操作如常规纸片扩散法,贴头孢西丁纸片(30 μg/片),35 ℃孵育 24 h(而不是 16～18 h)。

【结果判断】

金黄色葡萄球菌和路登葡萄球菌不小于 22 mm 为敏感;不大于 21 mm 为耐药。除路登葡萄球菌外的凝固酶阴性的葡萄球菌不小于 25 mm 为敏感;不大于 24 mm 为耐药。

头孢西丁纸片周围抑菌圈内有任何小菌落或稀释"菌膜"生长都应判为 MRS。

2.微量肉汤稀释法

加一定量阳离子的 M-H 肉汤(CAMHB,Ca²⁺ 20～25 mg/L,Mg²⁺ 10～12.5 mg/L),补充

2％ NaCl;药物为苯唑西林,接种物为直接菌悬液（$5×10^5$ CFU）;35 ℃孵育 24 h。

【结果判断】

金黄色葡萄球菌和路登葡萄球菌敏感（S）,≤2.0 μg/mL;耐药（R）,≥4.0 μg/mL。除路登葡萄球菌外的凝固酶阴性的葡萄球菌 S,≤0.25 μg/mL;R,≥0.5 μg/mL。

3.质量控制

以金黄色葡萄球菌 ATCC® 29312 为敏感性对照菌株,金黄色葡萄球菌 ATCC® 43300 为耐药性对照菌株。

4.测定意义

对于 MRS,头孢类和其他 β-内酰胺类,如阿莫西林克拉维酸、氨苄西林舒巴坦、替卡西林克拉维酸、哌拉西林他唑巴坦和亚胺培南在体外可显示活性,但临床应用无效,因此 MRS 株不应报告敏感。葡萄球菌对万古霉素有耐药性,所有抑菌圈不超过 14 mm 的菌株,应用 MIC 法,任何万古霉素耐药株都需送参考实验室。

十三、G 试验（β-D-葡聚糖试验）

【试验方法】

动态比浊法。

【检验标本】

血液、尿液、脑脊液、胸腔积液、腹水等。

【送检要求】

由微生物实验室提供肝素抗凝专用无菌试管采集标本。

【检验部门】

微生物实验室。

【参考区间】

阴性。

【临床意义】

研究表明,1,3-β-D-葡聚糖是占真菌细胞壁成分 50％ 以上的成分。除结核菌外,所有真菌的细胞膜上都含有 1,3-β-D-葡聚糖,而其他微生物、动物及人的细胞成分和细胞外液都不含这种成分,因此在机体的体液中检测到 1,3-β-D-葡聚糖是诊断侵袭性真菌感染的有效依据。

根据结果有针对性地使用抗真菌药物立即治疗;应用抗真菌药物后,定期检测,评价药物的有效性;监护侵袭性真菌感染易感人群的病发状态。

第三节　特殊病原体培养

一、厌氧菌培养鉴定

【检验方法】

厌氧培养及鉴定。

【检验标本】

各种临床标本。

【送检要求】

用针筒抽取。标本绝对不能被正常菌群所污染,尽量避免接触空气。

【检验部门】

微生物室。

【参考区间】

无病原菌生长。

【临床意义】

厌氧菌引起的感染,在所有感染中占较大比例。其既可单独引起感染,也可与需氧菌一起引起混合感染,其中混合感染占多数。

二、分枝杆菌培养鉴定及药敏

【检验方法】

培养分离鉴定法。

【检验标本】

根据感染部位的不同留取不同标本,包括痰液、脑脊液、胸腹水、血液、粪便、尿液及脓液等。

【送检要求】

取材前嘱患者停药。

1. 痰液

收集晨痰,取脓性干酪样颗粒或带血丝痰。

2. 脑脊液、胸腹水等

盛于无菌容器内送检。

3. 尿液

收集首次晨尿或 24 h 尿沉淀后取 10～15 mL 送检。

4. 粪便

收集粪便脓液部分 5～10 g 送检。

5. 脓液

直接取溃疡处的脓液,置于无菌试管内送检。

【检验部门】

微生物室。

【参考区间】

培养阴性。

【临床意义】

结核分枝杆菌可侵犯各种器官而引起结核病。主要的感染部位为肺、肾、胸膜、脑膜、关节等,其中以肺结核最常见,并极易在人群中播散,近年来有上升趋势。非结核分枝杆菌亦可引起肺部、伤口感染等,此类菌多数对常用抗生素和抗结核药物耐药,故此类菌的培养鉴定及药敏在临床鉴别诊断和选择药物治疗上有重要意义。分离培养鉴定及药敏耗时较长(4~8周),结合临床基因扩增检验方法可进行快速诊断。

三、淋病奈瑟球菌培养鉴定及药敏

【检验方法】

涂片革兰氏染色镜检、分离培养鉴定及药敏。

【检验标本】

生殖泌尿道、盆腔、口咽部、肛门直肠和眼结膜的分泌物及血液、浆膜腔液和脑脊液等。

【送检要求】

用无菌棉拭子采集分泌物,置于无菌试管内送检。

【检验部门】

微生物室。

【临床意义】

淋病由淋病奈瑟球菌引起,是常见性病之一。其主要由直接接触传染,引起急性化脓性炎症。男性可发生尿道炎、前列腺炎和附睾炎等。女性感染后多无症状或仅有少量分泌物,也可发生盆腔炎和输卵管炎。

四、霍乱弧菌培养鉴定及药敏

【检验方法】

直接革兰氏染色镜检、动力和制动试验、分离培养鉴定及药敏。

【检验标本】

患者米泔水样便、呕吐物等。

【送检要求】

取样置于无菌容器内,立即送检。

【检验部门】

微生物室。

【临床意义】

霍乱弧菌是烈性传染病霍乱的病原菌,能导致人严重腹泻,若不及时救治,还可引起霍乱性休克,以致死亡。因此,对严重腹泻病人进行霍乱弧菌培养,对明确腹泻原因,及时救治霍乱患者,尽早采用防护措施,防止霍乱流行十分必要。

五、真菌培养鉴定及药敏

【检验方法】

真菌培养。

【检验标本】

临床各种标本。

【送检要求】

同细菌学检验。

【检验部门】

微生物室。

【临床意义】

肿瘤患者等免疫功能低下的病人及长期使用广谱抗生素的病人,容易发生浅部和深部真菌感染。浅部真菌感染如皮肤癣等,深部真菌感染则能引起深部组织及内脏的慢性肉芽肿样炎症、溃疡及坏死。

六、泌尿生殖道支原体培养鉴定及药敏

【检验方法】

半定量培养及药敏。

【检验标本】

尿道、宫颈分泌物及尿液。

【送检要求】

无菌试管收集上述标本,立即送检。

【检验部门】

微生物室。

【参考区间】

阴性。

【临床意义】

支原体生殖道感染与非淋菌性尿道炎或宫颈炎有关,还可引起附睾炎、慢性前列腺炎、输卵管炎、流产、死胎和不育症等。支原体培养阳性,说明有支原体感染,如果患者有临床症状,但其他病原体检查阴性,则应考虑支原体引起疾病的可能,在部分健康人群中也可以存在支原体。药敏试验用于指导临床用药及支原体耐药性监测。

七、大肠埃希菌 O157:H7 检测

【检验方法】

分离培养、血清分型及生化反应鉴定法。

【检验标本】

粪便。

【送检要求】

挑取黏液脓血便盛于无菌容器送检,或使用肛拭子法采集。

【检验部门】

微生物室。

【临床意义】

肠出血型大肠埃希菌(EHEC)的 O157:H7 血清型可引起出血性大肠炎和溶血性尿毒综合征(HUS)。在北美许多地区,O157:H7 占肠道分离菌的第二位或第三位(多于志贺菌和耶尔森菌),是从血便中分离到的最常见的病原菌,分离率占血便的 40%,每年 6～8 月 O157:H7 感染发生率最高。

第四节　常见临床标本的实验室诊断

一、细菌性感染

(一)概述

细菌感染是致病菌或条件致病菌侵入局部组织、器官及血循环中生长繁殖,产生毒素和其他代谢产物而引起的急性全身性感染,临床上以寒战、高热、皮疹、关节痛及肝脾肿大等为特征,部分可有感染性休克和迁徙性病灶。病原菌还可自伤口或体内感染病灶侵入血液引起急性全身性感染。临床上部分患者还可出现烦躁、四肢厥冷及发绀、脉细速、呼吸增快、血压下降等症状,尤其是老人、儿童、有慢性病或免疫功能低下者、治疗不及时及有并发症者,可发展为败血症或者脓毒血症。

细菌感染的病原体按照革兰氏染色分为革兰氏阳性菌和革兰氏阴性菌;按照培养条件分为需氧菌、厌氧菌、兼性厌氧菌和微需氧菌;按照营养要求分为苛养菌和非苛养菌。

(二)实验室检查方法

临床上进行细菌鉴定主要有以下方法。

1.显微镜检查

显微镜检查分为不染色显微镜检查和染色后显微镜检查。

2.血清学试验

血清学试验常用的方法有凝集反应、免疫荧光技术、酶免疫测定等。

(1)凝集反应。

①玻片法凝集试验:用含已知抗体的诊断血清,在玻片上直接与细菌培养物或菌悬液混合,若有与抗体相应的细菌,则出现肉眼可见的凝集块或颗粒。该试验简单易行且特异性强,主要用于鉴定菌种及分型。

②反向间接凝集试验:将已知的抗血清直接吸附或通过化学偶联的方法结合于红细胞表面,制成抗体致敏红细胞,再与被检物混合。若被检物中含有相应的病原体,则发生红细胞凝集现象。该试验敏感性较高、反应快速、结果易于观察,常用于脑膜炎球菌、布鲁氏菌、霍乱弧菌、炭疽杆菌及鼠疫耶尔森菌等快速鉴定。

③胶乳凝集试验:将已知抗血清吸附在聚苯乙烯颗粒上,可与相应抗原产生肉眼可见的胶乳颗粒凝集现象。此法敏感度虽然不及反向间接凝集试验,但由于操作简单、反应快速,临床应用广泛。

④协同凝集试验:金黄色葡萄球菌细胞壁中的 A 蛋白(SPA),能与人和多种哺乳动物抗血清中 IgG 类抗体的 Fc 段结合,使 Fab 段暴露于葡萄球菌的表面,而且仍保留其正常的抗体活性和特异性。当金黄色葡萄球菌与已知的 IgG 抗体连接时,则成为抗体致敏的颗粒载体,与相应细菌或抗原接触时,则出现肉眼可见的凝集现象,借以证明相应细菌或抗原的存在。该法快速、简便、敏感性高,且结果易于观察,已广泛用于细菌的快速鉴定和分群(型),如链球菌、肺炎链球菌、脑膜炎球菌、沙门菌、志贺菌等。

(2)免疫荧光技术:免疫学特异性反应与荧光示踪技术相结合的显微镜检查手段。其既保持了血清学的高特异性,又极大地提高了检测的敏感性,在细菌鉴定方面占有重要地位。常用方法有直接法、间接法和免疫荧光法。

(3)酶联免疫吸附试验(ELISA):ELISA 既可用于病原检测、抗体检测,还可用于细菌代谢产物的检测,几乎所有可溶性抗原-抗体反应系统均可检测,具有高度的特异性和敏感性。

3.病原体核酸检测

核酸检测技术主要有聚合酶链反应(PCR)、DNA 探针杂交技术,以及生物芯片等检测技术,可以对分离培养的病原体或对临床样本直接进行快速鉴定。

4.病原体的分离培养和鉴定

(1)细菌感染性疾病病原体的分离培养:细菌鉴定和鉴别的主要依据是微生物的形态学,以及病原体在非选择性和选择性培养基上生长(变化)的情况。原则上,任何需治疗的急性感染,都应进行病原体培养、鉴定。培养后可以使用显微镜检查、生理生化反应、核酸检测等方法进行鉴定。然而,只有在临床症状出现,在排泄物、分泌物、血液中出现病原体时,细菌才可能被检出。例如,腹泻患者粪便检测沙门菌,生殖道感染患者的子宫颈分泌物检测淋球菌。

培养法优点在于可以进行抗菌药物敏感性试验,因此是细菌感染诊断最常用的方法。

(2)动物、鸡胚接种或细胞培养:不能人工培养的病原体接种于易感动物、鸡胚或进行细胞培养。接种动物后,可根据动物感染范围、动物发病情况及潜伏期,初步推测为某种病原体。接种于鸡胚的病毒,根据不同接种途径的敏感性及所形成的特殊病灶,有助于初步鉴定。细胞培养的病毒,可根据细胞病变的特点或红细胞吸附、干扰现象、血凝性质等缩小病毒的鉴定范围,用血清学方法鉴定。

5.根据组成物分析的方法

(1)气相色谱分析脂肪酸:其利用气相色谱鉴定微生物细胞脂肪酸组成,根据微生物特定短链脂肪酸(C9-C20)的种类和含量进行鉴定和分析,通过气相色谱获得的短链脂肪酸的种类和含量与数据库中数据进行比对,快速准确地对微生物进行鉴定。

(2)基质辅助激光解析电离飞行时间质谱:基质辅助激光解析电离飞行时间质谱(MALDI-TOF-MS)使微生物中各组分在离子源中发生电离,生成不同荷质比的离子,经电场作用,形成离子束,进入质量分析器,再经过电场和磁场使之发生相反的运动,分别聚焦得出质谱图,与数据库中质谱图进行比对得出微生物鉴定结果,目前已开始应用于临床。

(三)临床常见细菌的鉴定意义

1.常见革兰氏阳性球菌的鉴定意义

革兰氏阳性球菌中以葡萄球菌、肠球菌、链球菌为最常见的细菌,金黄色葡萄球菌可产生溶血毒素、杀白细胞毒素、肠毒素、表皮溶解素等,可引起皮肤局部感染、器官化脓性感染和全身感染,还可污染食品引发食物中毒。凝固酶阴性葡萄球菌是人类正常菌群的组分,但在瓣膜置换、关节术后、免疫受损、外科创伤、静脉导管感染等患者中常引起医院内感染。腐生葡萄球菌常导致年轻女性泌尿道感染。

在肠球菌属菌种引起的人类感染中,最常见的是尿路感染,肠球菌属菌种还可引起菌血症、胆道感染,也可引起呼吸道、中枢神经系统、关节等感染,但很少见,肠球菌中以粪肠球菌和屎肠球菌最为常见,其他菌种所占比例很少。

链球菌中化脓链球菌(A群)常引起淋巴结炎、淋巴管炎、脓疱疮等局部或皮下组织感染,也可引起扁桃体炎、咽炎、中耳炎等化脓性感染,也能引起如猩红热等中毒性疾病,还可引起如风湿热、急性肾小球肾炎等变态反应性疾病。无乳链球菌(B群)正常寄居于妇女阴道和肠道内,可引起新生儿感染。成人B群链球菌感染包括菌血症、心内膜炎、皮肤软组织感染等。肺炎链球菌寄居于正常人群的口腔、鼻咽部,可引起大叶性肺炎或支气管炎,还可引起中耳炎、鼻窦炎、脑膜炎、败血症、角膜溃疡等。链球菌属中草绿色链球菌是引起心内膜炎和中性粒细胞减少的患者出现菌血症的主要病原菌。

此外,气球菌属、乳球菌属、片球菌属、无色藻菌属和孪生球菌属在临床的分离率逐渐增加,主要引起菌血症、感染性心内膜炎、脑膜炎、伤口感染、化脓性感染等感染性疾病。

2.常见需氧革兰氏阴性杆菌的鉴定意义

肠杆菌科细菌包括一大群生物性状相似的革兰氏阴性无芽孢杆菌,其中部分为致病菌,如沙门菌属、志贺菌属等,这些菌种需用诊断血清对其进行分型鉴定;而多数为肠道正常菌群,在一定条件下可以致病。本科细菌中致病菌不发酵乳糖,条件致病菌中除变形杆菌外,均可发酵。发酵迅速者有埃希菌属、克雷伯菌属和肠杆菌属,缓慢发酵者有爱德华菌属、沙雷菌属等。各种肠杆菌科细菌的生化反应表现多样,不同菌属的生化反应甚不一致,故可作为肠杆菌科细菌鉴定的依据之一。肠杆菌科细菌的沙门菌属、志贺菌属、鼠疫杆菌等早已受到广泛重视,其他细菌在某些情况下可引起系统性感染,如尿路感染、腹腔感染、胆道感染、肺部感染、肠道感染、血流感染等,少数还可引起中枢神经系统感染。

弧菌主要包括霍乱弧菌、副溶血弧菌、创伤弧菌、河流弧菌等。霍乱弧菌是引起强烈传染病霍乱的病原菌,副溶血弧菌和河流弧菌主要引起肠道感染,创伤弧菌可引起败血症和伤口感染。气单胞菌属和邻单胞菌属主要存在于水生系统,多引起肠道感染,肠外感染少见,可见于伤口感染、菌血症、呼吸道感染。

非发酵菌是指一大群不发酵糖类、专性需氧、氧化酶阳性或阴性、无芽孢的革兰氏阴性杆菌。非发酵菌包括假单胞菌属、不动杆菌属、窄食单胞菌属、伯克霍尔德菌属、黄杆菌属、产碱杆菌属、无色杆菌属等,大多为条件致病菌,可引起多种感染。铜绿假单胞菌和不动杆菌是医院获得性感染的主要病原菌,可引起呼吸机相关性肺炎、尿路感染、切口感染、导管相关性感染、血流感染等,值得关注的是多重耐药,甚至泛耐药的铜绿假单胞菌和不动杆菌目前的分离率有所升高。

嗜血杆菌属(H)、放线杆菌属(A)、人心杆菌属(C)、艾肯菌属(E)、金氏杆菌属(K)合称HACEK菌群,这组微生物的共同特征是易导致心内膜感染,占全部感染性心内膜炎的5%~10%,它们是引起健康人群(非静脉药物滥用者)心内膜炎的常见原因之一。所有这些微生物都是口咽部正常菌群的一部分,生长缓慢、喜好富二氧化碳环境。除心脏瓣膜感染外,HACEK菌群还可导致其他感染,如菌血症、各类脓肿、腹膜炎、中耳炎、结膜炎、肺炎、化脓性关节炎、骨髓炎、尿路感染、伤口感染、脑脓肿和牙周感染等。

军团菌属主要包括嗜肺军团菌、麦氏军团菌等50多个种,军团菌为革兰氏阴性杆菌,但革兰氏染色不明显,常用镀银染色或吉姆萨染色,生长需要铁、L-半胱氨酸,菌落可在紫外照射下发出荧光。军团菌是一种水源微生物,广泛存在于水和土壤中,常藏匿于空调冷却塔、热水管道中,其以气溶胶形式被人吸入后引起呼吸道感染,并可与其他细菌引起混合感染,形成"难治性肺炎"。

布鲁氏菌是一类革兰氏阴性细小杆菌,牛、羊、猪等动物最易感染。人类接触带菌动物或食用病畜及其乳制品,均可被感染。布鲁氏菌细菌为非抗酸性细菌,无芽孢,无荚膜,无鞭毛,呈球杆状。血琼脂平板上为透明或半透明、光滑且有光泽菌落。此细菌不在麦康凯琼脂上生长。布鲁氏菌细菌尿素阳性,触酶、氧化酶阳性,而吲哚阴性。由于该菌属细菌具有强的传染性,一旦怀疑应报告卫生防疫部门。

3.常见需氧革兰氏阴性球菌的鉴定意义

需氧革兰氏阴性球菌主要包括奈瑟菌属和卡他莫拉菌等。奈瑟菌属包括脑膜炎球菌、淋病奈瑟球菌等,脑膜炎球菌和淋病奈瑟球菌对人有明显的致病作用。脑膜炎球菌通常通过患者或带菌者的呼吸道飞沫传播给密切接触者,淋病奈瑟球菌主要引起性传播疾病。卡他莫拉菌属于莫拉菌属,近年报道呈增加趋势。其他奈瑟菌多为人类鼻咽部、胃肠道和泌尿生殖道的正常菌群,一般无致病性。

4.厌氧菌的鉴定临床意义

厌氧性球菌是临床厌氧感染的主要病原菌,约占1/4,其中主要包括革兰氏阳性的消化链球菌属、消化球菌属和革兰氏阴性的韦荣球菌属。革兰氏阴性无芽孢厌氧杆菌是一大群不形成芽孢的厌氧菌,种类较多,主要包括拟杆菌属、普雷沃菌属和梭杆菌属等,是人体正常菌群的重要组成,部分菌株为条件致病菌。革兰氏阳性无芽孢厌氧杆菌中常见的有丙酸杆菌、优杆菌、乳酸杆菌和双歧杆菌。梭状芽孢杆菌是一大群厌氧或微需氧的粗大芽孢杆菌,广泛分布于自然界,大多为腐物寄生菌,少数致病,如破伤风梭菌、产气荚膜梭菌、肉毒梭菌和艰难梭菌,分别引起破伤风、气性坏疽、食物中毒和假膜性肠炎等疾病。

二、真菌性感染

(一)概述

真菌是真核细胞微生物,在自然界分布广泛,约有150万种,约150种对人和动物致病。近年来,抗菌药物的大量使用、免疫抑制剂及激素的应用、抗癌药物导致机体免疫功能下降等多种原因使真菌感染增多,特别是条件致病性真菌感染的比例增加。

病原性真菌按感染部位主要分为深部真菌和浅部真菌。深部真菌主要指侵袭深部组织和内脏及通过血流全身播散的真菌,主要包括念珠菌属、隐球菌属、曲霉菌属、毛霉菌目、镰刀菌属,以及双相真菌中的马尔尼菲青霉菌和荚膜组织胞浆菌。浅部真菌主要侵犯机体的皮肤、指(趾)甲和毛发,寄生在表皮、指(趾)甲和毛发的角质组织中,引起浅部真菌病。临床上常见的浅部真菌主要包括皮肤癣菌中的毛癣菌属、表皮癣菌属和小孢子菌属,马拉色菌、孢子丝菌、部分暗色真菌,如裴氏着色霉、卡氏枝孢霉、疣状瓶霉等。需要注意的是,念珠菌属、镰刀菌属、隐球菌属等真菌也可以引起浅部真菌感染。

形态学检查在真菌鉴定方面仍占很重要的位置,标本直接显微镜检查及培养后形态学检查是主要方法,标本直接显微镜检查不染色方法一般可使用氢氧化钾做浮载液,氢氧化钾可消化标本中蛋白质残余并使角化组织透明,可更清晰地观察标本中的真菌,标本直接显微镜检查还可以通过染色的方法更清晰地观察真菌,主要包括乳酸酚棉兰染色、革兰氏染色、抗酸染色、吉姆萨染色、组织病理染色、荧光染色、墨汁负染等。对标本进行真菌培养可以提高对病原体检出的阳性率,培养阳性的真菌可以通过染色或不染色的形态学检查对真菌进行鉴定。此外,还可以通过生理学和生物化学、次级代谢产物、脂肪酸组成、分子生物学测序(如 ITS 区)等方法进行鉴定。

在临床微生物实验室进行真菌培养时,所有的真菌(丝状真菌)都应被认为有潜在的生物危害,必须要在生物安全柜内操作,如果在培养皿中观察到有真菌生长,要用胶带将培养皿周围密封,以防止菌丝或孢子通过空气传播,或用带硅胶塞的试管进行培养。

(二)实验室检查

真菌的常规实验室检查一般包括标本直接涂片找真菌孢子及菌丝,也包括标本培养后对菌种做生理生化反应鉴定,以及对菌种做形态学检查(包括显微镜下形态及菌落形态)。

1.真菌显微镜检查常用的染色及染色方法

(1)KOH 压片镜检:标本置于载玻片上,加一滴 10% KOH,盖上盖玻片,放置片刻或微加热,即在火焰上快速通过 2～3 次,不应使之沸腾,以免结晶。然后轻压盖玻片,驱逐气泡并将标本压薄,用棉签吸去周围溢液,置于显微镜下检查。检查时应遮去强光,先在低倍镜下检查有无菌丝和孢子,然后用高倍镜观察孢子和菌丝的形态、特征、位置、大小和排列等。

(2)革兰氏染色镜检:痰、组织研磨后匀浆、支气管灌洗液离心沉渣、尿沉渣、脑脊液沉渣等标本均匀涂在玻片上,干燥后进行革兰氏染色,于显微镜下观察。

(3)瑞氏染色:怀疑马尔尼菲青霉菌感染的患者,应取骨髓、外周血或淋巴组织进行瑞氏染色,于油镜下观察巨噬细胞的胞质中是否有圆形或卵圆形的、有明显横隔的孢子。怀疑荚膜组织胞浆菌感染的患者,应取骨髓、外周血或组织切片进行瑞氏染色,于油镜下观察,阳性者多可在单核或多形核细胞内发现 2～4 μm 大小卵圆形、有荚膜的孢子。

(4)乳酸酚棉蓝染色:用接种针挑取少量培养成熟的真菌菌落,加一滴乳酸酚棉蓝,盖上盖玻片,放置片刻,然后轻压盖玻片,驱逐气泡并将标本压薄,用滤纸吸去周围溢液,置于显微镜下观察。

2.常见真菌的鉴定

(1)常见酵母菌:包括念珠菌、隐球菌、毛孢子菌、红酵母等。临床微生物实验室工作人员通过形态学鉴定酵母菌需要很丰富的经验,目前一些特殊培养基,如科玛嘉显色培养基已能对常见念珠菌做出较好的分辨,一些商品化的鉴定板条(卡),如 API20C AUX、YST 等可以将念珠菌、隐球菌、毛孢子菌等真菌很好地鉴定到种。

(2)常见丝状真菌:目前丝状真菌的鉴定主要依靠培养后形态学的观察(可做小培养),或使用分子生物学的方法进行鉴定。

三、其他常见病原体感染

(一)支原体

支原体是一类细胞壁缺乏、高度多形性,能通过细菌滤器,在无生命培养基中能生长繁殖的最小原核细胞型微生物。革兰氏染色阴性,不易着色,可用吉姆萨染色法。与人类感染有关的主要有肺炎支原体、人型支原体、解脲脲原体、穿通支原体和生殖道支原体,肺炎支原体和解脲脲原体最常见。肺炎支原体主要侵犯呼吸道,是青少年急性呼吸道感染的主要病原体之一,可引起支气管炎、肺炎。解脲脲原体、人型支原体、生殖道支原体主要引起泌尿生殖系统感染,引起非淋球菌性尿道炎、宫颈炎、阴道炎、早产、前列腺炎等。

支原体培养要求很高,除基础营养物质外,还需 10％～20％ 血清、新鲜酵母膏、合适的 pH 值,最适生长温度为 37 ℃,解脲脲原体需要培养 2～4 d,肺炎支原体需要 3 周甚至更长。支原体菌落大小为 15～300 μm 不等,有些可形成"油煎蛋"样,应与细菌 L 型菌落进行鉴别(表 6-3),与人类感染相关的主要支原体定居部位、生化特点及致病性见表 6-4。

表 6-3　支原体与 L 型细菌鉴别

性状	支原体	L 型细菌
来源	自然界、人与动物	由细菌诱生而成
遗传	与细菌无关	与原菌相关,可恢复
培养	一般培养基稳定生长	高渗培养基
"油煎蛋"状菌落	0.1～0.3 mm,生长慢	0.5～1.0 mm
胆固醇	占细胞膜 36％	细胞膜不含胆固醇
液体培养	混浊度极低	有一定混浊度,黏附生长

表 6-4　与人类感染相关的主要支原体定居部位、生化特点及致病性

支原体	支原体定居部位		代谢			致病性
	口咽部	泌尿生殖道	尿素	葡萄糖	精氨酸	
肺炎支原体	+	-	-	+	-	支气管炎、肺炎
解脲脲原体	+	+	+	-	-	泌尿生殖道感染
人型支原体	+	+	-	-	+	泌尿生殖道感染
生殖道支原体	+	+	-	+	-	泌尿生殖道感染
穿通支原体	-	+	-	+	+	主要见于艾滋病患者

(二)衣原体

衣原体属隶属于衣原体科,与人类感染相关的衣原体主要有沙眼衣原体、肺炎衣原体和鹦鹉热衣原体。衣原体在宿主细胞内生长繁殖,可见原体和始体两种结构。原体有致密的细胞壁,在细胞外,有高度感染性;始体无细胞壁,呈圆形或不规则形,不能胞外存活,无感染性。宿主细胞吞噬原体后开始发育为始体,始体二分裂增殖为网状体,网状体发育为原体,最后细胞破裂释放出原体,再感染其他细胞。

衣原体属中沙眼衣原体除引起沙眼外,还可引起性病淋巴肉芽肿、泌尿生殖系统感染。肺炎衣原体主要引起青少年急性呼吸道感染,可引起支气管炎、肺炎、咽喉炎和鼻窦炎等,还可引起心肌炎、心内膜炎和心包炎。

培养法是诊断衣原体感染的参考标准,主要有鸡胚培养、细胞培养和动物接种等。非培养

的方法有细胞学法、抗原检测、PCR 法检测 DNA、血清学检查等。细胞学方法从感染部位取细胞涂片后吉姆萨染色，在镜下感染细胞内包涵体呈蓝色始体或紫红色原体状态；抗原法用胶体金、荧光素或酶等标记的衣原体抗体检测标本中的抗原；PCR 法检测衣原体特异性的DNA；血清学方法有酶联免疫吸附、间接血凝试验、间接荧光法、补体结合试验等，患者血清中的 IgM 抗体效价不小于 1：128 提示近期感染，从发病初期到后期，抗体效价升高 4 倍以上有诊断意义。

（三）立克次体

立克次体属隶属于立克次体科，与人类感染相关的立克次体主要有普氏立克次体、斑疹伤寒立克次体、日本立克次体、康氏立克次体、非洲立克次体、澳大利亚立克次体、恙虫病立克次体和西伯利亚立克次体。立克次体专性细胞内寄生，在真核细胞内以二分裂方式繁殖，$(0.3\sim0.5)\mu m \times (1\sim2)\mu m$，多形性，有时出现长丝状体。革兰氏染色阴性，吉姆萨染色呈紫红色。某些立克次体与普通变形杆菌 X 菌株的菌体耐热多糖有共同的抗原性，用这些 X 菌株代替立克次体抗原，进行非特异性凝集来检测立克次体抗体被称为外斐反应。

立克次体感染的实验室检查方法主要有分离培养和非培养方法，分离培养常用的有鸡胚、动物接种和细胞培养。非培养法主要有标本直接涂片染色显微镜检查、免疫荧光检测、PCR方法及血清学方法等。立克次体培养阳性后还可以用非培养的方法进行鉴定。

立克次体感染血管内皮细胞，常导致血管渗透性增加及局部出血，严重者可伴有谵妄、昏迷等，立克次体脑炎常导致死亡。斑疹伤寒立克次体和普氏立克次体分别是地方性斑疹伤寒和流行性斑疹伤寒的病原体，两者症状相近，主要为高热、头痛、皮疹，有些伴有神经系统、心血管系统和其他实质器官损害。恙虫病立克次体是经恙螨传播的，引发恙虫病的病原体，可引起发热、头痛、淋巴结肿大及组织器官的血管炎等症状。

第七章　临床基因诊断技术

第一节　基因诊断常用技术

20世纪50年代后,随着分子生物学的发展,尤其是DNA双螺旋结构被提出以后,人们逐渐认识到基因的本质是具有遗传效应的DNA片段。基因的绝大多数突变会导致疾病,即疾病的发生是由于特定DNA片段结构组成或排列顺序发生改变。DNA突变类型包括缺失突变、点突变、移码突变等,目前临床许多疾病如珠蛋白生成障碍性贫血、结核等需借助基因诊断而确诊。本节主要介绍应用于基因诊断的常用技术,PCR技术、DNA测序技术及以DNA杂交为基础的芯片技术的原理及特点。

一、聚合酶链反应技术

聚合酶链反应(polymerase Chain reaction,PCR)是一种体外核酸扩增技术,最早由美国Cetus公司人类遗传研究室的凯利·班克斯·穆利斯(Kary Banks Mullis)及同事于1985年发明。PCR技术针对目的基因设计一对特异性寡核苷酸引物,以目的基因为模板,在体外合成DNA片段。它具有特异、敏感、简便、重复性好等优点。

(一)基本原理

PCR技术类似细胞中DNA的半保留复制,通过高温变性、低温退火和适温延伸的热循环过程,在体外合成DNA片段。首先,待扩增的靶DNA双链在高温(94 ℃)下,受热变性成为两条单链DNA模板;其次,降至适宜温度(37～55 ℃),引物与互补的单链DNA模板结合,形成引物-模板杂交双链;最后,将温度升至RNA聚合酶的最适温度(72 ℃左右)下,以引物3′端为合成起点,以单核苷酸为原料,沿模板5′—3′方向延伸,合成DNA互补链。以上三步反应为一个循环,经过25～30个循环后,理论上可使基因扩增10^9倍以上,实际上由于扩增效率的改变,一般基因扩增可为10^6～10^7倍。

(二)产物分析技术

PCR扩增后的产物可以进行琼脂糖或聚丙烯酰胺凝胶电泳、PCR-限制性片段长度多态性分析、单链构型多态性分析、核酸探针杂交(点杂交、反向点杂交、Southern印记杂交)、PCR测序等分析。

(三)PCR衍生技术

PCR发展至今,在方法学上有很大的发展和延伸,如巢式PCR、反转录PCR、多重PCR、重组PCR、锚定PCR、不对称PCR、反向PCR、免疫PCR、原位PCR、荧光定量PCR等。

其中荧光定量PCR可以对DNA、RNA样品进行定性及定量分析,应用较为广泛。该方法主要是设计一条位于引物3′端下游的探针,并将其进行荧光双标记,即探针的5′端标记荧光报告基团,3′端标记荧光淬灭基团。探针在完整状态时,由于淬灭基团的作用,荧光报告基团不能发射出荧光。在 PCR 循环的复性阶段,引物和探针分别与模板复性。当引物延伸至标记探针结合部位时,DNA 聚合酶发挥其 $5'-3'$ 外切活性,将探针 $5'$ 一端的荧光基团切下,解除了荧光淬灭基团对它的淬灭作用,发射出荧光。荧光强度与 PCR 产物数量成正比,从而可以对模板 DNA 或 RNA 进行精确定量。

近年来发明了一种新的通过芯片微流控 PCR 方法——数字 PCR,DNA 样品经大量稀释后分散至芯片的微反应器中,每个反应器的 DNA 模板数接近 1,再将所有组分同时在相同条件下进行 PCR 扩增,并分别进行检测,从而实现单分子 PCR 扩增。数字 PCR 技术为各种疾病在分子水平上的早期诊断提供了一种全新的检测方法,还为各种疾病的个性化治疗、新药开发、基因测序、各种组织芯片的研制等提供了巨大可能性。

二、DNA 测序技术

1965 年罗伯特·霍利(Robert Holley)用 7 年时间完成了世界上第 1 个核酸序列测定,1977 年英国剑桥大学弗雷德·桑格尔(Fred Sanger)等发明了双脱氧链末端终止法。同年,美国哈佛大学的科学家 A. M. 马克萨姆(A. M. Maxam)和 W. 吉尔伯特(W. Gilbert)建立了化学降解法进行核酸序列分析。测序方法的建立,为研究基因结构、功能及其关系提供了基础,是临床疾病分子诊断最为精确的判定依据。

(一)Sanger 双脱氧链末端终止法

Sanger 测序原理:利用 DNA 聚合酶,以单链 DNA 为模板,以 dNTP 为底物,在 4 组相互独立的反应体系中,分别加入不同的双脱氧核苷三磷酸反应终止剂,根据碱基配对原则,在测序引物引导下,合成 4 组有序列梯度的互补 DNA 链,然后通过高分辨率的变性聚丙烯酰胺凝胶电泳分离,放射自显影检测后直接识别待测 DNA 序列。

该法测定的序列是酶促反应生成的产物,其准确性可能受碱基错误掺入的影响;并且通常受酶促反应的影响,难以分析有碱基修饰和存在二级结构的 DNA 样品。随着测序技术的不断完善,目前该法一次反应可准确测定 500 个以上的碱基序列,能满足绝大多数 DNA 样品序列分析。

(二)Maxam-Gilbert 化学降解法

化学降解法与链终止法不同,基本原理是先对待测双链或单链 DNA 做末端放射性标记,标记后的 DNA 被分为 4 组,分别用不同的化学试剂对不同的碱基进行特异性的化学切割,控制化学反应条件,使碱基的断裂只随机发生在某一个特定的位点,由此各组均产生不同长度的 DNA 片段,通过高分辨的变性聚丙烯凝胶电泳分离放射自显影检测后直接识别待测 DNA 的核苷酸序列。

(三)新一代测序技术

随着现代分析技术的发展和应用,出现了多种从原理上创新的测序方法,如焦磷酸测序技术、杂交测序法、单分子测序技术、基质辅助激光解吸电离飞行时间质谱法、原子探针显微镜法等。其中焦磷酸测序技术是在酶促反应作用下,对反应生成的焦磷酸激发的荧光强度进行测定而对 DNA 序列进行分析,通常测序长度在 100 bp 左右,目前适用于高通量筛查 SNP 位点检测、等位基因频率测定、细菌和病毒分型。杂交测序指利用 DNA 芯片技术,通过大量固化的寡核苷酸探针与生物样品的靶序列进行分子杂交,根据产生的杂交图谱排列出靶 DNA 的序列。该方法适用于已知序列的再测序,测序花费时间大大减少,测序深度及准确性明显提高。单分子测序技术是基于纳米孔的单分子读取技术,测序长度增加,速度更快。

三、基因芯片技术

20 世纪七八十年代,基因组克隆技术应用于基因组和 cDNA 文库的筛选,这种技术代表最早期的 DNA 阵列技术。20 世纪 90 年代,其通过采用自动化打印或光引导化学合成技术在硅片、玻璃、凝胶或尼龙膜上实现高密度的生物分子微阵列。

(一)基因芯片基本原理

基因芯片是指采用光导原位合成或微量点样等方法,将大量核酸片段有序地固化于支持物的表面,组成密集二维分子排列,然后与已标记的待测生物样品中靶分子杂交,利用特定的仪器对杂交信号的强度进行快速、高效地检测分析,从而判断样品中靶分子的数量。基因芯片技术主要包括 4 个基本技术环节:芯片微阵列的制备、样品制备及标记、样品与基因芯片的杂交和信号的检测及分析。

(二)基因芯片的分类及用途

依据芯片的制作方法,基因芯片技术分为代表性的斯坦福大学派特·布朗(Pat Brown)及其同事研制的 DNA 微阵列技术和医学家研发的 Genechip 技术。斯坦福大学派特·布朗等研制的芯片的特点是利用点制法或印制法将预先合成好的核酸探针布放于玻片载体上,优点是可以设计较长的探针长度以增加专一性,而缺点是芯片密度较低。而 Genechip 技术光刻法利用光罩控制反应位置,将核苷酸分子依序列一个一个接上去,可大量生产超高密度的芯片。这种方法制作的探针长度约在 25 bp 以下,需要多个探针对应同一基因检测,避免杂交信号假阳性。

基因芯片根据用途可分为用于检测基因表达水平的表达谱芯片、用于基因序列测定的 DNA 芯片、用于疾病检测的诊断类芯片、用于确定基因组中单核苷酸多态性的分型芯片,以及用于连锁不平衡作图的芯片等。基因芯片技术具有处理样本通量高、分析速度快、所需样本量少、污染少等优点,近年来对临床诊断、药物筛选、指导临床用药及治疗、基础研究等都有重要影响。

四、其他技术

(一)Southern 印记杂交和 Northern 印记杂交

Southern 印记杂交基本原理是待测 DNA 片段经凝胶电泳分离后转印并结合到一定固相支持物上,然后用标记的探针 DNA 分子检测靶 DNA。基本过程包括:限制性内切酶消化样品 DNA,琼脂糖凝胶电泳分离 DNA 样品,DNA 变性并转印到固相物上预杂交,特异 DNA 探针杂交及信号检测。Northern 印记杂交在原理和基本过程方面与 Southern 印记杂交类似,不同的是待测样本为 RNA。

(二)荧光原位杂交技术

荧光原位杂交技术基本原理是将核酸探针经非放射性标志物标记,然后直接杂交到含有染色体或 DNA 的切片上,再与荧光素分子标记的抗体与探针分子结合,经荧光检测体系在荧光显微镜下对待测 DNA 进行定性、定量及定位分析。

（三）毛细管电泳

毛细管电泳指样品在高压电场的驱动力下，以毛细管为分离通道，利用样品中各组分之间速度和分配的差异而实现分离，目前临床将该技术用于血红蛋白成分的分析、脂蛋白分析，为肾病综合征、自身免疫病等疾病的诊断提供支持。

（四）变性梯度凝胶电泳和温度梯度凝胶电泳

将 DNA 片段长度相同但序列不同的 DNA 片段，利用变性剂浓度或精密控温系统，依据 DNA 片段的退火温度差异分辨不同片段，目前用于细菌、真菌的多样性分析和临床基因的碱基突变等。

第二节 感染性疾病病原体的基因诊断

传统上感染性疾病的诊断主要采用微生物分离培养、生化或血清学等方法。这些方法均存在时间长，特异性、敏感性低等缺点。而一些潜伏性病毒，因抗体出现较晚，而达不到早期诊断的目的。核酸水平检测可克服以上不足，尤其是各种 PCR 定量技术对于病毒感染的诊断，不仅所需样本量少，特异性、敏感性高，还可监测临床治疗效果。本节主要介绍 HBV、HIV、HPV 等病毒感染性疾病及细菌感染性疾病的基因诊断，常用的技术包括 PCR、DNA 杂交等。

一、病毒感染性疾病病原体

（一）人类免疫缺陷病毒（HIV）

【方法】

原位杂交、PCR 法。

标本：血液、体液。

【临床评价】

（1）HIV 感染的诊断以血清学 HIV 抗体检测为主。然而，抗体窗口期的存在，会使一些急性感染者出现漏检。此外，HIV 病毒突变常导致常用的 HIV 抗体检测方法呈假阴性结果。所以，HIV 高突变性及长达半年的抗体检测窗口期导致血清学定性诊断存在一定局限性。

（2）利用分子诊断技术对 HIV 核酸进行直接检测，方法具有快速、灵敏度高、特异性高等优点。

（3）HIV 病毒载量测定对临床具有一定的指导意义。①辅助诊断：当 RNA 测定出现较高拷贝数时，提示感染可能性极大。②早期诊断：感染早期，抗原峰前后通常出现一个病毒载量高峰，此高峰通常高于发病时血浆病毒水平，该时期具有很强的感染能力，因此早期病毒测定具有特殊意义。该方法也可用于 HIV 感染孕妇所生婴儿的早期辅助诊断。③病程监控与疗效判定。④预测病程：HIV 感染后疾病进程与病毒载量的关系十分密切，测定病毒 RNA 水平可大致预测发病。

（二）甲型肝炎病毒（HAV）

【方法】

PCR 法、分子杂交技术。

标本:血液、粪便、肝组织。

【临床评价】

(1)目前 HAV 的实验室诊断以免疫学方法为主。HAV IgM 甲型肝炎特异性抗体出现早,一般在发病数日即可检出,是甲型肝炎早期诊断的重要指标,其灵敏度高,特异性强,为急性肝炎患者检测的常规项目。而 HAV IgG 在感染初期滴度低,随后逐渐升高,病后 3 个月达高峰,1 年内维持较高水平。双份血清的抗 HAV IgG 滴度显示,如恢复期血清抗体有 4 倍以上升高,可诊断甲型肝炎。

(2)HAV 的 RNA 检测可以采用 cDNA-RNA 分子杂交的方法。该技术可检测到甲型肝炎急性期血清和粪便中的 HAV-RNA。该方法具有快速、敏感性高、特异性高等特点,可以作为 HAV 急性感染的直接证据。

(三)乙型肝炎病毒(HBV)

【方法】

PCR 法。

标本:血液、体液、肝组织。

【临床评价】

(1)HBV 是乙型肝炎的病原体,HBV 感染人体是一个连续、动态的过程。目前临床上使用 ELISA 和 PCR 联合对 HBV 的免疫标志物及核酸进行检测,以期对病毒感染及预后作整体评价。

(2)虽然 ELISA 可以在一定程度上反映病毒是否处于复制状态,但因为不能准确对病毒进行定量,且无法依据结果判断乙肝病情轻重,所以应用局限。而荧光定量 PCR 法检测 HBV-DNA 含量可以直接反映 HBV 复制过程。此外,HBV 实时荧光定量 PCR 法检测和 ELISA 检测法相比,实时荧光定量 PCR 法检测有更好的灵敏度和特异性,能准确反映 HBV 在体内的复制情况,对临床抗病毒药物的选择和判断疾病预后具有重要价值。

(3)普通的实时荧光定量 PCR 法检测下限位约为每毫升 500 拷贝,当病毒量低于每毫升 500 拷贝时常常检测不出。目前市面上已开发基于磁珠分离技术、核酸内标的方法对 HBV-DNA 进行精确定量,以得到更加可靠的结果。此方法的检测范围下限为 30 IU/mL,可以作为临床药物疗效监测的辅助诊断。

(四)丙型肝炎病毒(HCV)

【方法】

实时定量 PCR 法。

标本:血液、体液、肝组织。

【临床评价】

HCV 是一种常见的经血液传播的传染病病原体,其诊断主要依赖核酸检测。HCV 核酸检测对病毒感染的诊断、临床抗病毒治疗效果评估具有重要意义。利用实时定量 PCR 的方法可以对 HCV-RNA 进行定量检测,结果可以预测患者的治疗效果,在评价抗病毒治疗效果方面具有重要意义。例如,在抗病毒治疗 4 周后 HCV RNA 转阴,往往提示治疗成功。而抗病毒治疗 12 周后病毒载量仍未下降者,常提示治疗效果差。

(五)人乳头瘤病毒(HPV)

【方法】

PCR 法、分子杂交法。

标本:宫颈上皮组织,生殖器疱疹分泌物。

【临床评价】

(1)已发现的 HPV 有 100 多个型别,各型别与体内特定感染部位和病变有关,其中 40 多个型别与人类生殖道疾病有关。HPV 的检测方法主要有免疫学方法及核酸检测法。由于感染 HPV 后,宿主产生的抗体在体内可以长期存在,免疫学方法检测抗体不能准确反映机体处于近期感染或既往感染。目前临床对于 HPV 感染的诊断主要依赖分子生物学技术。

(2)HPV 基因诊断的方法主要分为原位杂交法、特异性 PCR 法、通用引物 PCR 法及实时荧光定量 PCR 法。PCR 法比分子杂交法更简便快速,敏感性更高,可检出经核酸分子杂交阴性的许多标本,而且对标本要求不高,经简单处理后能得到满意扩增。随着分子生物学技术的发展,各种检测 HPV 的方法不断涌现。HPV DNA 的检测为 HPV 型别与病毒载量的分析及进一步探讨病毒载量与疾病进程及预后的关系提供了检测手段。

(六)巨细胞病毒(CMV)

【方法】

PCR 法、分子杂交法。

标本:血液、唾液、尿液、子宫颈分泌物等。

【临床评价】

(1)CMV 的检测目前主要有血清学诊断法、核酸杂交法及 PCR 法。由于血清学检测方法敏感性较低,现在已较少应用。通过标记的核酸探针用分子杂交技术检测 CMV 病毒 DNA 的方法,具有特异性强,灵敏度高等优点。该方法不仅能诊断 CMV 的活动性感染,对潜伏感染也具有较高的敏感性。用放射性同位素及自显影的检测方法,灵敏度可达 0.5 pg/mL,特异性可达 100%。

(2)目前临床上常用的实时荧光定量 PCR 法可以准确、快速地对血清中的 CMV 进行检测。同时,该方法具有敏感性高、特异性强等特点,可在病毒感染早期检出。

(七)冠状病毒(COV)

【方法】

PCR 法。

标本:呼吸道分泌物、血清。

【临床评价】

目前 COV 常用的检测方法分为血清学检测和 PCR 检测。人体 COV 至少有 6 个血清株,可以通过补体结合试验或中和试验进行检测。而该法不足之处是敏感性低且不能区分既往感染和实时感染。PCR 法检测 COV 具有敏感性高、特异性强等特点,适合病毒感染的早期诊断。

二、细菌感染性疾病病原体

（一）结核分枝杆菌

【方法】

PCR 法、DNA 探针技术。

标本：痰液、体液、组织。

【临床评价】

结核分枝杆菌的分子生物学检测方法主要分为普通 PCR 法和实时荧光定量 PCR 法。普通 PCR 法检测结核分枝杆菌具有简便、快速、灵敏、特异的特点，适用于因排菌量少、结核杆菌发生 L 型变异而被常规细菌学检查漏诊者的早期诊断、鉴别诊断及化疗后排菌的监测。标本不需要预培养，有很高的临床诊断价值。然而，常规 PCR 采用电泳技术鉴别扩增产物，易引起 PCR 产物交叉污染，且由于非特异性扩增、引物二聚体形成等，检测结果易出现假阳性。

实时荧光定量 PCR 技术具有引物和探针的双重特异性，与普通 PCR 相比，对结核分枝杆菌检测特异度大为提高。荧光探针的使用相当于在 PCR 过程中自动完成了 Southern 印迹杂交，进一步提高了目的基因检测的特异性，提高了阳性率和准确性。

（二）幽门螺杆菌

【方法】

实时荧光定量 PCR 法、荧光原位杂交。

标本：胃黏膜组织。

【临床评价】

hp 基因检测的方法有很多，如实时荧光定量 PCR 法、荧光原位杂交等。实时荧光定量 PCR 法耗时短，可以直接利用内镜取得的组织活检标本提取 DNA，在 2 h 内完成检验。而荧光原位杂交利用荧光标记的寡核苷酸探针检测组织中的等位基因或突变基因，也可以利用内镜在 3 h 内完成。利用分子生物学技术对 hp 基因型及毒力基因进行快速检测，从而进行及时的个体化治疗，可以有效减少治疗的不良反应，降低治疗失败的概率，减少耐药菌株的产生。

第三节　常见遗传性疾病的基因诊断

遗传性疾病是遗传物质结构或功能改变导致的疾病。由于医疗卫生水平的提高，感染性疾病得到了有效的控制，人类疾病谱发生了很大的改变，遗传病所占的比重越来越大。遗传病种类繁多，涉及全身各个系统，可导致畸形、代谢异常、神经和肌肉功能障碍，病死率和致残率均较高。遗传病主要分为单基因病、多基因病和染色体病，而染色体病主要通过细胞遗传学方法进行检测，在此不做阐述。本节内容主要利用分子生物学技术 PCR、DNA 杂交等对单基因病、多基因病进行基因诊断。

一、单基因遗传性疾病

（一）α-珠蛋白生成障碍性贫血

【方法】

PCR 法、反向点印迹杂交（RDB）、Southern 印迹杂交。

标本:外周血、新生儿脐血、羊水。

【临床评价】

α-珠蛋白生成障碍性贫血是一种遗传性溶血性疾病,由 α 珠蛋白基因缺陷所致。根据基因变异类型的不同,其可分为缺失型 α-珠蛋白生成障碍性贫血和非缺失型 α-珠蛋白生成障碍性贫血,前者是 α 珠蛋白基因大片段缺失导致的,是主要的变异类型;后者是 α 珠蛋白基因发生点突变(包括一个或几个核苷酸的缺失或插入)造成的。

目前主要使用 gap-PCR 技术针对大片段的缺失进行检测:设计引物与缺失序列的两侧翼序列互补。α 基因的缺失突变使本来正常位于断裂点两侧翼较远的引物变近,扩增特定长度的片段;另外一对引物位于缺失区域,这样在杂合子或完全正常的情况下,正常等位基因才会被扩增。该方法可检测-α3.7、-α4.2 及 --^{SEA} 三种主要缺失型。缺点是不能检测未知的缺失突变及非缺失型突变。

针对非缺失 α-珠蛋白生成障碍性贫血常采用 PCR 结合寡核苷酸探针的反向斑点杂交(PCR-RDB)检测。中国人常见的非缺失 α-珠蛋白生成障碍性贫血为 α^{CS}α、α^{QS}α、α^{WS}α 3 种类型,针对这 3 个位点设计特异性带有生物素标记的引物进行 PCR 扩增,扩增产物与固定在膜条上的寡核苷酸探针进行杂交,随后进行显色反应分析结果,可同时分析标本中可能存在的多种点突变,极大提高诊断效率。

上述两种方法主要针对已知突变类型设计引物进行检测,变性高效液相色谱技术可针对未知突变位点进行筛查,该技术主要筛查单碱基替代及小片段核苷酸的插入或缺失,技术敏感性较高,最低能检测 5% 的变异。由于该方法需要专用高效色谱仪,同时为疾病的筛查试验,目前未被推广应用于 α-珠蛋白生成障碍性贫血的基因检测。用于检测未知突变的方法还有 PCR-SSCP 及 DNA 测序方法。

(二)β-珠蛋白生成障碍性贫血

【方法】

PCR 结合限制内切酶酶解、等位基因特异性 PCR、PCR 结合等位基因特异性寡核苷酸杂交法、反向点印迹杂交。

标本:外周血,新生儿脐血、羊水。

【临床评价】

β-珠蛋白生成障碍性贫血的发生主要是由于 β 珠蛋白基因的点突变,少数是基因缺失造成的。β 珠蛋白基因突变较多,迄今已发现的点突变有 100 多种,国内已发现 28 种。其中常见的突变有 6 种:①β41~42(-TCTT),约占 45%;②IVS-Ⅱ 654(C—T),约占 24%;③β17(A—T),约占14%;④TATA 盒-28(A—T),约占 9%;⑤β71~72(+A),约占 2%;⑥β26(G—A),即 HbE26,约占 2%。

目前主要采用 PCR-RDB 技术检测 β-珠蛋白生成障碍性贫血。该方法主要是应用多对引物扩增 β 珠蛋白基因,PCR 产物与固化在膜条上的寡核苷酸探针进行杂交,并通过一系列显色反应分析结果,可以同时检测出 98% 以上的中国人 β-珠蛋白生成障碍性贫血的突变类型。

AS-PCR 检测已知点突变:在反应体系中设计两对引物(正常引物对和突变引物对),PCR扩增后可直接判读患者该位点的突变,该方法一次只能检测单个位点的点突变,而在进行多位点的突变检测时需要设计多重 PCR 扩增,需要调整引物浓度、退火温度等扩增条件。

近来针对 β-珠蛋白生成障碍性贫血点突变采取高分辨率熔解曲线分析进行筛查。该方法针对不同核酸分子的片段长短、GC 含量、GC 分布不同,任何双链 DNA 分子在加热变性时都会有独特的熔解曲线形状和位置。HRM 技术利用嵌入双链 DNA 饱和荧光染料,以及拥有精确控温装置进行高密度数据采集,根据熔解曲线的不同对样本进行区分。对纯合突变的检测灵敏度和特异度几乎达 100%,灵敏度和特异度均高于 DHPLC 技术。PCR 产物无须再转入其他分析装置,而直接在同一个 PCR 管内进行分析,实现闭管操作,减少交叉污染。

(三)假肥大型肌营养不良

【方法】

多重 PCR 技术、短串联重复序列连锁分析、定量 PCR 技术。

标本:外周血、新生儿脐血、羊水。

【临床评价】

基因缺失是假肥大型肌营养不良(DMD)发生的主要原因(占 60%~70%),基因重复占 5%~10%,点突变占 20%,微小缺失和插入占 8%。DMD 基因缺失主要集中在两个热点区域:分别累及外显子 1~11(22%~27%)和 44~53(54%~60%)。

多重 PCR 技术依据 DMD 基因的结构特点和热变区的存在,设计多对引物,分组 PCR 扩增后用高分辨率的琼脂糖凝胶进行电泳分析。根据分子质量判断被检者是否有外显子的缺失,通常可以检测出 98% 的 DMD 基因缺失者。但由于需要多对引物,工作量大,PCR 扩增效率低,往往不易成功。

多重连接探针扩增技术利用与样本 DNA 准确杂交并被连接酶连接的探针进行扩增和定量分析。其通过简单的杂合、连接、PCR 扩增及电泳步骤,在同一反应管中对 40 多个不同的靶基因进行检测和定量分析。与多重 PCR 相比,其特异性高,检测精确度高,能够检测出单个碱基突变或基因拷贝数。MLPA 检测 DMD 时主要针对大片段的缺失和重复突变。局限是不适合检测未知的点突变类型,以及不能检测染色体的平衡易位。

使用 STR 序列分析或 FISH 可以对女性患者或对患者的女性亲属是否为携带者进行诊断。

(四)A 型血友病

【方法】

SSCP、RFLP、变性梯度凝胶电泳、数目可变串联重复序列、微卫星重复序列、Southern 印迹法、PCR 法。

标本:外周血、羊水及绒毛组织。

【临床评价】

A 型血友病是一种 X 连锁隐性遗传病,主要是 FⅧ因子缺乏,分子水平表现为 FⅧ基因 22 号内含子倒位和点突变。

针对 FⅧ基因倒位的首选方法是长距离 PCR,设计两对引物,利用高保真的 DNA 聚合酶在较长延伸时间下进行 PCR 扩增,然后进行琼脂糖凝胶电泳,如发生倒位,PCR 扩增产物片段与野生型有差异,该方法高效直观,灵敏准确,不需要同位素。在无法得到先证者的 DNA

样品,或供连锁分析的家系成员,特别是母亲或携带者未能提供杂合信息的情况下,LD -PCR 技术亦能进行携带者检测和产前基因诊断。

目前对 FⅧ基因点突变主要采用 PCR-RFLP、PCR-SSCP 技术。PCR-RFLP 以基因的非编码区 DNA 序列作为特定的多态性标志,来诊断家系成员或胎儿基因组中是否携带该致病基因,较常用 FⅧ基因的多态性标志物有位于内含子 18 的 BclⅠ、内含子 19 的 HindⅢ、内含子 22 的 Xba1,以及位于内含子 13 和 22 的 CA 二核苷酸重复序列等。其中用 BclI/RFLP 法进行的连锁分析,可以对非基因倒位引起的 A 型血友病的大多数病例做出诊断。

PCR-SSCP 法利用单个碱基的改变而引起构象差异,导致其在凝胶上的移动速度不同。PCR-SSCP 法突变检出率与 PCR 产物大小相关,当产物片段小于 200 bp,为 70%～95%,而产物片段大于 400 bp 时,检出率为 50% 左右,该法存在 1% 的假阳性率。对热变区域的 PCR 扩增,可对散发病例进行诊断。

(五)苯丙酮尿症

【方法】

用 PCR 法结合探针杂交分析检测 PAH 基因第 3 号外显子的突变。

用 PCR-SS0 法检测 PAH 基因 5 号、7 号和 12 号外显子的突变。

用 PCR 直接序列测定法检测 PAH 第 7 号外显子的 G272X 突变。

用 PCR 引入酶切位点技术检测 PAH 基因 5 号和 12 号外显子的突变。

用限制性内切酶图谱分析法检测 PAH 基因 12 内含子 5′端拼接供体位的 GT—AT 突变。

标本:静脉血、脐带血、羊水、绒毛组织。

【临床评价】

产前诊断可以通过对 PAH 基因进行连锁分析来实现;PCR 技术不仅极大提高了分析的灵敏度,而且增强了鉴定特异突变基因的能力,PCR 结合等位基因特异的寡核苷酸杂交直接检测突变基因为产前诊断提供了可靠、准确的手段。

(六)肝豆状核变性

【方法】

PCR-RFLP 法、PCR-SSCP 法、PCR-STR 法、荧光 PCR 法。

标本:外周血,脐带血。

【临床评价】

PCR-STR 法可对基因突变进行产前诊断来实现;荧光 PCR 法相较 PCR-RFLP 法,不仅极大提高了分析的灵敏度,而且增强了鉴定基因突变的能力。可通过 PCR-SSCP 法对肝豆状核变性基因突变位点进行初步筛查。

(七)葡萄糖-6-磷酸脱氢酶缺乏症

【方法】

PCR-RFLP 法、PCR-ASO 法、PCR-SSCP 及 DNA 序列测定法。

标本:外周血。

【临床评价】

PCR-RFLP 法针对基因酶切位点突变进行检测,方法较局限。PCR-SSCP 方法简单,适合基因突变位点进行初步筛查。DNA 序列测定法通常可以同时直接检测基因的多个位点及多种突变形式,方法准确,往往作为诊断的金标准。

二、多基因遗传性疾病

(一)白血病和淋巴瘤

【方法】

FISH、实时定量 PCR、多重 PCR。

标本:骨髓、全血,组织。

【临床评价】

大多数白血病和淋巴瘤存在某些染色体易位,易位会产生新的融合基因,这些融合基因可作为诊断不同类型的白血病和淋巴瘤的标志。如急性早幼粒细胞性白血病有染色体t(15;17)易位,形成融合基因 PML/RARα,定量检测该融合基因可诊断微小残留病。慢性粒细胞性白血病的外周血和骨髓细胞都可以用于监测 t(9;22)形成的 BCR/ABL 融合基因。累及 BCL-2 基因的 t(14;18)易位是滤泡性淋巴瘤的诊断特征。

FISH 将已知经过荧光标记的单核苷酸作为探针,与样本中相关核酸序列杂交,通过间接免疫荧光反应,直接定位基因。其适用于多种临床标本,可对处于分裂中期和间期的细胞进行检测,但灵敏度低,主要用于初诊和复发的检测。

PCR 是检测融合基因的首选方法,检测过程简单,反应速度快,灵敏度高,特异性强,重复性好,用于鉴定白血病类型、监测化疗后及骨髓移植后体内微量残留细胞。临床上多数急性白血病患者诊断时体内有 $10^{10}\sim10^{12}$ 个白血病细胞,经化疗后,可以降到 10^8 个以下,临床和血液细胞学达到完全缓解,此时用传统形态学方法难以检测到,而荧光定量 PCR 法的灵敏度可检测到 0.01% 微小残留细胞,对于监测化疗后及骨髓移植后体内微量残留细胞有效。

(二)结直肠癌

【方法】

PCR 法、探针杂交、DNA 测序法。

标本:组织、全血。

【临床评价】

结直肠癌的易感基因包括 p53、DCC、Ras、APC 等。大量的研究证明,60% 左右的癌有 p53 基因的突变,突变的主要形式是点突变。85.6% 的点突变是错义突变,因此,其突变的最主要结果是功能活性丧失。p53 蛋白表达阳性率与肿瘤分化、浸润深度、Dukes 分期和淋巴结转移有关。分化差、浸润深、有淋巴结转移的肿瘤,P53 蛋白阳性率高。Ras 突变通常激活下游信号分子,持续刺激细胞生长、发育、增殖,引起细胞恶变,85% 以上的突变为 K-Ras 第 12 或 12 位密码子点突变。

PCR 技术可以检测结直肠癌的 K-ras 基因及 P53 抑癌基因点突变,灵敏度高,可用于肿瘤的早期诊断。

反转录 PCR 技术通过扩增肿瘤细胞标志物基因 mRNA 的方法检测组织或血液中存在的

肿瘤细胞,RT-PCR 方法较免疫组织化学法敏感,是目前发现的早期检测结直肠癌转移的最佳方法。DNA 测序法对已知及未知突变均能有效检出,可发现与肿瘤发生相关新的突变位点。

结直肠癌恶变常见抑癌基因 APC 基因启动子区 CpG 岛甲基化,其通过多种机制阻断抑癌基因转录,从而使基因失活。甲基化特异性引物基因扩增和甲基化特异序列分析检测方法是目前甲基化检测的常用技术,是肿瘤诊断的有效指标。

(三)2 型糖尿病

【方法】

PCR-SSCP 法、PCR-RFLP 法、PCR 产物测序及高通量芯片法。

标本:全血。

【临床评价】

2 型糖尿病占全部糖尿病的 80%～90%,具有明显的遗传倾向,由遗传和环境因素共同作用引起。2 型糖尿病中大多数糖尿病与胰岛 B 细胞功能失活、胰岛素耐受相关。目前通过连锁分析策略和传统的 PCR-SSCP 法、PCR 产物测序等发现的,与 2 型糖尿病风险相关的基因突变有胰岛素基因、胰岛素受体基因、葡萄糖激酶基因、线粒体基因组等。对线粒体糖尿病的基因突变研究显示了 mtRNA leu(UUR)、(nt)3243A-G 突变等至少 10 种突变类型。对于多基因病采用传统研究方法,每次检测的基因数及位点有限,样本数少。目前全基因组关联研究显示:与 2 型糖尿病明确关联的遗传位点数达到 16 个,分布在 TCF7L2、HHEX-IDE、CDKN2A-CDKN2B 等多个基因区域。然而,绝大多数 2 型糖尿病关联的 SNPs 均位于基因内含子区或基因组中功能未知的非编码区域,而非真正具有功能意义的变异位点,具体病理机制需进一步阐明,但 GWAS 为发现多基因病相关致病位点提供了思路,目前在我国应用 GWAS 研究银屑病、肺癌、肝癌等取得了许多重要成果。

第四节　个体化治疗的基因诊断

在药物治疗方面,药物效应的个体差异是由环境因素和遗传因素相互作用而产生的综合效应。就遗传因素而言,药物靶体的基因变异,会改变药物与靶蛋白间的相互作用;靶蛋白合成的有关基因变异,可以改变药物的效应;药物运输蛋白的基因变异,会改变药物的代谢途径和安全性。临床运用药物基因组学从个体的基因差异指导个体化用药,不仅可以尽快获得较好疗效,而且能够减少毒副作用,保证用药安全性。

肿瘤的异质性包括肿瘤的空间异质性、时间异质性、解剖异质性、结构异质性、基因异质性等,这些个体化治疗决定了在肿瘤治疗过程中,对每个患者进行个体化治疗是获得最佳疗效的关键。本节将从上述两方面对个体化治疗的基因诊断进行阐述。

一、药物代谢相关基因

目前对药物代谢酶多态性研究主要集中在细胞色素氧化酶 P450(CYP)的多态性研究上,人体内 40%～50% 的药物由 CYP 代谢,并且 CYP 遗传基因显示出多态性。人体内参与药物代谢的 CYP 亚型包括 CYP1A2、CYP2C9、CYP2C19、CYP2D6 等。其中 CYP2C9、CYP2C19

和 CYP2D6 的多态性与个体间差异有很大关联性。目前,CYP 已作为个体化用药的重要依据。

（一）CYP2C19 **基因多态性**

【方法】

PCR-RFLP、AS-PCR、基因芯片。

标本:全血、组织。

【临床评价】

研究发现,至少存在 14 种突变基因、18 种等位基因。其中一个较为常见的等位基因 SNP 位点为 CYP2C19 外显子 5 第 681 位处的碱基发生变异(G/A),另一种较常见的 SNP 位点发生在 CYP2C19 基因外显子 4 的第 636 个碱基处单个碱基的突变(G/A)。这 2 种突变均导致 CYP2C19 酶活性的降低,从而导致药物的不良反应。上述突变位点的检测对抗血小板药物波立维、抗癫痫药物及抗真菌药物伏立康唑等均具有很好的指导意义。目前检测 CYP2C19 的基因多态性的方法有 PCR-RFLP、AS-PCR、DNA 测序、基因芯片等,其中 PCR-RFLP、AS-PCR 依据已知突变位点进行检测,一次检测通量低。目前,DNA 测序、基因芯片等方法一次可检测多个位点,通量高,应用较广。

（二）CYP2D6 **基因多态性**

【方法】

PCR-RFLP、AS-PCR、基因芯片。

标本:全血、组织。

【临床评价】

迄今已发现与 CYP2D6 有关的有 50 多处突变和 70 多个等位基因。抗高血压药异喹胍是 CYP2D6 的重要底物,在欧洲人中其代谢表型存在明显多态性,即分为快代谢、中代谢和慢代谢。研究发现,其代谢表型的多态性与 CYP2D6 关键位点的突变密切相关。我国人群 CYP2D6(C188T)等位基因的突变频率最高可达 51.6%,其是导致我国人群 CYP2D6 代谢活性下降的主要原因。检测该基因 SNP 的方法与 CYP2C19 较为类似。

二、肿瘤个体化治疗相关基因

（一）**盐酸伊立替康-UGT1A1 突变检测**

【方法】

PCR-RFLP、AS-PCR、DNA 测序。

标本:全血、组织。

【临床评价】

盐酸伊立替康属于喜树碱类,用于结直肠癌化疗,是作用于 S 期细胞周期的特异性药物,能通过有选择性地抑制拓扑异构酶Ⅰ来干扰 DNA 的复制。CPT-11 毒性如腹泻和白细胞减少都与其活化代谢产物 SN-38 的水平增加有关,与主要的药物代谢酶 UGT1A1 有关,而该酶活性高低又受 UGT1A1 基因多态性的影响。人群中存在 UGT1A1 启动子的多态性,其中 5～8 个 TA 重复序列变化不等。野生型 6 个 TA 重复的等位基因是最普遍的类型。7 个 TA 重复与 UCT1A1 表达减少相关,导致 SN-38 灭活减少,这种变化与 Gilbert 综合征相关。

UGT1A1 纯合或杂合患者 SN-38 水平更高,严重的腹泻和中性粒细胞减少的发生也更多。因此,使用盐酸伊立替康化疗前应进行 UGT1A1 基因多态性检测,预测盐酸伊立替康毒性,实现个体化用药,提高肿瘤生存率,减轻患者痛苦。目前检测 UGT1A1 主要采取 PCR 结合 DNA 测序的方法。

(二)吉非替尼和盐酸厄洛替尼-EGFR 突变检测

【方法】

PCR-RFLP、荧光定量 PCR、DNA 测序。

标本:全血、组织。

【临床评价】

吉非替尼和盐酸厄洛替尼是一种 EGFR 酪氨酸激酶抑制剂,已被 FDA 批准用于治疗晚期非小细胞肺癌。研究发现,EGFR 基因外显子 19 和 21 的突变(体细胞突变)是此类靶向药物对患者有效的必要前提,而外显子 20 的替代突变 T790M 为耐药突变。临床研究表明,肺癌细胞中有 EGFR 酪氨酸激酶基因编码区外显子 19 缺失或外显子 21 突变的患者,靶向药物易瑞沙的有效率可在 80% 以上。

目前个体化治疗还包括格列卫治疗时 CKITV617F 检测、甲氨蝶呤化疗时 MTHFR 多态性(C677T)、铂类化疗时 GSTM1 缺失多态性检测等。

参 考 文 献

[1] 叶应妩，王毓三，申子瑜. 全国临床检验操作规程 [M]. 3 版. 南京：东南大学出版社，2006.

[2] 陈文彬，潘祥林. 诊断学 [M]. 7 版. 北京：人民卫生出版社，2008.

[3] 陆再英，钟南山. 内科学 [M]. 7 版. 北京：人民卫生出版社，2008.

[4] 杨绍基，任红. 传染病学 [M]. 7 版. 北京：人民卫生出版社，2008.

[5] 医师资格考试指导用书专家编写组. 国家医师资格考试医学综合笔试应试指南：临床执业医师 [M]. 北京：人民卫生出版社，2009

[6] 丛玉隆，马骏龙，岳秀玲，等. 中国健康人尿液显微镜检测法有形成分结果调查 [J]. 临床检验杂志，2006 (2)：81-84.

[7] 丛玉隆，马骏龙，张时民，等. 尿液细胞成分定量分析方法学研究 [J]. 中华检验医学杂志，2006 (3)：211-214.

[8] 纪立农，宁光. 糖化血红蛋白 [M]. 北京：人民卫生出版社，2010.

[9] 丛玉隆，冯仁丰，陈晓东. 临床实验室管理学 [M]. 北京：中国医药科技出版社，2004.

[10] 段满乐. 现代临床实验室管理学 [M]. 北京：中国科学技术出版社，2005.

[11] 王治国. 临床检验质量控制技术 [M]. 2 版. 北京：人民卫生出版社，2008.

[12] 陈华明，柴辉，马增煌. 实用检验医学质量控制 [M]. 武汉：武汉出版社，2002.

[13] 丁振若，于文彬，苏明权，等. 实用检验医学手册 [M]. 北京：人民军医出版社，2002.

[14] 王拥军. 神经病学实验室诊断技术 [M]. 北京：科学技术文献出版社，1998.